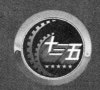

全国高职高专医药类专业"十三五"规划教材
供护理、助产及相关专业使用

专业知识学习指导
妇产科护理学

主　编　蒋　娜　李欢玉
副主编　胡蘅芬　周　芳
编　委　（以姓氏笔画为序）
　　　　李欢玉　张力荔　周　芳　周雪鹏
　　　　周满意　胡蘅芬　黄丽荣　蒋　娜

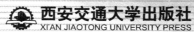

西安交通大学出版社

图书在版编目(CIP)数据

妇产科护理学/蒋娜,李欢玉主编. —西安:西安交通大学出版社,2017.8
专业知识学习指导
ISBN 978-7-5693-0072-7

Ⅰ.①妇… Ⅱ.①蒋… ②李… Ⅲ.①妇产科学-护理学-高等职业教育-教学参考资料 Ⅳ.①R473.71

中国版本图书馆 CIP 数据核字(2017)第 213052 号

书　　名	妇产科护理学
主　　编	蒋　娜　李欢玉
责任编辑	秦金霞　李　晶

出版发行　西安交通大学出版社
　　　　　（西安市兴庆南路 10 号　邮政编码 710049）
网　　址　http://www.xjtupress.com
电　　话　(029)82668805　82668502(医学分社)
　　　　　(029)82668315(总编办)
传　　真　(029)82668280
印　　刷　陕西时代支点印务有限公司

开　　本	787mm×1092mm　1/16　　印张　19.625　　字数　479 千字
版次印次	2017 年 11 月第 1 版　　2017 年 11 月第 1 次印刷
书　　号	ISBN 978-7-5693-0072-7
定　　价	54.00 元

读者购书、书店添货、如发现印装质量问题,请与本社发行中心联系、调换。
订购热线:(010)80276960
读者信箱:medpress@163.com

版权所有　侵权必究

前　言

根据《护士执业注册管理办法》(2008年,中华人民共和国卫生部令第59号)和《护士执业资格考试办法》(2010年,卫生部、人力资源社会保障部令第74号)精神,护士必须通过执业资格考试才能申请执业注册。为了帮助在校学生课后更好地巩固和深化学习,更为了帮助广大考生提高执业考试成绩,本书的编者们结合最新考试大纲的精神,组织编写了这本既适合在校学生课后同步练习,又适合参加执业资格考试的考生考前复习的学习指导用书。我们结合多年的教学经验和体会,编写了这本辅导教材,与《妇产科护理学》教科书配套使用。每章的基本知识点分布在各种题型中,同一知识点尽量不重复出现,以便在有限的篇幅中尽可能覆盖教材的基本内容,并进行纵向和横向的联系,融会贯通。因此要求学生每题必读,每题必记。

全书分为二十一章,每一章包括 A_1/A_2、A_3/A_4、B 等多种题型及参考答案、答案解析,涵盖了妇产科护理学的基本理论、技术操作要点,旨在培养学生分析问题、解决问题、实践动手和技术应用的能力。

本书作为在校护士生课后的及时复习资料尤为适用,使护士生能够学以致用,立竿见影。并且严格按照最新护士执业资格考试的具体要求,结合最新护士资格考试大纲的精神,参考了国内有关著作,可为护士生执业资格考试打下坚实的基础。

编写本书的各位老师,为此书付出了艰辛的努力,但限于学识和能力,书中难免有不尽如人意之处,恳请同行专家和读者不吝指正。

编　者
2017 年 6 月

目 录

第一章　女性生殖系统解剖与生理 …………………………………………………………（1）
　　　　参考答案 …………………………………………………………………………（14）

第二章　妊娠期妇女的护理 …………………………………………………………………（19）
　　　　参考答案 …………………………………………………………………………（29）

第三章　正常分娩期妇女的护理 ……………………………………………………………（33）
　　　　参考答案 …………………………………………………………………………（52）

第四章　产褥期护理 …………………………………………………………………………（59）
　　　　参考答案 …………………………………………………………………………（69）

第五章　胎儿窘迫及新生儿窒息的护理 ……………………………………………………（74）
　　　　参考答案 …………………………………………………………………………（79）

第六章　妊娠并发症妇女的护理 ……………………………………………………………（81）
　　　　参考答案 ………………………………………………………………………（110）

第七章　妊娠合并症妇女的护理 …………………………………………………………（126）
　　　　参考答案 ………………………………………………………………………（135）

第八章　异常分娩产妇女的护理 …………………………………………………………（139）
　　　　参考答案 ………………………………………………………………………（155）

第九章　分娩并发症妇女的护理 …………………………………………………………（167）
　　　　参考答案 ………………………………………………………………………（176）

第十章　产后并发症妇女的护理 …………………………………………………………（180）
　　　　参考答案 ………………………………………………………………………（187）

第十一章　妇科护理病历 …………………………………………………………………（190）
　　　　　参考答案 ……………………………………………………………………（196）

第十二章　女性生殖系统炎症患者的护理……………………………………………（200）
　　　　参考答案……………………………………………………………………（207）

第十三章　女性生殖内分泌疾病患者的护理…………………………………………（212）
　　　　参考答案……………………………………………………………………（219）

第十四章　妊娠滋养细胞疾病患者的护理……………………………………………（223）
　　　　参考答案……………………………………………………………………（235）

第十五章　妇科腹部手术患者的护理…………………………………………………（241）
　　　　参考答案……………………………………………………………………（254）

第十六章　外阴阴道手术患者的护理…………………………………………………（260）
　　　　参考答案……………………………………………………………………（265）

第十七章　不孕症妇女的护理…………………………………………………………（267）
　　　　参考答案……………………………………………………………………（273）

第十八章　计划生育妇女的护理………………………………………………………（276）
　　　　参考答案……………………………………………………………………（286）

第十九章　妇女保健……………………………………………………………………（292）
　　　　参考答案……………………………………………………………………（296）

第二十章　妇产科常用护理技术………………………………………………………（299）
　　　　参考答案……………………………………………………………………（302）

第二十一章　妇产科诊疗及手术患者的护理…………………………………………（304）
　　　　参考答案……………………………………………………………………（307）

第一章 女性生殖系统解剖与生理

一、A_1/A_2 型题（每一道题下面有 A、B、C、D、E 五个备选答案。请从中选择一个最佳答案）

1. 13 岁女生,因月经初潮来门诊咨询。该女生自诉对月经初潮来临很紧张,害怕身体出现疾病,近期情绪难控制,心神不定,烦躁不安,常与他人争吵。护士针对其进行保健指导,以下不正确的是（　　）
   A. 告知其月经是女性的正常生理现象　　B. 嘱其月经期卧床休息为主
   C. 讲授有关青春期生理知识、性教育　　D. 鼓励其多与他人交流,多参加文娱活动
   E. 月经期注意保暖,最好不游泳

2. 青春期女孩的第二性征表现不包括（　　）
   A. 智牙萌出　　B. 月经初潮　　C. 骨盆变宽
   D. 脂肪丰满　　E. 出现阴毛

3. 黄体发育高峰,大约在排卵后（　　）
   A. 7~8 天　　B. 9~10 天　　C. 11~12 天
   D. 13~14 天　　E. 15~16 天

4. 正常宫颈阴道部上皮为（　　）
   A. 单层立方上皮　　B. 单层柱状上皮　　C. 复层柱状上皮
   D. 单层鳞状上皮　　E. 复层鳞状上皮

5. 有关骨盆的描述,下述哪项是错的（　　）
   A. 骨盆入口平面即真假骨盆分界面　　B. 骨盆入口平面呈横椭圆形
   C. 真结合径平均为 11cm　　D. 骨盆出口平面前矢状径长约 8.5cm
   E. 出口平面由两个不同平面三角形组成

6. 一名 15 岁少女,骑自行车时与一个迎面骑车人相撞,外阴受重力相撞,形成血肿,血肿部位最可能在（　　）
   A. 阴阜　　B. 大阴唇　　C. 小阴唇
   D. 会阴部　　E. 阴道壁

7. 青春期生长发育最大特点是（　　）
   A. 体格生长　　B. 神经发育成熟　　C. 生殖系统迅速发育,并渐趋成熟

D. 内分泌调节稳定　　　　E. 以上都不是

8. 成人宫体与宫颈之比是（　　）
   A. 2∶1　　　　　　　B. 3∶1　　　　　　　C. 1∶1
   D. 1∶2　　　　　　　E. 1∶3

9. 关于骨盆的描述,错误的是（　　）
   A. 入口平面前后径是指耻骨联合上缘中点至骶岬上缘中点的距离
   B. 入口平面斜径是指一侧骶髂关节上缘至对侧髂耻隆起的距离
   C. 中骨盆平面横径是指两坐骨棘间的距离
   D. 出口平面横径是指两坐骨结节内缘的距离
   E. 后矢径是指耻骨联合下缘至坐骨结节间径中点的距离

10. 下列关于女性内生殖器的描述,错误的是（　　）
    A. 环绕子宫颈周围的部分称为阴道穹隆,是腹腔的最低部分
    B. 子宫颈癌的好发部位是子宫颈外口鳞状上皮与柱状上皮交界处
    C. 非孕子宫峡部正常情况下长为2～3cm
    D. 输卵管是精子与卵子相遇结合成为受精卵的部位
    E. 卵巢为性腺器官,具有生殖和内分泌功能

11. 关于女性各阶段生理特点的描述,错误的是（　　）
    A. 8岁以前儿童生殖器官处于幼稚型
    B. 青春期女性特征开始出现
    C. 出现月经是性成熟期的标志
    D. 自然绝经是女性生命中的最后一次月经
    E. 绝经前期常表现为无排卵性月经

12. 关于正常成人子宫下列描述错误的是（　　）
    A. 子宫位于骨盆中央,坐骨棘水平以上　　B. 子宫重约50g
    C. 子宫长为4～5cm　　　　　　　　　　D. 子宫腔容积约5mL
    E. 子宫腔呈上宽下窄的三角形

13. 关于阴道,正确的是（　　）
    A. 上端包绕子宫颈,下端开口于阴道前庭前部
    B. 阴道壁由光滑黏膜与弹力纤维构成
    C. 阴道后穹隆顶端与子宫直肠陷凹贴近,后者是腹腔最低部分
    D. 后壁短于前壁
    E. 黏膜由复层鳞状上皮细胞所覆盖,有腺体

14. 外生殖器极为敏感的部分是(　　)
    A. 大阴唇　　　　　　　B. 小阴唇　　　　　　　C. 阴蒂
    D. 阴道前庭　　　　　　E. 会阴

15. 骨盆的组成是(　　)
    A. 骶骨、尾骨及两块髋骨　　B. 骶骨、尾骨及坐骨　　C. 髂骨、骶骨及坐骨
    D. 髂骨、坐骨及耻骨　　　　E. 髂骨、骶骨及尾骨

16. 始基卵泡开始发育的时期是(　　)
    A. 新生儿期　　　　　　B. 幼年期　　　　　　　C. 青春期
    D. 性成熟期　　　　　　E. 更年期

17. 下列有关月经的描述,错误的是(　　)
    A. 月经第一次来潮称为初潮
    B. 月经量约为30~50mL
    C. 月经血特征为暗红色、呈碱性、黏稠、易凝固
    D. 初潮年龄多在13~14岁
    E. 两次月经第1日间隔的天数为月经周期

18. 下列不是生殖器的邻近器官的是(　　)
    A. 膀胱　　　　　　　　B. 尿道　　　　　　　　C. 输尿管
    D. 结肠　　　　　　　　E. 直肠

19. 患者,女,29岁,平素月经规律,周期为28天,持续时间为4天,末次月经是5月7号,今天是5月14号,其子宫内膜变化处于(　　)
    A. 月经期　　　　　　　B. 增殖期　　　　　　　C. 分泌期
    D. 月经前期　　　　　　E. 初潮期

20. 有关卵巢周期变化下述不正确的是(　　)
    A. 排卵发生在月经来潮前14天左右
    B. 排卵后7~8天,黄体发育达到高峰
    C. 黄体衰退,月经即来潮
    D. 如卵子未受精,黄体于排卵后9~10天已经萎缩
    E. 黄体细胞分泌雌、孕激素

21. 下列属于雌激素的生理功能的是(　　)
    A. 使子宫肌肉松弛　　　　　　B. 使子宫内膜由增生期变为分泌期
    C. 降低子宫对催产素的敏感性　　D. 使排卵后体温升高
    E. 使宫颈黏液稀薄,量增多

22. 下列哪项不是胎盘分泌的激素是（   ）
    A. 雌激素   B. 孕激素   C. 雄激素
    D. 绒毛膜促性腺激素   E. 胎盘生乳素

23. 关于经期卫生错误的是（   ）
    A. 应保持外阴清洁   B. 用干净卫生巾   C. 每日阴道冲洗2次
    D. 经期可照常工作   E. 避免寒冷刺激

24. 女性青春期开始的重要标志是（   ）
    A. 阴阜隆起   B. 乳房丰满   C. 音调变高
    D. 月经初潮   E. 阴毛、腋毛生成

25. 关于围绝经期不正确的是（   ）
    A. 从出现绝经趋势的迹象开始一直到月经停止12个月内的一段时间
    B. 从出现绝经趋势的迹象开始一直到月经停止3年内的一段时间
    C. 妇女从生育功能旺盛走向衰退的过渡时期
    D. 妇女绝经前后的一段时期
    E. 包括临床特征、内分泌学及生物学的改变

26. 间接维持子宫前倾的韧带是（   ）
    A. 圆韧带   B. 阔韧带   C. 卵巢固有韧带
    D. 主韧带   E. 子宫骶骨韧带

27. 子宫动脉为（   ）
    A. 卵巢动脉分出   B. 腹主动脉分出   C. 阴部内动脉分出
    D. 髂内动脉前干分支   E. 髂总动脉

28. 青年女性正常子宫位置是（   ）
    A. 平位   B. 前倾前屈位   C. 后倾后屈位
    D. 后倾位   E. 前倾位

29. 输卵管结构从内向外排依次是（   ）
    A. 间质部、壶腹部、峡部和伞部   B. 峡部、壶腹部、间质部和伞部
    C. 间质部、峡部、壶腹部和伞部   D. 壶腹部、间质部、峡部和伞部
    E. 峡部、间质部、壶腹部和伞部

30. 子宫最狭窄的部位是（   ）
    A. 组织学内口   B. 解剖学内口   C. 子宫外口
    D. 子宫峡部   E. 子宫颈管

31. 骨产道通常指的是( )
　　A. 骨盆　　　　　　　B. 中骨盆　　　　　　　C. 大骨盆
　　D. 小骨盆　　　　　　E. 假骨盆

32. 下列哪项无盆腔腹膜覆盖( )
　　A. 阔韧带　　　　　　B. 圆韧带　　　　　　　C. 子宫直肠凹陷
　　D. 子宫骶骨韧带　　　E. 卵巢

33. 圆韧带起自子宫双角的前面,输卵管近端的下方,终止于( )
　　A. 小阴唇前面　　　　B. 小阴唇后面　　　　　C. 大阴唇前面
　　D. 大阴唇后面　　　　E. 阴蒂体

34. 关于会阴的叙述,正确的是( )
　　A. 会阴很薄,仅有3~4mm　　　　　　B. 会阴体无肌肉,只有皮肤和筋膜
　　C. 会阴弹性极好,分娩时不易裂伤　　D. 会阴体是指位于阴道口与肛门之间的软组织
　　E. 会阴就是大、小阴唇

35. 关于处女膜的叙述正确的是( )
　　A. 阴道口有处女膜覆盖,避免细菌侵入
　　B. 处女膜为覆盖在阴道口上的坚韧薄膜
　　C. 处女膜多在初次分娩时破裂
　　D. 处女膜破裂后呈小突起状,称为处女膜痕
　　E. 处女膜中央有开口,是经血及阴道分泌物排出的通道

36. 下列哪一项是孕激素的生理作用( )
　　A. 增强子宫收缩力,增强子宫平滑肌对催产素(缩宫素)的敏感性
　　B. 使宫颈口闭合,黏液减少,变稠,拉丝度减少
　　C. 使阴道上皮增生和角化
　　D. 使乳腺管增生,乳头、乳晕着色
　　E. 加强输卵管节律性收缩的振幅

37. 月经来潮后子宫内膜再生来自( )
　　A. 致密层　　　　　　B. 海绵层　　　　　　　C. 基底层
　　D. 功能层　　　　　　E. 内膜层

38. 月经周期为32天的妇女,其中排卵时间一般在( )
　　A. 本次月经来潮后14日后左右　　　B. 本次月经干净后14日左右
　　C. 下次月经来潮后14日左右　　　　D. 两次月经周期中间
　　E. 下次月经来潮前14日左右

39. 关于阴道前庭的解剖结构正确的是(　　)
　　A. 阴蒂位于前庭内,含丰富的神经末梢
　　B. 前庭大腺位于大阴唇后部,妇科检查时可扪及
　　C. 前庭大腺开口于小阴唇和大阴唇之间
　　D. 有尿道口和阴道口通过
　　E. 前庭区内有肛门通过

40. 女性尿道的长度正确的为(　　)
　　A. 1～2cm　　　　　B. 3～4cm　　　　　C. 4～5cm
　　D. 6～7cm　　　　　E. 2～3cm

41. 周期性变化不受性激素影响的是(　　)
　　A. 宫颈黏液　　　　B. 子宫内膜　　　　C. 输卵管黏膜
　　D. 阴道上皮细胞　　E. 卵巢生发上皮

42. 成年女性每月能够发育成熟的卵泡数,一般为(　　)
　　A. 1个　　　　　　B. 2个　　　　　　C. 3个
　　D. 4个　　　　　　E. 6个

43. 月经周期中,雌、孕激素水平均下降的时期是(　　)
　　A. 月经期　　　　　B. 增生早期　　　　C. 增生晚期
　　D. 分泌期　　　　　E. 月经前期

44. 垂体主要通过分泌哪种激素对卵巢进行调节(　　)
　　A. 促卵泡素和黄体生成素　　　　B. 雌激素和孕激素
　　C. 雌激素和黄体生成素　　　　　D. 促性腺激素和雌激素
　　E. 黄体生成素

45. 促使子宫发育,促使第二性征发育的是(　　)
　　A. 促卵泡素(FSH)　　B. 促黄体素(LH)　　C. 雌激素
　　D. 孕激素　　　　　　E. 雄激素

46. 关于卵巢分泌的激素对丘脑下部、垂体的反馈作用,哪项是正确的(　　)
　　A. 雌激素只产生正反馈　　　　　B. 孕激素只产生正反馈
　　C. 雌激素只产生负反馈　　　　　D. 雌激素既产生正反馈又产生负反馈
　　E. 雌、孕激素协同产生正反馈

47. 下列哪项是周期性调节的主要环节(　　)
　　A. 神经中枢调节　　　　　　　　B. 下丘脑—腺垂体—卵巢的相互协调

C. 卵巢产生的雌、孕激素调节　　　D. 腺垂体前叶对卵巢的调节
E. 丘脑下部对卵巢的调节

48. 14岁女孩,月经来潮1年半,共来潮7次,周期无规律性,月经量较多,持续7～11天干净,经期有腰酸、腹坠痛,最恰当的处理是(　　)
    A. 雌激素周期治疗　　　　　　B. 经期适当休息,不做剧烈活动
    C. 经期口服益母草冲剂　　　　D. 雌激素＋孕激素周期治疗
    E. 经期口服丹参片

49. 王某,月经周期28天,有排卵,月经规律,于月经周期的第23天行刮宫术,检查子宫内膜应属于(　　)
    A. 增生期　　　　　　B. 分泌期　　　　　　C. 月经前期
    D. 月经期　　　　　　E. 增生前期

50. 健康女婴,足月顺产后五天,因出现阴道血性分泌物被父母送来医院。该现象最可能是(　　)
    A. 假月经　　　　　　B. 阴道直肠瘘　　　　C. 尿道阴道瘘
    D. 会阴损伤　　　　　E. 血友病

51. 黄女士,50岁,8个月前开始月经紊乱,并且出现潮热潮红,易于激动,推测她目前处在其生命中的(　　)
    A. 青春期　　　　　　B. 生育期　　　　　　C. 性成熟期
    D. 绝经过渡期　　　　E. 老年期

52. 有关月经,下述哪项是错的(　　)
    A. 经期应该保持外阴清洁
    B. 经血一般不凝
    C. 月经周期为本次月经干净至下次月经来潮
    D. 月经初潮多在13～15岁
    E. 月经期全身、局部抵抗力均降低

53. 行骨盆测量时,如果坐骨结节间径小于8cm时,还应测量(　　)
    A. 骶耻外径　　　　　B. 坐骨棘间径　　　　C. 出口前矢状径
    D. 出口后矢状径　　　E. 耻骨弓角度

54. 前庭大腺(巴氏腺)位于(　　)
    A. 阴蒂上端两侧　　　B. 小阴唇两侧　　　　C. 阴阜下方,阴唇两侧
    D. 会阴上方,两侧缘　E. 大阴唇后部,阴道口两侧

55. 女性外生殖器不包括( )
    A. 阴蒂   B. 阴道   C. 阴阜
    D. 大阴唇   E. 前庭大腺

56. 维持子宫呈前倾的韧带是( )
    A. 圆韧带   B. 阔韧带   C. 主韧带
    D. 骶结节韧带   E. 子宫骶骨韧带

57. 能够发生周期性变化并产生月经的部位是( )
    A. 阴蒂   B. 阴道   C. 卵巢
    D. 子宫   E. 输卵管

58. 能够产生性激素的内生殖器是( )
    A. 阴蒂   B. 阴道   C. 卵巢
    D. 子宫   E. 输卵管

59. 关于女性正常骨盆,实际上常常是属于( )
    A. 女性型骨盆   B. 男性型骨盆   C. 类人猿型骨盆
    D. 扁平型骨盆   E. 混合型骨盆

60. 女性骨盆正常入口平面前后径平均长为( )
    A. 8cm   B. 9cm   C. 10cm
    D. 11cm   E. 13cm

61. 从月经初潮至生殖器官逐渐发育成熟的时期为( )
    A. 幼年期   B. 青春期   C. 性成熟期
    D. 围绝经期   E. 绝经后期

62. 一般排卵发生在月经来潮前的( )
    A. 7 天左右   B. 14 天左右   C. 16 天左右
    D. 18 天左右   E. 20 天左右

63. 黄体开始萎缩,大约在排卵后的( )
    A. 第 7~8 天   B. 第 9~10 天   C. 第 11~12 天
    D. 第 13~14 天   E. 第 15~16 天

64. 一女性的月经周期为 30 天,其排卵日期应在月经来潮的( )
    A. 第 7 天左右   B. 第 14 天左右 C. 第 16 天左右
    D. 第 18 天左右 E. 第 24 天左右

65. 卵巢的功能是( )
    A. 胎儿娩出的通道 B. 孕育胎儿 C. 产生月经
    D. 精卵结合的部位 E. 生殖和内分泌

66. 能够使排卵后基础体温升高的激素是( )
    A. 催乳素 B. 雌激素 C. 雄激素
    D. 催产素 E. 孕激素

67. 使子宫内膜由增生期转化为分泌期的激素是( )
    A. 催乳素 B. 雌激素 C. 促黄体素
    D. 促性腺激素 E. 孕激素

68. 患者,女,26岁,平素月经规律,月经周期为28天,该患者的排卵一般在月经周期的( )
    A. 第5天 B. 第12天 C. 第14天
    D. 第16天 E. 第20天

69. 子宫内膜增生期出现在月经周期的( )
    A. 1~4天 B. 5~14天 C. 15~24天
    D. 15~28天 E. 24~28天

70. 生殖能力最旺盛期是( )
    A. 青春前期 B. 青春期 C. 性成熟期
    D. 更年期 E. 老年期

71. 子宫的功能不包括( )
    A. 产生女性激素 B. 形成月经 C. 精子进入输卵管通道
    D. 可孕育胎儿 E. 将胎儿娩出

72. 某女士,已婚,月经规律,月经周期第28天取子宫内膜检查所见:腺体缩小,内膜水肿消失,螺旋小动脉痉挛性收缩,有坏死、破裂,内膜下血肿。应属于( )
    A. 月经期 B. 增生期 C. 分泌早期
    D. 分泌期 E. 月经前期

73. 王女士,27岁,宫颈黏液分泌减少,而且变得稠厚,此种变化受哪种激素影响( )
    A. HCG B. 泌乳素 C. 雌激素
    D. 孕激素 E. 雄激素

74. 正常骨盆的形态是( )
    A. 骨盆的入口平面和中骨盆平面呈横椭圆形,出口平面呈纵椭圆形

B. 骨盆的入口平面和出口平面呈纵椭圆形,中骨盆平面呈横椭圆形

C. 骨盆的入口平面和中骨盆平面呈纵椭圆形,出口平面呈两个不同平面的三角形

D. 骨盆的入口平面呈横椭圆形,中骨盆平面呈纵椭圆形,出口平面呈两个不同平面的三角形

E. 骨盆的入口及出口平面呈横椭圆形,中骨盆平面呈纵椭圆形

75. 子宫峡部的上界为(　　)
    A. 组织学内口　　　B. 解剖学内口　　　C. 解剖学外口
    D. 宫颈外口　　　　E. 以上都不是

76. 由子宫颈到盆腔壁两侧的韧带是(　　)
    A. 圆韧带　　　　　B. 骨盆漏斗韧带　　C. 主韧带
    D. 子宫骶骨韧带　　E. 阔韧带

77. 骨盆出口后三角平面两侧为骶结节韧带,顶端为(　　)
    A. 骶骨尖端　　　　B. 骶骨相应部位　　C. 骶骨下段
    D. 骶尾关节　　　　E. 骶岬

78. 自耻骨联合下缘到骶岬上缘中点的距离是(　　)
    A. 骨盆入口前后径　B. 中骨盆前后径　　C. 真结合径
    D. 骶耻内径　　　　E. 出口前后径

79. 正常耻骨弓的角度约为(　　)
    A. 60°　　　　　　B. 75°　　　　　　C. 80°
    D. 90°　　　　　　E. 100°

80. 有关月经生理的叙述,错误的是(　　)
    A. 经血呈暗红色　　B. 经血全是血液　　C. 月经第一次来潮称初潮
    D. 月经期一般无特殊症状　E. 初潮年龄一般为12~16岁

81. 支持盆底组织最主要的是(　　)
    A. 坐骨　　　　　　B. 肛提肌及筋膜　　C. 泌尿生殖膈
    D. 会阴深横肌　　　E. 会阴浅横肌

82. 下列各径线中,正常平均值是9cm的是(　　)
    A. 出口平面横径　　　　　　B. 中骨盆平面横径
    C. 出口平面后矢状径　　　　D. 出口平面前矢状径
    E. 入口平面前矢状径

83. 下列各径线中,正常平均值是 10cm 的有( )
    A. 出口平面横径　　　　B. 中骨盆平面横径　　　　C. 出口平面后矢状径
    D. 出口平面前矢状径　　E. 入口平面前矢状径

84. 维持子宫正常位置的是( )
    A. 盆底肌肉及筋膜的支托作用　　　　B. 膀胱和直肠支托
    C. 子宫四对韧带的作用　　　　　　　D. 腹腔压力的作用
    E. 子宫韧带和盆底肌肉及筋膜的支托

85. 与分娩关系最为密切的平面是( )
    A. 骨盆最大平面　　B. 出口后三角　　C. 入口平面
    D. 出口平面　　　　E. 中骨盆平面

86. 属于海绵体组织的是( )
    A. 阴阜　　B. 大阴唇　　C. 小阴唇
    D. 阴蒂　　E. 处女膜

87. 下列哪对韧带与维持子宫位置无关系( )
    A. 圆韧带　　B. 阔韧带　　C. 主韧带
    D. 宫骶韧带　　E. 骨盆漏斗韧带

88. 骨盆的关节哪项不是( )
    A. 耻骨联合　　B. 左骶髂关节　　C. 骶尾关节
    D. 右骶髂关节　　E. 髋关节

89. 下面哪条径线最短( )
    A. 髂棘间径　　B. 髂嵴间径　　C. 坐骨结节间径
    D. 坐骨棘间径　　E. 骶耻外径

90. 妇女一生各个阶段中,哪个阶段历时最长( )
    A. 新生儿期　　B. 幼儿期　　C. 青春期
    D. 性成熟期　　E. 更年期

91. 正常月经的建立不依赖于( )
    A. 下丘脑—垂体—卵巢轴　　B. 子宫内膜　　C. 大脑皮质
    D. 松果体　　E. 卵巢

92. 下述哪种激素能使阴道上皮细胞所含糖原在阴道杆菌的作用下形成乳酸,起阴道自净作用( )

A. 促性腺激素释放激素 B. 垂体促性腺激素 C. 促甲状腺激素
D. 孕激素 E. 雌激素

93. 下列哪项检查结果可反映出雌激素水平（　　）
A. 宫颈黏液出现羊齿状结晶 B. 尿中孕二醇值增多
C. 基础体温呈高温相 D. 子宫内膜呈分泌期变化
E. 阴道上皮细胞多为中层细胞或角化前细胞

94. 骨盆的出口横径是指（　　）
A. 髂棘间径 B. 髂嵴间径 C. 坐骨结节间径
D. 坐骨棘间径 E. 骶耻外径

二、A_3/A_4 型题（提供一个案例，下设若干道考题。在每道考题下面的 A、B、C、D、E 五个备选答案中选择一个最佳答案）

（95～97题共用题干）

患者，女，28岁，孕20周后进行全面体检，检查结果提示其骨盆形态及各径线均正常。

95. 其骨盆入口平面横径值约为（　　）
A. 8cm B. 9cm C. 10cm
D. 11cm E. 13cm

96. 该孕妇中骨盆平面横径值约为（　　）
A. 8cm B. 9cm C. 10cm
D. 11cm E. 13cm

97. 其出口平面前后径值约为（　　）
A. 8cm B. 9.5cm C. 10.5cm
D. 11.5cm E. 13cm

三、B 型题（标准配伍题。提供若干道考题，每组考题共用在考题前列出的 A、B、C、D、E 五个备选答案，请从中选择一个与问题关系最密切的答案。某个备选答案可以被选择一次、多次或不被选择）

（98～102题共用备选答案）
A. 月经期 B. 增生期 C. 分泌期 D. 经量 E. 月经周期

98. 两次月经第一天的间隔时间为（　　）
99. 月经的第1～4天，称为（　　）
100. 月经的第5～14天，称为（　　）
101. 一次月经的总失血量，称为（　　）
102. 每次月经持续的时间，称为（　　）

(103~108题共用备选答案)
　　A. 圆韧带　　B. 阔韧带　　C. 主韧带　　D. 宫骶韧带　　E. 骨盆漏斗韧带
103. 维持子宫前倾的主要韧带是（　　）
104. 将子宫向上向后牵引,间接维持子宫前倾的韧带是（　　）
105. 固定宫颈,保持子宫不致下垂的主要韧带是（　　）
106. 卵巢动静脉由内穿行的韧带是（　　）
107. 子宫动静脉和输卵管从哪对韧带的基底部通过（　　）
108. 从宫颈两侧到骨盆侧壁的韧带是（　　）

(109~113题共用备选答案)
　　A. 雌激素　　B. 孕激素　　C. 雄激素　　D. FSH　　E. LH
109. 使子宫内膜增生（　　）
110. 维持黄体功能（　　）
111. 有合成蛋白的作用（　　）
112. 促进卵泡发育（　　）
113. 使子宫内膜由增生期变为分泌期（　　）

(114~116题共用备选答案)
　　A. 性成熟期　　B. 老年期　　C. 围绝经期　　D. 青春期　　E. 儿童期
114. 卵巢功能逐渐衰退,生殖器官开始向衰退变更的时期称为（　　）
115. 从出生后4周至12岁左右称为（　　）
116. 从月经初潮至生殖器官发育成熟的时期称为（　　）

参考答案

1—5. BAAED   6—10. BCAEC   11—15. CCDCA   16—20. CCDBD
21—25. ECCDB   26—30. EDBCB   31—35. DECDE   36—40. BCEDC
41—45. EAEAC   46—50. DB DBA   51—55. DCDEB   56—60. ADCAD
61—65. BBBCE   66—70. EECBC   71—75. AEDDB   76—80. CDDDB
81—85. BABEE   86—90. DEECD   91—95. DEACE   96—100. CDEAB
101—105. DAADC 106—110. EBCAE 111—115. CDBCE   116. D

答案解析

1. (2012年真题)月经期无特殊不适,不影响妇女的日常生活和工作,不需要卧床休息。故本题答案选B。

2. (2013年真题)乳房发育是女性第二性征的最初特征,为女性青春期开始的标志。第二性征还包括音调变高,出现阴毛和腋毛,皮下脂肪增多,骨盆宽大等。故本题答案选A。

3. 排卵后7~8天,黄体发育达高峰,9~10天开始萎缩。故本题答案选A。

4. (2012年真题)子宫颈阴道部由复层鳞状上皮覆盖,表面光滑。故本题答案选E。

5. 骨盆出口平面前矢状径长约6cm,后矢状径长约8.5cm。故本题答案选D。

6. 大阴唇皮下为脂肪组织、弹性纤维及静脉丛,受伤后易形成血肿,故本题答案选B。

7. 青春期是指从乳房发育等第二性征出现至生殖器官逐渐发育成熟,是儿童到成人的过渡期。此时虽初步具有生育能力,但生殖系统的功能尚未稳定和完善。故本题答案选C。

8. 成人宫体与宫颈之比是2:1,青春期前为1:2,绝经后为1:1。故本题答案选A。

9. 后矢状径是指骶尾关节至坐骨结节间径中点的距离。故本题答案选E。

10. 子宫峡部在非孕时长约1cm,妊娠末期可达7~10cm。故本题答案选C。

11. 月经初潮即第一次月经来潮,为青春期的重要标志。故本题答案选C。

12. 子宫位于骨盆腔中央,坐骨棘水平之上(A正确),前与膀胱,后与直肠相邻。站立时子宫呈轻度前倾前屈位。成人子宫长7~8cm(C错误),宽4~5cm,厚2~3cm,重约50g(B正确),宫腔呈上宽下窄的三角形(E正确),容量为5mL(D正确),故本题答案选C。

13. 阴道上端包绕子宫颈,下端开口于阴道前庭后部,故A错误;阴道壁由黏膜、肌层和纤维组织膜构成,故B错误;后壁长于前壁,故C答案错误;黏膜层由复层鳞状上皮覆盖,淡红色,无腺体,故E错误。正确答案为D。

14. 外生殖器中最为敏感的部分为阴蒂。阴蒂位于小阴唇顶端的联合处,相似于男性阴茎海绵体,具有勃起性。它分为三部分,前段为阴蒂头,显露于外阴,直径约0.6cm,富含神经末梢,极敏感;中部为阴蒂体;后部为两个阴蒂脚,分别附着于两侧的耻骨支上。本题选C。另小阴唇黏膜下也有丰富的神经分布,但不及阴蒂感觉敏锐。故本题答案选C。

15. 骨盆由骶骨、尾骨及左右两块髋骨(由髂骨、坐骨、耻骨融合而成)所组成。骶骨与髂骨、尾骨间,均有坚强韧带支持联结,形成关节,一般不能活动。因此,本题选A。

16. 青春期后始基卵泡开始发育。故本题答案选C。

17. 月经血一般呈暗红色,特点是不凝固。故本题答案选C。

18. 女性生殖器的邻近器官包括尿道、膀胱、输尿管、直肠、阑尾。故本题选项中不属于生殖器邻近器官的是结肠。故选 D。

19. 月经周期的第 1～4 天为月经期;5～14 天为增殖期;15～28 天为分泌期。故本题答案选 B。

20. 如卵子未受精,黄体于排卵后 9～10 天开始萎缩。故本题答案选 D。

21. 只有 E 答案是雌激素的生理功能,其余 A、B、C、D 都是孕激素的生理功能。故选 E。

22. 雄激素是由卵巢、肾上腺合成的。故本题答案选 C。

23. 月经期不能进行阴道冲洗。故本题答案选 C。

24. (2009 年真题)月经初潮即第一次月经来潮,为青春期的重要标志。故本题答案选 D。

25. 世界卫生组织(WHO)将卵巢功能开始衰退直至绝经后一年内的时期称围绝经期。故本题答案选 B。

26. (2009 年真题)直接维持子宫前倾的是圆韧带;间接维持子宫前倾的是子宫骶骨韧带。故本题答案选 E。

27. 子宫动脉为髂内动脉的前干分支。故本题答案选 D。

28. 正常女性子宫呈轻度前倾前屈位。故本题答案选 B。

29. 根据输卵管的形态由内向外分为四部分:间质部、峡部、壶腹部和伞部。故答案选 C。

30. 子宫峡部是子宫体与子宫颈之间最狭窄的部分,其上端在解剖上最为狭窄,称解剖学内口。故子宫最狭窄的部位为解剖学内口。故本题答案选 B。

31. 真骨盆又称小骨盆,位于骨盆分界线以下,是胎儿娩出的骨产道。故本题答案选 D。

32. 卵巢表面无腹膜,由单层立方上皮覆盖。故本题答案选 E。

33. 圆韧带起自子宫角,终止于大阴唇前端,具有维持子宫前倾的作用。故本题答案选 C。

34. 会阴是指阴道口至肛门之间的软组织,由皮肤、皮下脂肪、筋膜、部分肛提肌和会阴中心腱构成,又称会阴体,厚 3～4cm。会阴伸展性很大,妊娠后逐渐变软,有利于分娩,但分娩时需注意保护,以免发生会阴裂伤。本题正确答案只有 D。

35. 阴道口覆盖一层较薄的黏膜,称为处女膜。膜中央有一个小孔,孔的形状、大小及膜的厚薄因人而异。处女膜多在初次性交时破裂,受分娩影响而进一步破损,经阴道分娩后仅留有处女膜痕。故本题答案选 E。

36. 只有 B 答案是孕激素的生理功能,其余答案都是雌激素的生理功能。故本题答案选 B。

37. 子宫内膜再生,由基底层重新长出新的功能层。故本题答案选 C。

38. 排卵时间是下一次月经来潮前 14 天。故本题答案选 E。

39. 阴道前庭区域内,前方有尿道外口,后方有阴道口。前庭大腺位于大阴唇后部,正常情况检查时不能触及此腺。腺管开口于前庭后方小阴唇和处女膜之间的沟内。故本题答案选 D。

40. 女性尿道长约 4～5cm,短而直,邻近阴道,故易发生泌尿系统感染。故本题答案选 C。

41. 受性激素影响发生周期性变化的有宫颈黏液、子宫内膜、输卵管黏膜、阴道上皮细胞。故本题答案选 E。

42. 每一个月经周期一般只有一个卵泡达到成熟程度,称成熟卵泡。故本题答案选 A。

43. 月经来潮前 24h,雌、孕激素水平骤然下降,子宫内膜失去激素的支撑,月经来潮,此期体内雌激素水平最低,已无孕激素存在。故本题答案选 E。

44. 垂体在 GnRH 作用下释放 FSH 和 LH(促卵泡素和黄体生成素),二者直接控制卵巢的周期性变化,产生孕激素和雌激素。故本题答案选 A。

45. 雌激素的生理功能包括促进子宫发育,促进第二性征发育。故本题答案选 C。

46. 雌激素有正、负反馈,而孕激素只有负反馈。故本题答案选 D。

47. 月经周期主要是通过下丘脑—垂体—卵巢的相互协调来调节的。故本题答案选 B。

48. 青春期功血患者可通过人工周期(雌激素+孕激素)来治疗。故本题答案选 D。

49. 月经周期的第 15～28 天为分泌期。故本题答案选 B。

50. (2012 年真题)女性胎儿在子宫内受到母体性腺和胎盘产生的性激素影响,子宫内膜和乳房均有一定程度的发育。出生后数日内,阴道可有少量血性分泌物排出,即假月经。属于正常生理现象,短期内会自行消失。故本题答案选 A。

51. 绝经过渡期因雌激素水平降低,许多妇女发生血管舒缩障碍及神经精神症状,表现为潮热、出汗、情绪不稳定、抑郁或烦躁、头痛及失眠等。答案选 D。

52. 月经初潮多在 13～15 岁(D 正确);两次月经第 1 日间隔的时间为月经周期,即本次月经来潮至下次月经来潮的时间(C 错误)一般为 28～30 天;每次月经持续的时间称经期,一般为 3～7 天;每次月经的出血量约为 50mL,一般不超过 80mL。特点:呈暗红色、碱性、不凝固(B 正确)。月经期全身、局部抵抗力均降低(E 正确),所以经期应保持外阴清洁(A 正确)。故本题答案为 C。

53. 坐骨结节间径即出口横径,正常值为 8.5～9.5cm,平均值为 9cm。出口后矢状径为坐骨结节间径中点至骶骨尖端的长度,正常值为 8～9cm,平均值为 8.5cm。若出口横径小于 8cm,应加测出口后矢状径。出口横径与出口后矢状径之和大于 15cm,一般足月胎儿可以通过后三角区经阴道娩出。故本题选 D。

54. 前庭大腺又称巴氏腺,位于阴道下端,大阴唇后部,也被球海绵体肌所覆盖。它的腺管很狭窄,开口于小阴唇下端的内侧。正常检查时摸不到此腺体。故本题选 E。

55. 女性外生殖器包括阴阜、阴蒂、大阴唇、小阴唇、阴道前庭。阴道属于内生殖器。故本题答案选 B。

56. 直接维持子宫前倾的是圆韧带。故本题答案选 A。

57. 子宫发生周期性变化(子宫内膜的连续性变化:增生期、分泌期、月经期)并产生月经。故本题答案选 D。

58. 卵巢能够分泌雌激素、孕激素和少量雄激素。故本题答案选 C。

59. 女性型骨盆宽,骨盆腔浅,结构薄且平滑,有利于胎儿的娩出。女性型骨盆在我国妇女骨盆类型中占 52%～58.9%。故本题答案选 A。

60. 女性骨盆入口前后径为耻骨联合上缘的中点至骶岬上缘中点的连线,长约 11cm。故本题答案选 D。

61. 青春期是从月经初潮至生殖器官逐渐发育成熟的时期。故本题答案选 B。

62. 排卵多发生在下次月经来潮前 14 天左右。故本题答案选 B。

63. 排卵后 7～8 天黄体发育达高峰,9～10 天开始萎缩。故本题答案选 B。

64. 排卵一般多发生在下次月经来潮前 14 天左右。如果月经周期为 30 天,那么本次月经的第 16 天左右即为排卵期。故本题答案选 C。

65. 卵巢主要功能包括生殖和内分泌。故本题答案选 E。

66. 孕激素能够使基础体温在排卵后上升 0.3～0.5℃。故本题答案选 E。

67. 孕激素能够促使子宫内膜由增生期转变为分泌期。故本题答案选 E。

68. 排卵一般多发生在下次月经来潮前 14 天左右。如果月经周期为 28 天，那么本次月经的第 14 天左右即为排卵期。故本题答案选 C。

69. 月经周期的第 5～14 天即为增生期。故本题答案选 B。

70. 性成熟期是卵巢生殖机能与内分泌功能最旺盛的时期。故本题答案选 C。

71. 卵巢能产生女性激素。故本题答案选 A。

72. 月经来潮前 24h，雌、孕激素水平骤然下降，子宫内膜失去激素的支撑，内膜腺体萎缩，内膜水肿消失，内膜螺旋动脉出现持续痉挛性收缩，导致内膜缺血、坏死，内膜小血管破裂出血，形成内膜下血肿，然后剥脱。剥脱的内膜碎片及血液从阴道流出，形成月经，即月经来潮。案例中的子宫内膜为月经来潮前的表现，故本题答案选 E。

73. 孕激素使得宫颈黏液分泌减少、黏稠，形成黏液栓。故本题答案选 D。

74. 骨盆的入口平面呈横椭圆形，中骨盆平面呈纵椭圆形，出口平面由两个不同平面的三角形组成。故本题答案选 D。

75. 子宫峡部的上界为解剖学内口，最为狭窄。故本题答案选 B。

76. 主韧带又称子宫颈横韧带，横行于宫颈两侧和骨盆侧壁之间，位于阔韧带的下部。故本题答案选 C。

77. 骨盆出口后三角形的顶端为骶尾关节。故本题答案选 D。

78. 自耻骨联合下缘到骶岬上缘中点的距离是骶耻内径，又称对角径。正常值为 12.5～13cm。故本题答案选 D。

79. 正常耻骨弓的角度为 90°。故本题答案选 D。

80. 月经血主要成分有血液、子宫内膜碎片、宫颈黏液及脱落的阴道上皮细胞等。故本题答案选 B。

81. 肛提肌主要起加强盆底托力的作用。故本题答案选 B。

82. 骨盆出口平面的横径为 8.5～9.5cm，平均值为 9cm。故本题答案选 A。

83. 中骨盆平面的横径为两侧坐骨棘之间的距离，长约 10cm。故本题答案选 B。

84. 子宫韧带和盆底肌肉及筋膜共同维持子宫的正常位置。故本题答案选 E。

85. 中骨盆平面是骨盆最小平面，与分娩关系最为密切。故本题答案选 E。

86. 阴蒂属于海绵体组织，有勃起性。故本题答案选 D。

87. 子宫韧带（圆韧带、阔韧带、主韧带、子宫骶骨韧带）与骨盆底肌肉和筋膜共同维持子宫的正常位置。故本题答案选 E。

88. 骨盆的关节包括耻骨联合、骶髂关节和骶尾关节。故本题答案选 E。

89. 髂棘间径为 23～26cm；髂嵴间径为 25～28cm；坐骨结节间径为 8.5～9.5cm；坐骨棘间径为 10cm；骶耻外径为 18～20cm。故本题答案为 C。

90. 性成熟期一般从 18 岁开始，历经约 30 年。故本题答案为 D。

91. 正常月经的建立主要依赖下丘脑、垂体、卵巢、子宫。故本题答案为 D。

92. 雌激素能使阴道上皮细胞所含糖原增加，糖原在阴道杆菌的作用下形成乳酸，起阴道自净作用。故本题答案为 E。

93. 雌激素会使宫颈黏液出现羊齿植物叶状结晶;子宫内膜呈增生期变化;阴道上皮在雌激素的作用下,底层细胞增生,逐渐演变为中层细胞与表层细胞。故本题答案为 A。

94. 骨盆出口横径是指两侧坐骨结节内侧缘之间的距离,长约 9cm。故本题答案为 C。

95. 骨盆入口平面的横径为两侧髂耻缘之间最大的距离,为 13cm。故本题答案为 E。

96. 中骨盆平面的横径为坐骨棘间径,为 10cm。故本题答案为 C。

97. 出口平面的前后径为耻骨联合下缘的中点到骶尾关节之间的距离,长约 11.5cm。故本题答案为 D。

98~102. 两次月经第一天相隔的时间称为月经周期;每次月经持续的时间称为经期;一次月经的总失血量,称为经量;月经周期的第 1~4 天称为月经期;5~14 天称为增生期。

103~108. 维持子宫前倾的是圆韧带;间接维持子宫前倾的是子宫骶骨韧带;固定宫颈,使之不发生子宫脱垂的是主韧带;卵巢动、静脉由内穿行的是骨盆漏斗韧带;子宫动脉、静脉和输尿管均从阔韧带基底部穿过。从宫颈两侧到骨盆壁两侧的是主韧带。

109~113. 雌激素使子宫内膜发生增生期的变化;孕激素使子宫内膜由增生期转变为分泌期;雄激素有合成蛋白的作用;LH(促黄体生成素)促进黄体形成;FSH(促卵泡素)促进卵泡发育。

114~116. 围绝经期:卵巢功能逐渐衰退,生殖器官逐步萎缩;儿童期是从出生 4 周至 12 岁左右;青春期是从月经初潮至生殖器官发育成熟的时期。

第二章 妊娠期妇女的护理

一、A_1/A_2型题(每一道题下面有 A、B、C、D、E 五个备选答案。请从中选择一个最佳答案)

1. 晚期囊胚侵入子宫内膜的过程称为(　　)
   A. 受精　　　　　　　　B. 精子获能　　　　　　　C. 受精过程
   D. 着床　　　　　　　　E. 受精卵发育

2. 关于胎儿附属物的描述,错误的是(　　)
   A. 胎盘由底蜕膜、叶状绒毛膜和羊膜构成　　　B. 妊娠足月胎盘重 450～650g
   C. 胎膜由绒毛膜和羊膜构成　　　　　　　　　D. 脐带平均长 70cm,内有动、静脉各 2 条
   E. 妊娠足月羊水量约 800～1000mL

3. 受精卵开始着床一般开始于受精的第几天(　　)
   A. 1～3 天　　　　　　　B. 4～5 天　　　　　　　C. 6～7 天
   D. 9～10 天　　　　　　E. 11～12 天

4. 妊娠足月时羊水量低于多少为羊水过少(　　)
   A. 300mL　　　　　　　B. 400mL　　　　　　　C. 500mL
   D. 200mL　　　　　　　E. 600mL

5. 20 周末胎儿发育特征为(　　)
   A. 吸吮发育良好　　　　B. 四肢活动活泼　　　　　C. 指甲已超过指端
   D. 临床上用普通听诊器可听到胎心　　　　　　　　E. 身长 25cm,皮下脂肪发育良好

6. 脐带中的静脉数是(　　)
   A. 5 条　　　　　　　　B. 4 条　　　　　　　　C. 3 条
   D. 2 条　　　　　　　　E. 1 条

7. 妊娠期卵巢应有的变化是(　　)
   A. 照常排卵　　　　　　　　　　　　　　　　　B. 卵泡仍不断发育
   C. 黄体功能于妊娠 10 周后由胎盘取代　　　　　D. 卵巢正常大小
   E. 双侧均可见妊娠黄体

8. 下述哪项可确诊早孕(　　)

A. 恶心、呕吐 B. 停经 C. 乳房增大
D. 子宫增大 E. B超显示胎心搏动

9. 妊娠期血容量增加达高峰是在（　　）
   A. 24~26 周 B. 27~28 周 C. 29~30 周
   D. 32~34 周 E. 36~40 周

10. 胎盘在妊娠后几周末形成（　　）
    A. 12 周 B. 14 周 C. 16 周
    D. 18 周 E. 20 周

11. B超检查，可见妊娠囊内胚芽和原胎心管搏动是在停经几周时（　　）
    A. 2 周 B. 3 周 C. 4 周
    D. 5 周 E. 6 周

12. 关于胎盘功能，说法错误的是（　　）
    A. 供给营养物质及排泄作用 B. 能替代胎儿呼吸功能
    C. IgG可通过胎盘使胎儿获得抗体 D. 能防御细菌、病毒及药物通过
    E. 能合成激素和酶

13. 在产前检查的初诊内容中，属于产科检查的是（　　）
    A. 测体重 B. 推算预产期 C. 营养发育情况
    D. 腹部四部触诊 E. 测血压

14. 哪项检查可检查胎儿肺成熟度（　　）
    A. 催产素激惹试验 B. 胆红素测定 C. 无应激试验
    D. 血清胎盘生乳素 E. 卵磷脂与鞘磷脂比值

15. 初孕妇自觉胎动，多数从什么时候开始（　　）
    A. 妊娠 12~16 周 B. 妊娠 14~16 周 C. 妊娠 18~20 周
    D. 妊娠 20~22 周 E. 妊娠 20~24 周

16. 女性，28岁，已婚，因停经50天后就诊，要求明确是否怀孕，对诊断早孕帮助最大的检查是（　　）
    A. B超检查 B. HCG C. 测孕激素
    D. 宫颈黏液涂片检查 E. 测宫底高度

17. 关于胎儿发育，下列说法正确的是（　　）
    A. 孕5周末，胚胎已初具人形 B. 妊娠8周内称为胚胎

C. 妊娠 12 周以后称为胎儿　　　　　　D. 孕 10 周末,胎儿外生殖器已发育

E. 孕 20 周末,胎儿内脏器官均已发育齐全

18. 胎儿的附属物不包括(　　)
    A. 胎盘　　　　　　　B. 胎膜　　　　　　　C. 脐带
    D. 蜕膜　　　　　　　E. 羊水

19. 出生后易患特发性呼吸窘迫综合征,若加强护理可以存活的胎龄是(　　)
    A. 孕 20 周末　　　　B. 孕 22 周末　　　　C. 孕 24 周末
    D. 孕 26 周末　　　　E. 孕 28 周末

20. 患者,女,27 岁,上周引产一男婴,身长 35cm,体重 1500g,各脏器均已发育,其妊娠时间约为(　　)
    A. 16 周　　　　　　B. 20 周　　　　　　C. 24 周
    D. 28 周　　　　　　E. 32 周

21. 子宫下段临产时可达(　　)
    A. 2~3cm　　　　　B. 3~5cm　　　　　C. 5~7cm
    D. 7~10cm　　　　E. 12~15cm

22. 关于妊娠期母体生理变化的描述,错误的是(　　)
    A. 妊娠 32~34 周血容量增加达高峰
    B. 妊娠晚期易发生外阴及下肢静脉曲张
    C. 子宫峡部在妊娠后期形成子宫下段
    D. 妊娠期孕妇血液处于低凝状态
    E. 妊娠期卵巢停止排卵

23. 关于妊娠期孕妇循环及血液系统的变化,错误的是(　　)
    A. 循环血容量至妊娠 32~34 周达高峰
    B. 血浆增加少于红细胞增加,血液浓缩
    C. 在妊娠 32~34 周、分娩期、产褥期最初 3 天内易发生心力衰竭
    D. 妊娠期血液处于高凝状态
    E. 心排血量自妊娠 6 周开始增加,至妊娠 32~34 周达高峰

24. 关于妊娠早期孕妇呼吸系统的变化,正确的是(　　)
    A. 过度通气　　　　B. 呼吸次数增加　　　C. 呼吸次数减少
    D. 呼吸较浅　　　　E. 腹式呼吸为主

25. 孕妇在妊娠期不宜长期采取的卧位是(　　)

A. 仰卧位   B. 半坐卧位   C. 左侧卧位
D. 端坐位   E. 抬高下肢

26. 妊娠足月时孕妇体重平均增加约为(　　)
    A. 5.0kg   B. 10.0kg   C. 12.5kg
    D. 15.0kg   E. 20.0kg

27. 确诊妊娠最可靠的方法是(　　)
    A. 妊娠试验   B. 超声检查   C. 黄体酮试验
    D. 基础体温测定   E. 妇科检查

28. 下列哪项不属于纵产式(　　)
    A. 枕先露   B. 肩先露   C. 臀先露
    D. 面先露   E. 膝先露

29. 初产妇,平素月经正常,末次月经为2009年5月24日,预产期是(　　)
    A. 2010年2月2日   B. 2010年2月3日   C. 2010年3月1日
    D. 2010年3月3日   E. 2010年3月11日

30. 关于四步触诊哪项不对(　　)
    A. 前三步检查者均面向孕妇头部   B. 第二步主要检查先露大小
    C. 第二步触诊主要查胎背、四肢在何侧   D. 第四步面向孕妇足部
    E. 第四步主要了解先露部入盆程度

31. 孕32周,骶左前位,胎心音的听诊部位应在(　　)
    A. 脐下左侧   B. 脐下右侧   C. 脐上右侧
    D. 脐上左侧   E. 脐周

32. 妊娠6个月以前胎心音听诊最清楚的部位是(　　)
    A. 右下腹   B. 左上腹   C. 脐下正中线处
    D. 右上腹   E. 左下腹

33. 下述哪种先露是最多见的(　　)
    A. 枕先露   B. 肩先露   C. 臀先露
    D. 面先露   E. 足先露

34. 胎先露是指(　　)
    A. 胎儿枕骨和骨盆关系   B. 胎儿在子宫内所取的姿势
    C. 胎儿指示点和骨盆关系   D. 最先进入骨盆入口平面的胎儿部分

E. 胎儿长轴与母体长轴的关系

35. 在脐上一横指的位置能触到宫底时的妊娠为（　　）
   A. 满 12 周　　　　　B. 满 16 周　　　　　C. 满 20 周
   D. 满 24 周　　　　　E. 满 28 周

36. 关于妊娠期子宫的变化，不正确的是（　　）
   A. 子宫体肌纤维肥大变长　　　　　B. 间质血管、淋巴管增生
   C. 孕足月时其重量增至 1000~1200g　　D. 孕足月时容积达 5000mL
   E. 子宫位置常有不同程度左旋

37. 孕妇骨盆外测量数值最小的是（　　）
   A. 髂嵴间径　　　　　B. 骶耻内径　　　　　C. 粗隆间径
   D. 坐骨结节间径　　　E. 髂棘间径

38. 28 岁孕妇，平素月经规律，末次月经为 2012 年 1 月 6 日。其预产期是（　　）
   A. 2012 年 9 月 6 日　　B. 2012 年 9 月 13 日　　C. 2012 年 10 月 6 日
   D. 2012 年 10 月 13 日　E. 2013 年 1 月 6 日

39. 某产妇，38 岁。G2P0，孕 40 周临产。该产妇为（　　）
   A. 高龄初产妇　　　　B. 低龄初产妇　　　　C. 高龄经产妇
   D. 低龄经产妇　　　　E. 正常初产妇

40. 产检项目中能够反映胎儿生长发育状况最重要的指标是（　　）
   A. 孕妇体重　　　　　B. 胎方位　　　　　　C. 宫高与腹围
   D. 胎动　　　　　　　E. 胎心率

41. 关于妊娠期泌尿系统变化，错误的是（　　）
   A. 肾小球滤过率增加　　　　　　B. 肾小管对葡萄糖再吸收能力不相应增加
   C. 肾盂及输尿管均扩张且蠕动减弱　D. 约 15% 孕妇可出现尿糖
   E. 易发生感染，以左侧多见

42. 胎头矢状缝在母体骨盆入口右斜径口，小囟门在骨盆的左前方，其胎方位为（　　）
   A. 枕左前　　　　　　B. 枕右前　　　　　　C. 骶左前
   D. 骶右前　　　　　　E. 枕左后

43. 妊娠妇女睡眠时（　　）
   A. 平卧位　　　　　　B. 半卧位　　　　　　C. 左侧卧位
   D. 右侧卧位　　　　　E. 侧卧位

44. 胎产式是（　　）
    A. 胎儿纵轴与母体骨盆的关系　　B. 胎儿纵轴与母体纵轴的关系
    C. 胎儿先露部与母体纵轴的关系　　D. 胎儿先露部与母体骨盆轴的关系
    E. 胎儿在母体内的姿势

45. 关于孕期保健，下列叙述错误的是（　　）
    A. 妊娠期衣服应以宽松为宜　　B. 妊娠中、晚期提倡坐浴
    C. 散步是孕妇最好的运动方法　　D. 妊娠早期和晚期应禁止性生活
    E. 认真做好产前检查

46. 中期妊娠是指孕期（　　）
    A. 11～25周　　B. 12～28周　　C. 14～27周末
    D. 18～28周　　E. 20～28周

47. 规律产前检查开始的时间应在（　　）
    A. 妊娠12周　　B. 妊娠16周　　C. 妊娠20周
    D. 妊娠24周　　E. 妊娠28周

48. 我国采用围生期，其概念可以界定为（　　）
    A. 自胚胎形成至产后1周　　B. 自孕满20周至产后1周
    C. 自孕满20周至产后4周　　D. 自孕满28周至产后1周
    E. 自孕满28周至产后4周

49. 25岁孕妇，孕6周。医生建议其口服叶酸。孕妇向门诊护士询问该药的目的时，正确的回答是（　　）
    A. 促使胎盘的形成　　B. 预防缺铁性贫血
    C. 防止发生胎盘早剥　　D. 预防脑神经管畸形
    E. 防止胎儿宫内发育迟缓

50. 不属于胎盘功能的是（　　）
    A. 气体交换　　B. 营养物质供应　　C. 排泄作用
    D. 防御功能　　E. 沟通母子感情

51. 某孕妇，停经50天，恶心呕吐1周，每天呕吐3～4次，进食量减少。正确的护理是（　　）
    A. 输血　　B. 高蛋白饮食　　C. 口服镇吐剂
    D. 绝对卧床休息　　E. 鼓励孕妇少量多次进食

52. 孕妇，36岁。孕39周，上午家务劳动时突感胎动频繁，至傍晚胎动率减弱、消失，急诊入院，听诊胎心音90次/min，下列护理措施不妥的是（　　）

A. 左侧卧位,间断吸氧　　　　　　　B. 行胎心监护
C. 嘱孕妇增加营养和休息即可,继续观察病情
D. 协助做好手术产的准备　　　　　E. 做好新生儿的抢救和复苏准备

53. 关于羊水的叙述,下面说法错误的是(　　)
    A. 羊水量大于2000mL时称羊水过多
    B. 妊娠末期羊水量小于300mL时称羊水过少
    C. 孕足月时羊水量约1000mL
    D. 羊水随孕龄的增长而逐渐增多
    E. 过期妊娠,羊水量一般明显减少

54. 关于卵子受精植入,下面说法不正确的是(　　)
    A. 受精后卵子称孕卵　　　　　　B. 一般受精部位在输卵管壶腹部
    C. 受精后的第3天形成桑椹胚　　D. 囊胚侵入子宫内膜的过程称为着床
    E. 植入的时间一般是在受精后的2～3天

55. 关于受精卵着床的条件,错误的是(　　)
    A. 有透明带存在
    B. 透明带消失
    C. 囊胚滋养层细胞分化出合体层滋养细胞
    D. 囊胚和子宫内膜同步发育并相互配合
    E. 孕妇体内有足够的孕酮

56. 妊娠末期,孕妇若较长时间取仰卧姿势,则易发生(　　)
    A. 妊娠期高血压疾病　　B. 前置胎盘　　C. 胎膜早破
    D. 仰卧位低血压综合征　E. 产后出血

57. 某孕妇现孕30周,长时间仰卧后,出现血压下降表现,主要原因是(　　)
    A. 脉率增快　　　　B. 脉压增大　　　　C. 脉压减少
    D. 回心血量增加　　E. 回心血量减少

58. 妊娠早期孕妇泌尿系统可出现的临床表现是(　　)
    A. 尿频　　　　　　B. 尿急　　　　　　C. 尿痛
    D. 尿潴留　　　　　E. 尿失禁

59. 女性,29岁,平时月经不规律,2～3个月一次,在停经42天查尿HCG阳性,现停经14周,宫底高度耻上3横指,多普勒未闻及胎心,此时最适宜进行的检查项目是(　　)
    A. X线拍片　　　　　B. 检测尿HCG　　　C. B超检查
    D. 胎儿监护　　　　　E. 胎儿心电图

60. 患者,女,27岁,平时月经周期规律,现停经48天,近几天晨起恶心、厌油,有尿频症状,诊断为( )
   A. 病毒性肝炎　　　　　B. 肾盂肾炎　　　　　　C. 早期妊娠
   D. 妊娠剧吐　　　　　　E. 继发性肝炎

61. 患者,女,28岁,停经4个月,检查子宫体大于停经月份,为鉴别正常妊娠、多胎妊娠或异常妊娠,最佳方法为( )
   A. 超声多普勒　　　　　B. AFP　　　　　　　　C. B型超声
   D. 腹部X线拍片　　　　E. 胎儿心电图

62. 王某,初孕妇,孕36周,四步触诊结果:于子宫底部触到圆而硬的胎头,在耻骨联合上方触到较软而宽且不规则的胎臀,胎背位于母体腹部右前方。胎心音于脐上右侧听到。则胎方位为( )
   A. 骶左前　　　　　　　B. 骶右前　　　　　　　C. 骶左后
   D. 枕右前　　　　　　　E. 枕左前

63. 一位初孕50天的妇女,在"妇儿卫生保健咨询日"向护士咨询,孕期哪段时间应禁止性生活,正确回答是在妊娠( )
   A. 2个月内及最后1个月　　　　　B. 2个月内及最后2个月
   C. 3个月内及最后半个月　　　　　D. 3个月内及最后1个月
   E. 3个月内及最后3个月

64. 刘女士,妊娠28周,产前检查均正常,咨询监护胎儿情况最简单的方法,应指导其采用( )
   A. 胎心听诊　　　　　　B. 自我胎动计数　　　　C. 测宫高、腹围
   D. B超检查　　　　　　E. 电子胎心监护

65. 某孕妇,产检检查为肩先露时,胎心音听诊最清楚的部位是( )
   A. 脐部上方　　　　　　B. 脐部下方　　　　　　C. 脐部左侧
   D. 脐部右侧　　　　　　E. 左下腹部

66. 某产妇,27岁,妊娠36周,护士在查房时为护士生讲解正常的脐带结构,正确的是( )
   A. 脐静脉较粗、壁厚　　B. 脐动脉较细、壁薄　　C. 一条动脉,一条静脉
   D. 一条动脉,两条静脉　E. 两条动脉,一条静脉

67. 患者,女,28岁,停经40余天。为了确诊其是否妊娠,快速准确的检查方法是( )
   A. 妊娠试验　　　　　　B. 超声检查　　　　　　C. 黄体酮试验
   D. 基础体温测定　　　　E. 宫颈黏液分析

68. 孕妇,妊娠25周,在产前检查中发现其血红蛋白偏低,需口服补充铁剂,护士告诉患者正确的服药时间是（　　）
   A. 餐前半小时　　　　B. 餐后20min　　　　C. 空腹时
   D. 睡前　　　　　　　E. 晨起后

69. 患者,女性,初潮13岁,月经规则,月经周期26天,排卵时间一般在月经周期的（　　）
   A. 第5天　　　　　　B. 第12天　　　　　　C. 第14天
   D. 第16天　　　　　 E. 第19天

70. 某产妇,27岁,末次月经为2007年3月14日,该孕妇预产期为（　　）
   A. 2007年11月21日　　　　　　B. 2007年12月21日
   C. 2007年10月21日　　　　　　D. 2007年11月28日
   E. 2007年12月28日

71. 某孕妇,末次月经不详,产科检查测得宫高35cm,腹围99cm,胎头已入盆且固定,5个月前自感胎动,估计孕周（　　）
   A. 24周　　　　　　　B. 28周　　　　　　　C. 32周
   D. 36周　　　　　　　E. 40周

72. 某孕妇,34岁,因平卧于床上看书,感心悸、出汗,正确的护理措施是（　　）
   A. 改为左侧卧位　　　B. 给予口服升压药　　C. 立即坐起
   D. 改为右侧卧位　　　E. 起身进行户外活动

二、A₃/A₄型题（提供一个案例,下设若干道考题。在每道考题下面的A、B、C、D、E五个备选答案中选择一个最佳答案）

（73～74题共用题干）
某月经周期正常规律的孕妇,目前怀孕36周,孕期进展顺利,胎儿的情况大致是

73. 身长约是（　　）
   A. 30cm　　　　　　　B. 35cm　　　　　　　C. 40cm
   D. 45cm　　　　　　　E. 50cm

74. 体重大于（　　）
   A. 500g　　　　　　　B. 1000g　　　　　　　C. 1500g
   D. 2000g　　　　　　 E. 2500g

（75～76题共用题干）
某孕妇,末次月经不详,自述停经半年多,检查发现子宫底位于脐与剑突之间,胎心音140次/min。

75. 该孕妇可能的孕周是（ ）
   A. 24 周末   B. 26 周末   C. 28 周末
   D. 30 周末   E. 32 周末

76. 此阶段该孕妇优先做的检查是（ ）
   A. 血常规   B. HCG 测定   C. B 超
   D. 脑电图   E. 胸透

第二章 妊娠期妇女的护理

参考答案

1—5. DDCAD	6—10. ECEDA	11—15. EDDEC	16—20. ABDED
21—25. DDBAA	26—30. CBBDB	31—35. DCADD	36—40. EDDAC
41—45. EACBB	46—50. CCDDE	51—55. ECDEA	56—60. DEACC
61—65. CBEBB	66—70. EBBBB	71—75. EADEE	76. C

答案解析

1. 晚期囊胚侵入子宫内膜的过程,称受精卵着床。故选 D。

2. 妊娠足月的脐带长 30～100cm,平均约 70cm,直径 0.8～2.0cm,表面有羊膜覆盖。脐带的血管有 2 条脐动脉、1 条脐静脉组成。故选 D。

3. 受精后的第 6～7 天晚期囊胚透明带消失,并开始着床,在受精后的 11～12 日结束。故选 C。

4. (2011 年真题)妊娠足月时羊水量少于 300mL 为羊水过少。故选 A。

5. 胎儿的发育,20 周末,临床上可听到胎心音,全身有毳毛,出生后已有心跳、呼吸、排尿以及吞咽运动。故选 D。

6. 妊娠足月的脐带长 30～100cm,平均约 70cm,直径 0.8～2.0cm,表面有羊膜覆盖。脐带的血管有 2 条脐动脉、1 条脐静脉组成。故选 E。

7. 妊娠期略增大,排卵和新卵泡发育均停。在孕妇的卵巢中,一般仅能发现一个妊娠黄体,于妊娠 6～7 周前产生雌激素和孕激素,以维持妊娠继续。黄体功能约于妊娠 10 周后由胎盘完全取代,黄体开始萎缩。故选 C。

8. 本题的题意要求选出可以确诊早孕的选项,而恶心、呕吐、停经、乳房增大、子宫增大虽然都是早孕的表现,但并不能作为确诊的依据,只有 E 可以作为确诊的依据。

9. 妊娠时血容量于妊娠 6 周起开始增加,至妊娠 32～34 周达高峰,约增加 30%～45%,平均约增加 1500mL。故选 D。

10. 胎盘在妊娠 12 周末形成。故选 A。

11. (2011 年真题)停经 35 日时,宫腔内可见妊娠囊;妊娠 6 周时,可见胚芽和原胎心管搏动。故选 E。

12. 胎盘的屏障功能很有限,各种病毒如风疹等易通过胎盘侵袭胎儿,分子量小的药物也可通过胎盘导致胎儿畸形甚至死亡。故选 D。

13. (2011 年真题)腹部四步触诊是产科特有的检查,主要目的是为了了解子宫大小、胎产式、胎先露、胎方位及胎先露是否衔接。故选 D。

14. 胎儿肺成熟度的检查主要查的是卵磷脂和鞘磷脂比值。比值大于 2 提示胎肺成熟。故选 E。

15. 胎动即胎儿在宫腔内的活动。初孕妇多于妊娠 18～20 周开始感觉到,每小时 3～5 次。故选 C。

16. 本题的题意要求选出可以明确是否怀孕,只有 B 超检查可以明确诊断。故选 A。

17. 妊娠 8 周内称为胚胎,妊娠 9 周以后称为胎儿。孕 8 周末:胚胎初具人形,心脏已形成,B超可见心脏搏动;孕12周末:外生殖器已发育,四肢可活动;孕16周末:从外生殖器可确定胎儿性别,头皮已长出毛发,胎儿已开始出现呼吸运动,部分经产妇已能自觉胎动;20周末:检查孕妇时能听到胎心音;孕24周末:各脏器均已发育,皮下脂肪开始沉积;孕28周末:胎儿身长约35cm,体重约1000g,四肢活动好,有呼吸运动,生后易患特发性呼吸窘迫症;32周末:面部毳毛已脱落,睾丸下降,生活力尚可,出生后注意护理能存活;36周末:胎儿身长约45cm,体重2500g,出生后能啼哭及吸吮,生活力良好,出生后基本能存活;40周末:身长约50cm,体重约3400g,发育成熟,双顶径大于9.0cm,男性睾丸降至阴囊内,女性大小阴唇发育良好,出生后哭声响亮,吸吮能力强,能很好存活。故选B。

18. 胎儿附属物包括胎盘、胎膜、脐带和羊水。故选D。

19. 孕28周末:胎儿身长约35cm,体重约1000g,四肢活动好,有呼吸运动,生后易患特发性呼吸窘迫症。故选E。

20. 此题主要根据身长和体重来判断,孕28周末:胎儿身长约35cm,体重约1500g。故选D。

21. 子宫峡部是子宫体与子宫颈之间最狭窄的部分,非孕时长约1cm,临产时其长度可达7～10cm,此时称为子宫下段。故选D。

22. 妊娠期血液处于高凝状态,对预防产后出血有利。故选D。

23. 循环血容量于妊娠6周起开始增加,至妊娠32～34周达高峰,约增加30%～45%,平均约增加1500mL。血浆增加多于红细胞增加,血浆约增加1000mL,红细胞约增加500mL,使血液稀释,出现妊娠生理性贫血。故选B。

24. 妊娠早期孕妇有过度通气现象,有利于提供孕妇和胎儿所需的氧气。呼吸次数在妊娠期变化不大,但呼吸较深。故选A。

25. 孕妇增大的子宫右旋,压迫下腔静脉,当产妇长时间平卧,会导致回心血量减少,孕妇即可发生仰卧位低血压综合征,不宜长期采取。故选A。

26. 孕妇于妊娠13周前体重无明显变化,以后平均每周增加350g,直至妊娠足月时体重平均增加12.5kg。故选C。

27. 此题关键在于"确诊"二字,而确诊妊娠最可靠的方法是超声检查。故选B。

28. 胎儿身体纵轴与母体身体纵轴成平行者称纵产式,包括头先露、臀先露。肩先露属于横产式。故选B。

29. (2011年真题)关于预产期的推算,是每年的"必考题"之一。算法:一般是月份-3或者+9,日数+7,由于2月份只有28天,所以答案选D。

30. 四步触诊是为了了解子宫大小、胎产式、胎先露、胎方位及胎先露是否衔接。第二步,检查者双手置于腹部两侧,一手固定,一手向对侧轻推,交替进行,是为了了解胎儿的背部和四肢。故选B。

31. 胎心音在靠近胎背的孕妇腹壁听得最清楚,臀先露时胎心音在脐上方右或左侧,骶左前位时胎背在左前,所以正确答案是D,脐上左侧听诊最清楚。

32. 妊娠6个月以前,宫底高度还在脐以下,故选C脐下正中线处。

33. 最常见的胎先露是枕先露。故选A。

34. 胎先露是指最先进入骨盆入口的胎儿部分。纵产式有头先露、臀先露;横产式有肩先露。故选D。

第二章 妊娠期妇女的护理

35.这种题目在历年考试中也经常出现,脐上一横指为满24周,也就是6个月。答案为D。

36.妊娠时,子宫体明显增大变软,妊娠晚期子宫多呈不同程度的右旋。故选E。

37.髂嵴间径25～28cm;粗隆间径28～31cm;骶耻外径18～20cm;骶耻内径12.5～13cm;坐骨结节间径9cm;髂棘间径23～26cm。故答案选D。

38.(2014年真题)关于预产期的推算,一般是月份-3或者是+9,日数+7,故选D。

39.(2014年真题)G2P0代表的意思是孕2产0,所以此次为初产妇。从年龄上来说,大于35岁为高龄产妇。故选A。

40.(2015年真题)宫高×腹围+200=胎儿体重,可反映胎儿大小。故选C。

41.由于孕妇及胎儿代谢产物增多,肾脏负担过重。孕妇仰卧位尿量增加,故夜尿量多于日尿量。自妊娠中期,由于孕激素的作用,肾盂及输尿管轻度扩张,输尿管有尿液逆流现象,孕妇易患急性肾盂肾炎,以右侧多见。故选E。

42.小囟门在左前方,枕骨也在左前方,所以胎方位是枕左前位。故选A。

43.妊娠期妇女睡眠时,建议左侧卧位。故选C。

44.这几个概念不要弄混淆了。胎产式:胎儿身体纵轴和母体身体纵轴之间的关系称胎产式。胎先露:最先进入骨盆入口的胎儿部分称为胎先露。胎方位:胎儿先露部的指示点与母体骨盆的关系称为胎方位,简称胎位。故选B。

45.妊娠期不宜坐浴。故选B。

46.根据第八版人民卫生出版社教材数据。临床将妊娠全过程共40周分为3个时期:妊娠13周末以前称早期妊娠,第14～27周末称中期妊娠;第28周及其后称晚期妊娠。故选C。

47.首次产前检查在确诊妊娠时即应开始,20周开始规律产检。答案选C。

48.国际上关于围生期有4种定义。我国采取的是自孕满28周至产后1周。故选D。

49.妊娠期间,补充叶酸可以预防脑神经管畸形。故选D。

50.胎盘的功能包括:(1)气体交换;(2)营养物质供应;(3)排出胎儿代谢产物;(4)防御功能:母血中的免疫物质如IgG可以通过胎盘,对胎儿起保护作用;(5)合成功能:胎盘能合成数种激素和酶。故选E。

51.(2011年真题)考查的是早孕反应。约50%孕妇在妊娠6周左右出现恶心、晨起呕吐等早孕反应,12周左右消失。一般不需特殊处理,可建议少量多餐进食。故选E。

52.(2012年真题)胎动和胎心音均为反映胎儿是否缺氧的指标。此时胎动减弱、消失,胎心音90次/min,提示胎儿缺氧严重。故应做好手术产的准备。故选C。

53.妊娠期羊水量逐渐增加,至妊娠38周可达1000mL,此后羊水量逐渐减少。故选D。

54.受精后的第6～7天晚期囊胚透明带消失,并开始着床,在受精后的11～12日结束,故选E。

55.完成着床的条件:(1)透明带消失;(2)囊胚滋养层分出合体滋养层细胞;(3)囊胚和子宫内膜同步发育并互相配合;(4)有足够孕酮。故选A。

56.孕妇增大的子宫右旋,压迫下腔静脉,当产妇长时间平卧,会导致回心血量减少,孕妇即可发生仰卧位低血压综合征。故选D。

57.解析同56题。故选E。

58.妊娠早期因增大的子宫压迫膀胱而引起,至妊娠12周左右尿频症状自然消失。故选A。

59. B型超声能显示胎儿数目、胎产式、胎心搏动和胎盘位置,且能测量胎头双顶径,观察胎儿有无体表畸形。故选C。

60. 该患者有停经史,且出现恶心、呕吐等早孕反应,并且由于增大的子宫压迫膀胱出现了尿频,为妊娠早期常见症状。故选C。

61. B型超声能显示胎儿数目、胎产式、胎心搏动和胎盘位置,且能测量胎头双顶径,观察胎儿有无体表畸形。故选C。

62. 此题考查四步触诊。于子宫底部触到圆而硬的胎头,在耻骨联合上方触到较软而宽且不规则的胎臀,考虑为臀先露。胎背位于母体腹部右前方。则骶骨也在母体骨盆的右前方。故选B。

63. 妊娠前3个月及最后3个月,均应避免性生活,以防流产、早产及感染。故选E。

64. 此题问的是监护胎儿最简单的方法,因此选自我胎动计数。故选B。

65. 胎心音在靠近胎背的孕妇腹壁听得最清楚,肩先露时胎心音在脐部下方听得最清。故选B。

66. 妊娠足月的脐带长30~100cm,平均约70cm,直径0.8~2.0cm,表面有羊膜覆盖。脐带的血管有2条脐动脉、1条脐静脉组成。故选E。

67. 本题的题意要求选出可以确诊早孕的选项,只有B超可以作为确诊的依据。故选B。

68. 因铁剂有较明显的胃肠道反应,故应餐后20min服药,缓解胃肠道反应。故选B。

69. 排卵时间发生在下次月经来潮前的14天,现月经周期为26天,故发生在月经周期第12天。故选B。

70. 关于预产期的推算,一般是月份-3或者是+9,日数+7。故选B。

71. 宫高35cm,胎头已入盆,估计孕40周。故选E。

72. 平卧于床上引发了仰卧位低血压综合征,应左侧卧位给予改善。故选A。

73. 妊娠36周末:胎儿身长约45cm,体重约2500g,皮下脂肪发育良好,毳毛明显减少,指(趾)甲已达指(趾)尖。出生后能啼哭及吸吮,生活力良好。故选D。

74. 本题解析同73题。故选E。

75. 脐与剑突之间为妊娠32周宫底高度。故选E。

76. 因月经不详,且从未做过产检,故通过B超来了解胎儿数目、胎产式、胎心搏动和胎盘位置,且能测量胎头双顶径,观察胎儿有无体表畸形。故选C。

第三章 正常分娩期妇女的护理

一、A_1/A_2 型题（每一道题下面有 A、B、C、D、E 五个备选答案。请从中选择一个最佳答案）

1. 产力不包括（　　）
   A. 腹肌收缩力　　　　　　B. 肛提肌收缩力　　　　　　C. 子宫收缩力
   D. 膈肌收缩力　　　　　　E. 盆底肌收缩力

2. 分娩时的主要产力是（　　）
   A. 腹肌收缩力　　　　　　B. 肛提肌收缩力　　　　　　C. 子宫收缩力
   D. 膈肌收缩力　　　　　　E. 盆底肌收缩力

3. 影响正常分娩的因素不包括（　　）
   A. 产力　　　　　　　　　B. 产道　　　　　　　　　　C. 胎盘
   D. 胎儿　　　　　　　　　E. 精神心理因素

4. 第二产程中可协助胎先露在骨盆内完成内旋转及仰伸的产力是（　　）
   A. 腹肌收缩力　　　　　　B. 肛提肌收缩力　　　　　　C. 子宫收缩力
   D. 膈肌收缩力　　　　　　E. 盆底肌收缩力

5. 临床上通过 B 超测量下列哪条径线可以判断胎儿大小（　　）
   A. 双顶径　　　　　　　　B. 枕额径　　　　　　　　　C. 枕下前囟径
   D. 枕颏径　　　　　　　　E. 枕下后囟径

6. 确定胎位的重要标志是囟门和（　　）
   A. 冠状缝　　　　　　　　B. 矢状缝　　　　　　　　　C. 人字缝
   D. 额缝　　　　　　　　　E. 颞缝

7. 临床上最多见的胎先露是（　　）
   A. 臀先露　　　　　　　　B. 头先露　　　　　　　　　C. 枕左前位
   D. 枕右前位　　　　　　　E. 枕横位

8. 枕左前位时，胎头娩出后的第一个动作是（　　）
   A. 俯屈　　　　　　　　　B. 复位　　　　　　　　　　C. 仰伸
   D. 外旋转　　　　　　　　E. 胎儿娩出

9. 临产后胎头下降的标志是（　　）
   A. 骶尾关节　　　　　B. 坐骨棘　　　　　　C. 坐骨结节
   D. 耻骨联合上缘　　　E. 耻骨联合下缘

10. 在胎儿分娩过程中,贯穿于整个产程的是（　　）
    A. 衔接　　　　　　　B. 下降　　　　　　　C. 俯屈
    D. 仰伸　　　　　　　E. 内旋转

11. 正常分娩胎膜破裂的时间一般是（　　）
    A. 临产前　　　　　　B. 潜伏期　　　　　　C. 活跃期
    D. 第二产程　　　　　E. 第三产程

12. 临产后的产力不包括（　　）
    A. 子宫收缩力　　　　B. 腹肌收缩力　　　　C. 膈肌收缩力
    D. 肛提肌收缩力　　　E. 骨骼肌收缩力

13. 第三产程中,对产妇的评估最重要的是（　　）
    A. 乳汁分泌情况　　　B. 宫缩情况,阴道流血的量及颜色　　　C. 生命体征
    D. 疼痛　　　　　　　E. 会阴伤口情况

14. 产程中观察先露下降程度的标志是（　　）
    A. 耻骨联合　　　　　B. 骶尾关节　　　　　C. 坐骨结节水平
    D. 坐骨棘水平　　　　E. 骶骨岬

15. 产妇临产的重要标志是（　　）
    A. 有排便感　　　　　B. 规律性宫缩　　　　C. 胎膜破裂
    D. 胎先露下降　　　　E. 宫口开全

16. 分娩即将开始的一个比较可靠的征象（　　）
    A. 规律宫缩　　　　　B. 胎膜破裂　　　　　C. 见红
    D. 宫口开大　　　　　E. 阴道分泌物增加

17. 有关破膜的处理,错误的是（　　）
    A. 破膜后即听胎心音　　　　　　B. 记录破膜时间
    C. 观察羊水性质　　　　　　　　D. 胎头高浮者,须抬高床尾
    E. 破膜超过24h者,考虑给予抗生素

18. 临产后正常宫缩的特点哪项不正确（　　）
    A. 节律性　　　　　　B. 对称性　　　　　　C. 极性

D. 缩复作用　　　　　　　E. 持续性

19. 从胎儿娩出到胎盘娩出一般不超过（　　）
A. 15min　　　　　B. 30min　　　　　C. 6min
D. 90min　　　　　E. 12min

20. 胎膜自然破裂多发生于（　　）
A. 规律宫缩开始时　　B. 宫颈管消失时　　C. 子宫颈扩张至3cm时
D. 子宫颈扩张至5cm　E. 宫口近开全时

21. 宫缩时胎先露出阴道口，宫缩间歇时又缩回是指（　　）
A. 俯屈　　　　　B. 衔接　　　　　C. 拨露
D. 着冠　　　　　E. 仰伸

22. 28岁产妇，2天前经阴道分娩一女婴。今日查房发现其乳头破裂，为减轻母乳喂养时不适，正确的护理措施是（　　）
A. 先在损伤较重的一侧哺乳　　　　B. 为减轻疼痛应减少哺喂的次数
C. 哺乳前用毛巾和肥皂水清洁乳头和乳晕　　D. 哺喂后挤出少许乳汁涂在乳头和乳晕上
E. 哺乳时让婴儿含吮乳头即可

23. 胎儿娩出后，可用高锰酸钾消毒脐带断面，高锰酸钾的浓度是（　　）
A. 5%　　　　　B. 10%　　　　　C. 15%
D. 20%　　　　　E. 25%

24. 新生儿Apgar评分的内容包括心率、呼吸、肌张力、喉反射和（　　）
A. 膝反射　　　　B. 脉搏　　　　　C. 皮肤颜色
D. 皮肤弹性　　　E. 皮肤温度

25. 下列不属于产后2h在产房内急需观察的内容是（　　）
A. 子宫收缩　　　　B. 宫底高度　　　　C. 膀胱充盈情况
D. 会阴阴道有无血肿　E. 新生儿喂养情况

26. 第三产程对胎盘、胎膜的表述，下列错误的是（　　）
A. 平铺胎盘，看胎盘母体面的胎盘小叶有无缺损
B. 提起胎盘，看胎膜是否完整
C. 胎儿面边缘有无断裂的血管
D. 疑有少许小块胎膜残留，立即手入宫腔取出
E. 疑有副胎盘或部分胎盘残留可手入宫腔取出

27. 新生儿 Apgar 评分的五项依据是（　　）
   A. 心率、呼吸、体重、哭声、皮肤颜色
   B. 心率、呼吸、脐血管充盈度、羊水性状、皮肤颜色
   C. 心率、呼吸、肌张力、皮肤颜色、喉反射
   D. 心率、呼吸、喉反射、哭声、脐血管充盈度
   E. 心率、呼吸、喉反射、皮肤颜色、哭声

28. 产妇匡女士，第二胎，孕 40 周，第一胎因前置胎盘行剖宫产术。检查宫口开大 1cm，胎位为枕左前，胎心音 132 次/min。制定的护理措施中说法错误的是（　　）
   A. 灌肠　　　　　　　　B. 清洁外阴　　　　　　C. 鼓励少量多次进食
   D. 严密观察产程　　　　E. 勤听胎心音

29. 初产妇，足月临产入院。检查：宫口已开大 6cm，枕左前位，胎心正常，其他无异常。以下护理措施中错误的是（　　）
   A. 卧床休息　　　　　　B. 鼓励进食　　　　　　C. 给予温肥皂水灌肠
   D. 不能自解小便者给予导尿　　　　　　　　　　E. 外阴清洁，备皮

30. 某初产妇妊娠 38 周，自觉宫底下降，有一种轻松感，其主要原因是（　　）
   A. 胎头衔接　　　　　　B. 心情舒畅　　　　　　C. 妊娠晚期的运动
   D. 胎头俯屈　　　　　　E. 胎动

31. 刘女士，足月临产，入院分娩。检查：先露头已经入盆，胎心 140 次/min，胎膜未破，宫颈口开大 1cm。下列护理措施中，错误的是（　　）
   A. 测生命体征，每 4h 1 次　　B. 清洁外阴并备皮　　C. 应在宫缩时测血压
   D. 用肥皂水灌肠　　　　　　　E. 鼓励少量多餐进食

32. 李女士，27 岁。妊娠 39 周，规律宫缩 6h，宫口开大 2cm，胎心 136 次/min，宫缩每 4～5min 1 次，每次持续 40s，产妇不断叫嚷痛得受不了，要求剖宫产。该产妇首先的护理是（　　）
   A. 严密观察产程　　　　B. 做好心理调适　　　　C. 随时听胎心
   D. 按时做肛门检查　　　E. 鼓励进食

33. 正常分娩机制中俯屈是胎头遇到阻力以枕额径转为（　　）
   A. 双顶径　　　　　　　B. 枕颏径　　　　　　　C. 双颞径
   D. 双肩径　　　　　　　E. 枕下前囟径

34. 第一产程中哪项处理是错误的（　　）
   A. 鼓励产妇少量多次进食　　　　B. 胎头未入盆，宫缩不紧可在室内活动
   C. 应观察 T，P，R，BP　　　　　D. 指导产妇每隔 2～4h 自解小便
   E. 做好心理护理

35. 下列哪项不是胎盘剥离征象（　　）
    A. 宫底升高　　　　　　　　　B. 宫体变硬呈球形
    C. 于耻骨上压子宫下段脐带回缩　　D. 阴道少量出血
    E. 在耻骨联合上方轻压子宫下段时，脐带不再回缩

36. 黄女士，初产妇，足月临产14h，肛门检查：宫口开全，胎膜已破，胎方位正常，先露头，双顶径达坐骨棘水平，胎心音正常。在处理中首先考虑是（　　）
    A. 洗手准备接生　　　　　　　B. 观察胎头是否已达到阴道口
    C. 准备产包　　　　　　　　　D. 消毒外阴
    E. 陪伴在产妇身边，指导使用腹压

37. 在正常分娩中，下列哪项动作可以使胎头的矢状缝转变为与中骨盆及骨盆出口平面前后径一致（　　）
    A. 外旋转　　　　B. 俯屈　　　　C. 仰伸
    D. 内旋转　　　　E. 衔接

38. 初产妇牛女士，妊娠40周住院待产，检查：规律宫缩，枕左前位，胎心136次/min，宫口开大3cm，在产程护理措施中错误的是（　　）
    A. 指导合理进食　　　B. 休息时取左侧卧位　　　C. 宫缩时嘱正确用腹压
    D. 每隔1～2h听胎心1次　　E. 鼓励2～4h排尿一次

39. 初产妇，26岁，停经38周，正常妊娠，宫高32cm，腹围91cm，骨盆无异常，规律宫缩6h，胎膜破裂3h。肛门检查：宫颈管消失，宫口开大1cm，头先露，S－1，宫缩25s/6～7min，应给予如何处理最恰当（　　）
    A. 立即行剖宫产术　　　B. 继续观察　　　C. 用抗生素预防感染
    D. 静脉滴注催产素　　　E. 给予灌肠

40. 患者，女性，26岁。宫内妊娠41周，G1P0，临产12时入院，骨盆外测量正常，估计胎儿体重3400g，宫口开4cm，胎膜未破。LOA，S－1，宫缩30～40s/3min，中强，首选处理是（　　）
    A. 等待自然分娩　　　B. 肌注盐酸哌替啶　　　C. 静推地西泮（安定）
    D. 人工破膜　　　　　E. 静滴缩宫素

41. 章女士，30岁，38周妊娠。骨盆外测量：髂嵴间径27cm，髂棘间径25cm，骶耻外径18.5cm，坐骨结节间径7.5cm，还应测量骨盆的（　　）
    A. 出口后矢状径　　　B. 对角径　　　C. 出口横径
    D. 粗隆间径　　　　　E. 入口后矢状径

42. 一男性新生儿经产钳助产娩出。出生后心率95次/min，呼吸浅慢，皮肤青紫，四肢稍屈，喉反射消失。Apgar评分为（　　）

A. 4 分 B. 5 分 C. 6 分
D. 7 分 E. 8 分

43. 初产妇,34 岁,孕 41 周,临产 10h,检查:胎心 130 次/min,宫口开大 3cm,有肛门坠胀感,S=0,B 超示双顶径 9.1cm,羊水深度 2.5cm,最佳的处理方式是(　　)
   A. 静脉点滴小剂量缩宫素　　B. 肌肉注射哌替啶　　C. 温肥皂水灌肠
   D. 左侧卧位、吸氧、输液　　E. 立即行剖宫产

44. 孕妇,妊娠 37 周,宫缩规律,间隔 10~20min,持续约 20s,宫口未开,诊断为(　　)
   A. 先兆临产　　B. 早产临产　　C. 假临产
   D. 足月临产　　E. 生理性宫缩

45. 患者,女性,30 岁。宫内妊娠 39 周,临产 10h,骨盆正常,胎心 148 次/min,LOP,宫缩 20s/7~8min,宫口开 3cm,S-1,羊水清,目前处理正确的是(　　)
   A. 肌注盐酸哌替啶　　B. 抬高双脚防脐带脱垂　　C. 静滴缩宫素
   D. 待宫口开全阴道助产　　E. 剖宫产

46. 第二产程护理内容不包括(　　)
   A. 保持合适体位　　B. 每隔 10min 左右听胎心 1 次　　C. 根据需要灌肠
   D. 指导产妇使用腹压　　E. 准备产包

47. 某产妇,23 岁,妊娠 38 周,规律宫缩 11h。肛门检查:宫口开大 8cm,诊断为(　　)
   A. 正常活跃期　　B. 潜伏期延长　　C. 活跃期延长
   D. 正常第二产程　　E. 第一产程延长

48. 初产妇,顺产。给予母乳喂养指导,正确的是(　　)
   A. 婴儿吸吮时,口要含住全部乳头及大部分乳晕
   B. 每隔 2h 喂哺一次　　C. 婴儿睡眠期间禁忌喂养
   D. 产后哺乳期不需避孕　　E. 早开奶指产后 2h 即开始哺乳

49. 初产妇,临产 14h,宫口开大 6cm,宫缩规律,胎心正常,胎头已入盆,胎膜未破,可触及前羊水囊。考虑首选的处理措施是(　　)
   A. 肥皂水灌肠　　B. 人工破膜　　C. 准备阴道助产
   D. 静脉滴注缩宫素　　E. 针刺三阴交、合谷穴

50. 患者,女性,29 岁。妊娠 10 个月,因阴道流少量血性分泌物急诊。查宫口开大 5cm,需转入产科病房,住院处护士应首先进行的操作是(　　)
   A. 办理入院手续　　B. 协助产妇沐浴　　C. 进行会阴清洗
   D. 通知产科医生　　E. 用平车送产房待产

51. 孕妇,第一胎,孕38周,夜间不规则子宫收缩6天。半小时前见红来院检查。护士估计该孕妇分娩的时间是( )
    A. 12h   B. 24~48h内   C. 3~4天内
    D. 4~5天内   E. 5~6天内

52. 第一产程适宜肥皂水灌肠的情况是( )
    A. 初产妇宫口扩张<4cm   B. 前置胎盘有少量阴道流血
    C. 有剖宫产史   D. 阴道流血
    E. 胎头未衔接

53. 初产妇,孕40周入院,助产士判断该产妇已临产的可靠征象是( )
    A. 子宫收缩加剧   B. 阴道血性分泌物   C. 子宫膨胀
    D. 子宫颈管消失,宫颈口扩张   E. 胎头入盆

54. 某产妇,28岁。进入分娩状态,护士发现该孕妇在其宫口开大3cm后,出现烦躁不安,对于自然分娩没有信心,一再要求剖宫产。该护士针对此孕妇应采取的最主要护理措施是( )
    A. 提供心理支持,减轻焦虑   B. 教会孕妇用力的方法
    C. 鼓励孕妇多进食,恢复体力   D. 做剖宫产准备
    E. 检测胎心

55. 胎盘娩出后,产妇还应在产房内观察( )
    A. 半小时   B. 一小时   C. 一个半小时
    D. 两小时   E. 两个半小时

56. 预防产后乳房胀痛,不正确的措施是( )
    A. 分娩后马上吸吮   B. 确保正确的含接姿势   C. 坚持按时哺喂
    D. 做到充分有效的吸吮 E. 按需哺乳

57. 患者,女性,宫内妊娠40周,已临产,规律宫缩12h,破膜6h。肛门检查宫口开大5cm,先露头+0.5,下面诊断正确的是( )
    A. 胎膜早破   B. 正常潜伏期   C. 正常活跃期
    D. 潜伏期延长   E. 第一产程延长

58. 产妇送入产房准备接生的指征正确的是( )
    A. 初产妇、经产妇有规律宫缩时
    B. 初产妇宫口开至3~4cm,经产妇宫口开至10cm且宫缩好
    C. 初产妇宫口开至3~4cm,经产妇宫口开至3~4cm且宫缩好
    D. 初产妇宫口开至10cm,经产妇宫口开至10cm且宫缩好

E. 初产妇宫口开至 10cm,经产妇宫口开至 3～4cm 且宫缩好

59. 患者,女性,30 岁。宫内妊娠 39 周,无难产史,3h 前开始规律宫缩。急诊入院检查:宫缩持续 45s,间隔 3min,胎心 140 次/min,头位,宫口开大 4cm,羊膜囊明显膨出,骨盆内诊正常。此时正确的处理是(　　)
    A. 急诊室留观　　　　B. 破膜后入院　　　　C. 立即住院待产
    D. 送产房消毒接生　　E. 灌肠以促进产程,减少污染

60. 患者,女性,足月临产,LOA,宫口开 3cm,胎膜未破,3h 后感肛门坠胀,流出棕黄色羊水,查:宫口开全,S+4,其处理不正确的是(　　)
    A. 立即吸氧　　　　　B. 左侧卧位,立即听胎心　　C. 静注 5% 碳酸氢钠
    D. 胎头吸引术助产　　E. 剖宫产

61. 患者,女性,临产 4h,宫缩 25～35s,间隔 4～5min,胎心 140 次/min,先露为头,高浮,突然羊水流出,色清,宫口开大 1 指。下面处理不正确的是(　　)
    A. 立即听胎心　　　　B. 记录破膜时间
    C. 鼓励产妇在宫缩时运用腹压加速产程进展
    D. 超过 12h 尚未分娩,加用抗生素
    E. 卧床,抬高臀部

62. 某初产妇,已有规律宫缩 5h,值班护士正在认真观察先露下降情况,胎先露下降程度的重要标志是(　　)
    A. 耻骨联合下缘　　　B. 末节骶骨　　　　C. 坐骨结节水平
    D. 坐骨棘水平　　　　E. 骶骨岬

63. 初产妇,孕 38 周。骨盆外测量正常,胎头双顶径 8.5cm,规律宫缩 4h,宫口开大 1cm,未破膜,先露为 S=0 水平,此时较合适的处理是(　　)
    A. 鼓励卧床休息　　　B. 每 3h 做一次肛门检查　　C. 滴注催产素
    D. 灌肠刺激宫缩　　　E. 采取侧卧位

64. 产妇处于第一产程,值班护士了解其宫口开大情况的常用方法是(　　)
    A. 腹部检查　　　　　B. 骨盆测量　　　　C. B 超检查
    D. 肛门检查　　　　　E. 双合诊检查

65. 初产妇,足月临产入院,检查:宫口已开大 6cm,枕右前位,胎心正常,其他无异常,以下护理措施错误的是(　　)
    A. 卧床休息　　　　　B. 外阴清洁、备皮　　C. 给予温肥皂水灌肠
    D. 鼓励进食　　　　　E. 不能自解小便者给予导尿

66. 初产妇,正常阴道分娩。第二产程时宫缩频繁,疼痛难忍,痛苦呻吟。此时护士最恰当的沟通方式是( )
    A. 劝其忍耐   B. 默默陪伴   C. 抚摸腹部
    D. 握紧产妇的手   E. 投以关怀的目光

67. 初产妇,30岁。妊娠40周顺产,胎儿经阴道娩出后护士立即为其按摩子宫协助胎盘娩出,这一行为可能导致的不良后果是( )
    A. 胎盘粘连   B. 胎盘卒中   C. 胎盘嵌顿
    D. 胎盘植入   E. 胎盘剥离不全

68. 胎儿娩出后,护士首先采取的措施是( )
    A. 保暖   B. 擦干羊水   C. 结扎脐带
    D. 清理呼吸道   E. 新生儿Apgar评分

69. 进入第二产程的标志是( )
    A. 宫口开全   B. 胎头拔露   C. 胎头着冠
    D. 胎膜已破   E. 外阴膨隆

70. 26岁初产妇,足月临产,进入第二产程,宫缩规律有力。宫缩时因疼痛加剧,产妇烦躁不安、大声叫喊,要求行剖宫产尽快结束分娩。此时,产妇主要的心理特点是( )
    A. 焦虑   B. 内省   C. 依赖
    D. 悲伤   E. 抑郁

71. 为临产后产妇进行胎心听诊应选择在( )
    A. 宫缩刚开始时   B. 宫缩极期   C. 宫缩快结束时
    D. 宫缩间歇期   E. 宫缩任何时间

72. 某孕妇,38岁。孕2产0,孕40周临产。该产妇为( )
    A. 高龄初产妇   B. 低龄初产妇   C. 高龄经产妇
    D. 低龄经产妇   E. 正常初产妇

73. 初产妇,27岁,妊娠足月。现出现规律宫缩,约5min一次,每次持续30s,正常情况下至宫口开全约需( )
    A. 7~8h   B. 9~10h   C. 11~12h
    D. 14~16h   E. 18~24h

74. 产妇进入第二产程后每次听胎心间隔的时间是( )
    A. 5min   B. 10min   C. 20min
    D. 30min   E. 40min

75. 正常分娩第二产程处理哪项不妥(　　)
    A. 勤听胎心音
    B. 指导产妇正确使用腹压
    C. 经产妇宫口开大4～5cm时立即刷手
    D. 适时保护会阴
    E. 协助胎头内旋转

76. 宫口扩张潜伏期约需要(　　)
    A. 4h   B. 6h   C. 8h
    D. 10h   E. 12h

77. 持续性枕后位表现正确的是(　　)
    A. 产妇过早感觉肛门坠胀而向下屏气用力
    B. 胎心在脐上方一侧听诊最清楚
    C. 不易发生宫颈水肿
    D. 可致第一产程延长
    E. 正常胎位

78. 患者女,初产妇。足月妊娠,因第二产程延长行阴道助产,医生放置锥形金属胎头吸引器后,护士立即将注射器接上胶管,应抽出的空气量为(　　)
    A. 50～70mL   B. 80～100mL   C. 110～140mL
    D. 150～200mL   E. 200～230mL

79. 初产妇,26岁,妊娠39周。检查:规律宫缩,枕左前位,胎心146次/min,宫口开大3cm。在产程护理措施中,错误的是(　　)
    A. 指导合理进食   B. 休息时取左侧卧位
    C. 宫缩时嘱正确使用腹压   D. 每隔1～2h听一次胎心音
    E. 鼓励2～4h排尿一次

80. 某产妇,G1P0,临产7h,头先露,宫口已开全,胎头下降的程度为+4。此时决定其自然分娩的主要因素是(　　)
    A. 腹肌收缩力及自主呼吸配合   B. 腹肌及膈肌收缩力
    C. 子宫收缩力及膈肌收缩力   D. 盆底收缩力及自主呼吸配合
    E. 子宫收缩力及自主呼吸配合

81. 潜伏期是指从临产出现规律宫缩至子宫颈扩张(　　)
    A. 1cm   B. 2cm   C. 3cm
    D. 4 cm   E. 5cm

82. 胎儿娩出后,可用高锰酸钾消毒脐带断面,高锰酸钾的浓度是(　　)

A. 15%   B. 35%   C. 30%
D. 20%   E. 50%

83. 新生儿阿氏(Apgar)评分的内容包括心率、呼吸、肌张力、喉反射和(　　)
    A. 膝反射   B. 脉搏   C. 皮肤颜色
    D. 血压   E. 皮肤温度

84. 产妇产后4h应排尿的原因是(　　)
    A. 利于伤口恢复   B. 利于产妇舒适   C. 利于产妇活动
    D. 利于子宫收缩   E. 利于清洁

85. 初产妇,30岁。妊娠42周,自觉胎动消失12h,胎心音140次/min,无宫缩,正确的处理方法是(　　)
    A. 左侧卧位   B. 立即吸氧   C. 立即剖宫产
    D. 催产素引产   E. 人工破膜

86. 初产妇,26岁。足月妊娠,因胎儿窘迫行会阴侧切术分娩一女婴,体重3400g。产后一般护理中不必要的是(　　)
    A. 每天梳头,刷牙   B. 产后24h内密切观察生命体征
    C. 产后绝对卧床24h   D. 进食易消化的半流质饮食,少食多餐
    E. 避免长时间蹲或站立

87. 在胎儿娩出后,对产妇的评估最重要的是(　　)
    A. 乳汁分泌的情况   B. 会阴伤口情况   C. 生命体征
    D. 疼痛   E. 宫缩情况,阴道流血的量及颜色

88. 枕左前位时胎头枕额径衔接在骨盆入口的(　　)
    A. 横径   B. 右斜径   C. 左斜径
    D. 前后径   E. 坐骨棘间径

89. 正常情况下,产妇顺产后需要继续留在产房观察的时间是(　　)
    A. 1h   B. 2h   C. 3h
    D. 4h   E. 5h

90. 初产妇,28岁。足月临产,进入第二产程后,宫缩规律有力,宫缩因疼痛加剧,产妇烦躁不安、大喊大叫,要求行剖宫产尽快结束分娩。此时,产妇主要的心理特点是(　　)
    A. 焦虑   B. 内省   C. 依赖
    D. 悲伤   E. 抑郁

91. 为临产后产妇进行胎心音听诊,应选择在( )
    A. 宫缩刚开始时　　　B. 宫缩极期　　　C. 宫缩间歇期
    D. 宫缩快结束时　　　E. 宫缩任何时间

92. 某产妇,38 岁。G2P0,孕 40 周临产。该产妇为( )
    A. 高龄初产妇　　　B. 低龄初产妇　　　C. 高龄经产妇
    D. 低龄经产妇　　　E. 正常初产妇

93. 32 岁孕妇,孕 32 周。因阴道不自主流液 3h 入院。指导孕妇预防感染的正确措施是( )
    A. 坐浴　　　B. 外阴热敷　　　C. 外阴湿敷
    D. 保持外阴清洁　　　E. 外阴红外线照射

94. 初产妇,26 岁。足月临产入院。妇科检查:宫口已开大 6cm,枕右前位,胎心正常,其他无异常。护理错误的是( )
    A. 卧床休息　　　B. 鼓励进食　　　C. 外阴清洁,备皮
    D. 给予温肥皂水灌肠　　　E. 不能自解小便者给予导尿

95. 下列会阴侧切术后护理措施,不正确的是( )
    A. 嘱产妇向健侧卧位　　　B. 会阴护理每天 2 次
    C. 伤口流脓应延期拆线　　　D. 伤口肿痛可湿热敷
    E. 会阴后侧切伤口于术后第五天拆线

96. 产程中胎心监护,下列哪项是错误的( )
    A. 听胎心应在宫缩间歇期,宫缩刚结束时进行
    B. 潜伏期应每小时听胎心一次
    C. 活跃期每 30min 听胎心一次
    D. 第二产程应每 15min 听胎心一次
    E. 每次胎心听诊应听 1min

97. 下列哪项不属于肛门检查了解的范围( )
    A. 先露的高低　　　B. 宫口开大情况　　　C. 骶耻内径长度
    D. 中骨盆平面大小　　　E. 胎方位

98. 下列哪项不是胎盘剥离征象( )
    A. 宫底升高且软　　　B. 子宫底升高且硬
    C. 阴道少量出血　　　D. 外露脐带延长
    E. 压耻骨联合上方,脐带不回缩

第三章 正常分娩期妇女的护理

99. 接产要领不包括下列哪项（　　）
A. 无菌操作，保护会阴　　　　B. 协助胎头俯屈与仰伸
C. 胎头仰伸时令产妇屏气　　　D. 必须让产妇与接产者充分合作
E. 让胎头在宫缩间歇缓慢通过阴道口

100. 一初产妇，宫缩15h自娩一个3000g的女婴，现胎儿娩出已8min，胎盘尚未娩出，阴道无流血，此时的处理下列何项不当（　　）
A. 查看子宫形态　　　　　　　B. 经肌肉注射催产素
C. 察看外露脐带有否向外延长
D. 牵拉脐带或压迫宫底以了解胎盘是否剥离
E. 等待观察有胎盘剥离征象时协助胎盘娩出

101. 一产妇临产8h，肛门检查头先露，宫口已开全，先露+4，请问此时产力组成是下列哪种情况（　　）
A. 子宫收缩力　　　　　　　　B. 子宫收缩力+腹肌收缩力
C. 子宫收缩力+膈肌收缩力　　 D. 子宫收缩力+腹肌收缩力+膈肌收缩力
E. 子宫收缩力+腹肌收缩力+膈肌收缩力+肛提肌收缩力

102. 临产4h，宫缩25～35s，间隔4～5s，胎心140次/min，先露浮，突然阴道流水，色清，宫口开1指，下列哪项处理不当（　　）
A. 立即听胎心　　　　　　　　B. 记录破膜时间
C. 鼓励产妇在宫缩时，运用腹压力加速产程进展
D. 超过12h尚未分娩，加用抗生素
E. 卧床，抬高臀部

103. 初产妇，第二产程，何时应开始保护会阴（　　）
A. 宫口开全时　　B. 胎头拨露使会阴后联合紧张时　　C. 胎头着冠时
D. 胎头仰伸时　　E. 阴道口见胎头时

104. 经产妇，孕3产2，无难产史，孕39^{+2}周，3h前开始规则宫缩，急诊检查：宫缩持续45s，间隙3min，胎心140次/min，头位，宫口开4cm，羊膜囊明显膨出，骨盆内诊正常，此时最恰当的处理是（　　）
A. 急诊室留观　　B. 破膜后住院　　C. 立即住院待产
D. 急送产房消毒接生　　E. 灌肠以促进产程，减少污染

105. 孕40周临产，规则宫缩12h，破膜10h。肛门检查：宫口开大5cm，先露+0.5，下列诊断哪项是正确的（　　）
A. 胎膜早破　　B. 正常潜伏期　　C. 正常活跃期
D. 潜伏期延长　　E. 第一产程延长

106. 初产妇,末次月经第一天为4月21日,于12月29日就诊。腹部检查:子宫底在剑突下2横指,枕右前位,胎心140次/min,血压16/10.3kPa,尿蛋白(－),本病例现在是(　　)
   A. 妊娠满36周,子宫底高度低于正常
   B. 妊娠满36周,子宫底高度符合正常情况
   C. 妊娠满36周,子宫底高于正常情况
   D. 妊娠满37周,子宫底高度高于正常情况

107. 26岁,临产17h,阴道有少量淡绿色液体流出,宫缩25s/6～8min,胎心音150次/min,肛门检查宫口开大＋2cm,宫颈轻度水肿,S－2,根据产妇病情,不应进行哪项处理(　　)
   A. CST检查　　　　　B. 给患者吸氧　　　　　C. 静滴5%苏打水
   D. 静脉推注安定10mg　E. 静滴催产素

108. 26岁,临产17h,阴道有少量淡绿色液体流出,宫缩25s/6～8min,胎心音150次/min,肛门检查宫口开大＋2cm,宫颈轻度水肿,S－2,CST监护出现频繁的晚期减速,胎心音160次/min,此时应首选哪项处理(　　)
   A. 左侧卧位　　　　　B. 静滴50%葡萄糖　　　C. 剖宫产结束分娩
   D. 继续给氧　　　　　E. 静滴小剂量催产素

109. 女,31岁。孕1产0,孕39周,不规则宫缩2天,阴道少许血性分泌物,查血压16/10.6kPa(120/80mmHg),宫高35cm,腹围100cm,胎心音158次/min,于脐下左侧最响亮,宫缩20s/10～15min,肛门检查宫口开指尖,NST出现早期减速。哪项诊断不正确(　　)
   A. 胎儿宫内窘迫　　　B. 胎方位LOA　　　　　C. 活胎巨大儿
   D. 先兆临产　　　　　E. 宫内足月妊娠

110. 女,31岁。孕1产0,孕39周,不规则宫缩2天,阴道少许血性分泌物,查血压16/10.6kPa(120/80mmHg),宫高35cm,腹围100cm,胎心音158次/min,宫缩20s/10～15min,肛门检查宫口开指尖,NST出现早期减速。患者入院经处理后24h,腹阵痛加密,宫缩35s/3～5min,胎心音140次/min,S－1,宫口开1cm,此时不应采取哪项措施(　　)
   A. 入产房待产　　　　B. 肥皂水灌肠　　　　　C. 每隔1～2时听一次胎心音
   D. 静滴催产素加速产程　E. 注意观察子宫收缩情况

111. 胎头在进行内旋转动作时,除子宫收缩力外,下列哪项为主要参与因素(　　)
   A. 腹肌收缩力　　　　B. 膈肌收缩力　　　　　C. 胎儿胸锁乳突肌收缩
   D. 肛提肌收缩　　　　E. 会阴深横肌收缩

112. 正常枕先露分娩时,仰伸发生于(　　)
   A. 胎头拨露时　　　　B. 胎头着冠时　　　　　C. 胎头枕骨在耻骨弓后时
   D. 胎头枕骨下部达耻骨联合下缘时
   E. 胎头后囟在耻骨弓后时

113. 枕左前位分娩时,当胎儿双肩径进入骨盆入口右斜径后,胎头的动作是( )
    A. 复位   B. 外旋转   C. 仰伸
    D. 拨露   E. 着冠

114. 临产的重要标志是( )
    A. 见红,破膜,规律宫缩   B. 见红,规律宫缩,宫口扩张不明显
    C. 见红,先露下降,伴有尿频   D. 规律宫缩,破膜,伴有见红
    E. 规律宫缩,逐渐增强,伴随进行性宫口扩张和先露下降

115. 进入第二产程的标志是( )
    A. 宫口开全   B. 胎头拨露
    C. 产妇屏气,肛门放松   D. 宫缩时会阴膨出,肛门放松
    E. 胎先露降至坐骨棘水平

116. 肛门检查了解胎头下降程度的骨性标志是( )
    A. 骶岬   B. 骶骨   C. 坐骨结节
    D. 坐骨棘   E. 坐骨切迹

117. 当决定从阴道手术助产时,为了确诊胎方位,应从哪条颅缝结合囟门检查来作为依据( )
    A. 冠状缝   B. 人字缝   C. 矢状缝
    D. 额缝   E. 颞缝

118. 枕先露肛门检查胎头下降程度为+2是指( )
    A. 胎头双顶径在坐骨棘平面下2cm
    B. 胎头最低点在坐骨结节平面下2cm
    C. 胎头颅骨最低点在坐骨棘平面下2cm
    D. 胎头顶骨在坐骨棘平面上2cm
    E. 胎头顶骨在坐骨结节平面上2cm

119. 下列哪个现象不属于临产诊断依据( )
    A. 渐增性节律性宫缩   B. 阴道流水,pH碱性
    C. 子宫颈管消失   D. 宫口进行性扩张
    E. 先露部下降

120. 关于产时子宫颈口扩大,下列哪项是错误的( )
    A. 是子宫收缩将子宫下段向上牵拉的结果
    B. 前羊水囊的作用
    C. 破膜后胎头直接压迫子宫颈

D. 无头盆不称时,宫颈口扩张的快慢对产程的长短起决定性作用

E. 初产妇宫颈管消失和宫口开大同时进行

121. 关于子宫下段,下列哪项是错误的( )

A. 系由子宫峡部形成,非孕时长约 1cm

B. 临产后子宫收缩极性的缘故,峡部被拉长形成子宫下段

C. 下段为被动扩张段,随产程进展而越来越长、越薄

D. 子宫上、下段肌壁厚薄不同,在产程中上、下段交界处在子宫内面形成一环状隆起,称生理性缩复环

E. 子宫下段常被产科医师选择为剖宫术子宫切开处

122. 临床上通过 B 超测量下列哪条径线可以判断胎儿大小( )

A. 双顶径　　　　　　B. 枕额径　　　　　　C. 枕下前囟径

D. 枕颏径　　　　　　E. 枕下后囟径

123. 确定胎位的重要标志是囟门和( )

A. 冠状缝　　　　　　B. 矢状缝　　　　　　C. 人字缝

D. 额缝　　　　　　　E. 颞缝

124. 影响正常分娩的因素不包括( )

A. 产力　　　　　　　B. 产道　　　　　　　C. 羊水

D. 胎儿　　　　　　　E. 精神心理因素

125. 下列关于临产后正常子宫收缩特点的描述,错误的是( )

A. 子宫收缩由弱到强、由强到弱,直到进入间歇期

B. 在分娩过程中,子宫收缩频率逐渐增加,强度逐渐增强

C. 正常宫缩每次开始于宫底

D. 子宫底部收缩力最强、最持久,向下逐渐减弱

E. 宫缩后子宫肌纤维不能恢复原来长度

126. 胎头在宫缩时暴露于阴道外口,宫缩间歇期又缩回,称为( )

A. 胎头着冠　　　　　B. 胎头拨露　　　　　C. 胎头俯屈

D. 胎头仰伸　　　　　E. 外旋转

127. 初产妇,孕 40 周,现出现规律宫缩,30s/5~6min,正常情况至宫口开全约需要( )

A. 7~8h　　　　　　B. 9~10h　　　　　　C. 11~12h

D. 14~16h　　　　　E. 18~24h

128. 可以动态监测产妇产程进展和识别难产的重要手段是( )

A. 胎儿监护   B. 多普勒听胎心   C. 产程图
D. 阴道检查   E. 肛门检查

129. 初产妇,孕40周。18h前出现规律宫缩,现宫口开大2cm,此种情况属于(　　)
  A. 正常产程   B. 潜伏期延长   C. 第二产程延长
  D. 活跃期延长   E. 滞产

130. 中骨盆平面的横径长(　　)
  A. 11cm   B. 12cm   C. 13cm
  D. 10cm   E. 9cm

131. 入口平面的前后径长(　　)
  A. 11cm   B. 12cm   C. 13cm
  D. 10cm   E. 9cm

132. 骨盆测量时,如果出口平面横径较短,<8cm,应加测(　　)
  A. 出口前后径   B. 出口前矢状径   C. 出口后矢状径
  D. 中骨盆横径   E. 入口横径

二、A_3/A_4型题(提供一个案例,下设若干道考题。在每道考题下面的A、B、C、D、E五个备选答案中选择一个最佳答案)

(133~134题共用题干)

金女士,28岁。初产妇,宫内孕39周,于昨天晚上感觉腹部一阵阵发紧,每半小时一次,每次持续3~5s,到了今天早上孕妇感觉腹部疼痛,每5~6min一次,每次持续45s左右。请问

133. 昨天晚上孕妇的情况属于(　　)
  A. 出现规律宫缩   B. 孕妇紧张造成的宫缩,尚未临产   C. 先兆临产
  D. 进入第一产程   E. 进入第二产程

134. 今天早上孕妇的情况属于(　　)
  A. 出现规律宫缩   B. 孕妇紧张造成的宫缩,尚未临产   C. 临产先兆
  D. 进入第二产程   E. 进入第三产程

(135~136题共用题干)

周女士,25岁。第一胎,孕39周,凌晨3时临产,当晚8时宫口开全,宫缩20s/2min,至11时30分宫缩持续20s/4min,胎心率145次/min,羊水Ⅰ度污染,阴道检查胎头S+2,胎头矢状缝与母体骨盆前后径一致,后囟在前方。

135. 最合理的诊断是(　　)

A. 第二产程延长　　B. 胎儿宫内窘迫　　C. 胎头内旋转受阻
D. 滞产　　E. ROA

136. 最恰当的处理是（　　）
A. 给缩宫素　　B. 继续观察　　C. 腹部加压助产
D. 剖宫产　　E. 会阴侧切＋胎头吸引

（137～138题共用题干）
某产妇,30岁。孕38周,因临产由急诊收入产房,护士为其做产前检查:宫口开大10cm,胎心140次/min。

137. 该产妇应考虑为（　　）
A. 未进入产程　　B. 进入第一产程　　C. 进入第二产程
D. 进入第三产程　　E. 进入第四产程

138. 针对该产妇的护理,正确的是（　　）
A. 导尿　　B. 灌肠　　C. 做好接生准备
D. 协助产妇沐浴　　E. 每1h听胎心一次

（139～140题共用题干）
初产妇,孕38周,宫缩每3min 1次,每次持续30s。检查:宫口开大2cm,先露平坐骨棘,已破膜,羊水Ⅲ度,胎监显示缩宫素激惹试验(OCT)阳性。

139. 针对该产妇情况,护士应采取的措施是（　　）
A. 立即进行剖宫产　　B. 待产　　C. 静脉滴注缩宫素
D. 鼓励产妇屏气用力　　E. 严密监测胎心

140. 新生儿出生后,Apgar评分为4分,助产士首选的措施是（　　）
A. 建立出生档案　　B. 立即清理呼吸道　　C. 维持正常循环
D. 称体重,量身长　　E. 保暖

（141～144题共用题干）
初产妇,28岁。妊娠40周,临产6h,宫口开大3cm;临产11h,宫口开全,头先露,先露"0",胎心正常。

141. 此产程属于（　　）
A. 第二产程延长　　B. 潜伏期延长　　C. 活跃延长
D. 活跃期停滞　　E. 正常产程

142. 宫口开全已2h,胎儿尚未娩出,产妇仍在屏气用力,此时,产程属于（　　）
A. 正常　　B. 潜伏期延长　　C. 活跃期延长
D. 活跃期停滞　　E. 第二产程延长

143. 阴道检查后记录为：头先露，先露"+1"，枕部在母体骨盆左侧，其胎方位为（　　）
    A. 枕左前　　　　　　B. 枕右前　　　　　　C. 枕右横
    D. 枕左横　　　　　　E. 枕左后

参考答案

1—5. ECCBA	6—10. BBBBB	11—15. CEBDB	16—20. CEEBE
21—25. CDDCE	26—30. DCACA	31—35. CBEBC	36—40. EDCDD
41—45. AAACC	46—50. CAABE	51—55. BADAD	56—60. CCECE
61—65. CDDDC	66—70. DEDAA	71—75. DACBE	76—80. CADCE
81—85. CDCDC	86—90. CEBBA	91—95. CADDC	96—100. ACACD
101—105. ECBDC	106—110. BECAA	111—115. DDBEA	116—120. DCCBE
121—125. BABCC	126—130. BCCBD	131—135. ACCAA	136—140. ECCAB
141—143. EED			

答案解析

1. 产力包括子宫收缩力、腹肌和膈肌的收缩力以及肛提肌的收缩力。故本题答案选 E。

2. 产力包括子宫收缩力、腹肌和膈肌的收缩力以及肛提肌的收缩力。其中子宫收缩力是最主要的力量。故本题答案选 C。

3. 分娩的决定因素有四个，分别是产力、产道、胎儿以及产妇的精神心理因素。故本题答案选 C。

4. 肛提肌的收缩力可以协助胎先露在骨产道内进行内旋转，当胎头枕部到达耻骨弓下时，协助胎头仰伸，胎儿娩出。故本题答案选 B。

5. 双顶径是胎头的最大横径，临床上常用 B 超检测此径判断胎儿大小。故本题答案选 A。

6. 临床上往往通过胎头的囟门与矢状缝来确定胎儿的胎方位。故本题答案选 B。

7. 胎先露是最先进入骨盆入口的胎儿部分，以头先露最为多见。故本题答案选 B。

8. 胎头娩出后，为使胎头与胎肩恢复正常关系，胎头枕部向左旋转 45°，称为复位。故本题答案选 B。

9. 坐骨棘水平线是判断胎头下降的重要标志，胎头最低点在坐骨棘水平线以上用负数表示，平坐骨棘为"0"，线下用正数表示。故本题答案选 B。

10. 胎头沿骨盆轴前进的动作称为下降，贯穿于分娩全过程。故本题答案选 B。

11. (2012 年真题) 胎膜破裂简称破膜，多发生在宫口近开全时。故本题答案选 C。

12. 产力包括子宫收缩力、腹肌和膈肌的收缩力以及肛提肌的收缩力。故本题答案选 E。

13. 胎儿娩出后，要注意观察产妇子宫收缩和阴道流血情况，判断有无产后出血。故本题答案选 B。

14. 坐骨棘水平线是判断胎头下降的重要标志，胎头最低点在坐骨棘水平线以上用负数表示，平坐骨棘为"0"，线下用正数表示。故本题答案选 D。

15. 临产的标志为规律性且逐渐增强的宫缩，持续时间为 30s，间歇时间为 5～6min。故本题答案选 B。

16. 见红是分娩即将开始的比较可靠的标志，多发生于临产前 24～48h。故本题答案选 C。

17. 一旦破膜,应立即听胎心音,同时注意观察羊水性状、颜色和量,并记录破膜时间。故本题答案选 E。

18. 宫缩具有节律性、对称性和极性,同时具有缩复作用。故本题答案选 E。

19. 从胎儿娩出到胎盘娩出称为第三产程,需 5～15min,不超过 30min。故本题答案选 A。

20. 胎膜破裂简称破膜,多发生在宫口近开全时。故本题答案选 E。

21. 宫缩时胎头露出阴道口,宫缩间歇时又缩回,称为胎头拨露。故本题答案选 C。

22. 若出现乳头皲裂,可指导产妇增加哺乳次数,减少每次哺乳时间,哺乳前用温水热敷乳房,按摩乳房。哺乳时先吸吮损伤较轻的一侧,哺乳后挤出少量乳汁均匀涂在乳头和乳晕上。故本题答案选 D。

23. 胎儿娩出后可用 20% 的高锰酸钾消毒脐带断面。故本题答案选 D。

24. Apgar 评分是以胎儿娩出后 1min 内的心率、呼吸、肌张力、喉反射、皮肤颜色 5 项体征为依据。故本题答案选 C。

25. 胎儿、胎盘娩出后,产妇应在产房内观察 2h,注意监测血压、脉搏、子宫收缩、宫底高度、膀胱充盈情况、阴道流血量、会阴、阴道有无血肿等。故本题答案选 E。

26. 胎盘娩出后,应检查胎盘胎膜是否完整。先将胎盘铺平,检查胎盘母体面胎盘小叶有无缺损,然后将胎盘提起,检查胎膜是否完整,再检查胎盘胎儿面边缘有无血管断裂,及时发现副胎盘,如有副胎盘、部分胎盘残留或大部分胎膜残留时,应在无菌操作下,徒手入宫腔取出残留组织。如确认仅有少许残留,可给予子宫收缩剂,待其自然娩出。故本题答案选 D。

27. Apgar 评分是以胎儿娩出后 1min 内的心率、呼吸、肌张力、喉反射、皮肤颜色 5 项体征为依据。故本题答案选 C。

28. 灌肠的禁忌证:胎膜早破、阴道流血、胎头未衔接、胎位异常、有剖宫产史、妊娠高血压疾病、严重心脏病、胎儿窘迫、宫缩过强估计 1h 内分娩者。故本题答案选 A。

29. 初产妇宫口扩张<4cm,经产妇<2cm 时,可用温肥皂水灌肠。故本题答案选 C。

30. 轻松感又称胎儿下降感,当胎儿下降进入骨盆入口,子宫底也随之下降,孕妇出现轻松感。故本题答案选 A。

31. 第一产程时,应每隔 4～6h 测量血压一次,因宫缩时血压可上升 5～10mmHg,所以应在宫缩间歇期测血压。故本题答案选 C。

32. 由于第一产程时间较长,子宫收缩痛加上对分娩的担心和害怕,使产妇尤其是初产妇容易产生焦虑、恐惧、紧张等不良情绪,这时护理人员应做好心理护理。故本题答案选 B。

33. 胎头俯屈使下颌紧贴胸部,以最小的枕下前囟径取代衔接时的枕额径,以适应产道。故本题答案选 E。

34. 第一产程时,应观察生命体征,测体温、脉搏、呼吸每日 2 次,血压每 4～6h 测一次;在宫缩间歇期,鼓励产妇少量多次进食,以保持足够的精力和体力;由于膀胱充盈会影响子宫收缩和胎先露下降,应鼓励产妇每 2～4h 排尿一次;产妇尤其是初产妇容易产生焦虑、恐惧的情绪,应做好心理护理。故本题答案选 B。

35. ①子宫体收缩变硬呈球形,宫底升高;②阴道口外露脐带进一步向外;③阴道少量流血;④用手掌尺侧缘在耻骨联合上方轻压子宫下段,同时上推宫体外露脐带不再回缩。故本题答案选 C。

36. 第二产程时,指导产妇在宫缩时使用腹压,是第二产程的首要护理目标。故本题答案选 E。

37. 胎头围绕骨盆纵轴旋转,使其矢状缝与中骨盆及骨盆出口前后径相一致的动作称为内旋转。故本题答案选 D。

38. 产妇宫口未开全不能过早使用腹压,容易导致宫颈水肿。第二产程时,应指导产妇在宫缩时使用腹压。故本题答案选 C。

39. 产妇规律宫缩 6h,宫口开大 1cm,宫缩 25s/6~7min,该产妇出现宫缩乏力,胎膜已经破裂,不宜灌肠,可静脉滴注催产素加强宫缩。故本题答案选 D。

40. 产妇临产 12h,宫口开 4cm,宫缩 30~40s/3min,中强,表示宫缩乏力,胎膜未破,可以通过人工破膜加强宫缩。故本题答案选 D。

41. 坐骨结节间径 7.5cm,当该径线小于 8cm 时,应加测后矢状径,两径线之和大于 15cm,表示骨盆出口无狭窄。故本题答案选 A。

42. 出生后心率 95 次/min,评 1 分;呼吸浅慢,1 分;皮肤青紫,1 分;四肢稍屈,1 分;喉反射消失,0 分,Apgar 评分为 4 分。故本题答案选 A。

43. 宫口开大 3cm,有肛门坠胀感,胎儿胎位很可能为枕后位,为了使其有机会转变成枕前位,应静脉点滴小剂量缩宫素使宫缩正常。故本题答案选 A。

44. 间隔 10~20min,持续约 20s 为假临产,也称假宫缩。故本题答案选 C。

45. 胎儿胎位为枕左后位,为了使其有机会转变成枕前位,应静脉点滴小剂量缩宫素使宫缩正常。故本题答案选 C。

46. 若初产妇宫口扩张小于 4cm,经产妇小于 2cm,可用温肥皂水灌肠,既能清除粪便,又能反射性加强宫缩。故本题答案选 C。

47. 第一产程约需要 11~12h,分为潜伏期和活跃期,潜伏期是指从规律宫缩至宫口扩张至 3cm,活跃期是指宫口扩张 3~10cm。故本题答案选 A。

48. 母乳喂养指导:正常分娩的健康产妇于产后半小时内开始哺乳,婴儿吸吮时,口要含住全部乳头及大部分乳晕,鼓励早吸吮,按需哺乳,产褥期内禁止性生活,产后 42 天起应采取避孕措施。故本题答案选 A。

49. 临产 14h,宫口开大 6cm,一般第一产程需要 11~12h,该产妇胎膜未破,可通过人工破膜加强宫缩。故本题答案选 B。

50. 该产妇已经临产,并且进入第一产程活跃期,故用平车送产房待产。故本题答案选 E。

51. 见红发生于临产前 24~48h 内。故本题答案选 B。

52. 若初产妇宫口扩张小于 4cm,经产妇小于 2cm,可用温肥皂水灌肠,既能清除粪便,又能反射性加强宫缩。灌肠禁忌证:胎膜早破、阴道流血、胎头未衔接、胎位异常、有剖宫产史、宫缩过强等。故本题答案选 A。

53. 临产的标志为有规律且逐渐增强的宫缩,持续时间约 30s,间歇时间 5~6min,同时伴有进行性宫颈管消失、宫口扩张和胎先露下降。故本题答案选 D。

54. 由于第一产程时间较长,子宫收缩痛加上对分娩的担心和害怕,使产妇尤其是初产妇容易产生焦虑、恐惧、紧张等不良情绪,这时护理人员应做好心理护理。故本题答案选 A。

55. 胎儿、胎盘娩出后,产妇应在产房内观察 2h。故本题答案选 D。

56. 母乳喂养指导:正常分娩的健康产妇于产后半小时内开始哺乳,婴儿吸吮时,口要含住全部乳头及大部分乳晕,鼓励早吸吮,按需哺乳,不是按时哺乳。故本题答案选C。

57. 胎膜于分娩前破裂,叫胎膜早破。第一产程需要11~12h。故本题答案选C。

58. 初产妇宫口开全,经产妇宫口扩张4cm且宫缩规律有力时,应将产妇送至产房准备接生。故本题答案选E。

59. 临产的标志为有规律且逐渐增强的宫缩,持续时间约30s,间歇时间5~6min,同时伴有进行性宫颈管消失、宫口扩张和胎先露下降。该产妇已经临产,应住院待产。故本题答案选C。

60. 该产妇破膜后,流出棕黄色羊水,表示羊水污染,为改善胎儿宫内缺氧的状况,可以给予孕妇吸氧等处理,同时尽快将胎儿娩出,胎先露S+4,可以用胎头吸引器助产而不需剖宫产。故本题答案选E。

61. 产妇宫口未开全,不可过早使用腹压,否则会导致宫颈水肿。故本题答案选C。

62. 坐骨棘水平线是判断胎先露高低的标志。故本题答案选D。

63. 若初产妇宫口扩张小于4cm,经产妇小于2cm,可用温肥皂水灌肠,既能清除粪便,又能反射性加强宫缩。故本题答案选D。

64. 为了解产妇宫口扩张情况,应适时进行肛门检查。初产妇潜伏期每2~4h查一次,活跃期每1h查一次。故本题答案选D。

65. (2011年真题)若初产妇宫口扩张小于4cm,经产妇小于2cm,可用温肥皂水灌肠。故本题答案选C。

66. (2013年真题)这时紧握产妇的手,给予其力量和勇气。故本题答案选D。

67. (2013年真题)在胎盘未完全剥离前,过早的按压子宫可导致胎盘剥离不全。故本题答案选E。

68. (2013年真题)胎儿娩出后,首先清理呼吸道,保持呼吸道通畅。故本题答案选D。

69. (2013年真题)第二产程的标志,宫口开全(宫口扩张至10cm)。故本题答案选A。

70. (2014年真题)子宫收缩痛加上对分娩的担心和害怕,使产妇尤其是初产妇容易产生焦虑、恐惧、紧张等不良情绪。故本题答案选A。

71. (2014年真题)为了解胎儿宫内情况,可用胎心听诊器或胎儿监护仪于宫缩间歇期听取胎心音。故本题答案选D。

72. (2014年真题)年龄≥35岁的初产妇为高龄初产妇。故本题答案选A。

73. 初产妇从规律宫缩开始至宫口开全约需11~12h。故本题答案选C。

74. 进入第二产程后,宫缩频而强,应勤听胎心音,通常每10min听一次。故本题答案选B。

75. 第二产程应注意密切监测胎心音;指导产妇正确使用腹压;初产妇宫口开全,经产妇宫口扩张至4cm且宫缩规律有力时将产妇送至产房准备接生;当胎头拨露,阴唇后连合紧张时应注意保护会阴。故本题答案选E。

76. 潜伏期一般需要8h,最长不超过16h。故本题答案选C。

77. 正常的胎方位是枕左前位和枕右前位。持续性枕后位因胎头压迫直肠使产妇过早出现肛门坠胀而屏气用力;胎心音在脐下方一侧听得最清楚;易发生宫颈水肿常致第二产程延长。故本题答案选A。

78. 注射器抽气时,金属吸引器一般抽吸150~200mL,而硅胶喇叭吸引器仅抽60~80mL即可。故本题答案选D。

79. 第二产程(宫口开全)才指导产妇正确使用腹压。故本题答案选 C。

80. 子宫收缩力是分娩时的主要产力,腹肌和膈肌的收缩力是第二产程的重要辅助力量。故本题答案选 E。

81. 潜伏期是指规律的宫缩开始至宫口开至 3cm。故本题答案选 C。

82. 消毒脐带断面可用 20% 高锰酸钾溶液。故本题答案选 D。

83. Apgar 评分依据:心率,呼吸,肌张力,喉反射,皮肤颜色。故本题答案选 C。

84. 产后 2～4h 应鼓励产妇排尿,以免膀胱充盈影响子宫收缩。故本题答案选 D。

85. 题干提示胎儿宫内窘迫,应尽快将胎儿娩出。故本题答案选 C。

86. 会阴侧切患者一般取健侧卧位,不必绝对卧床。故本题答案选 C。

87. 胎儿、胎盘娩出后,应预防产后出血,注意观察产妇子宫收缩情况、阴道流血量等。故本题答案选 E。

88. 枕左前位胎儿以枕额径衔接于骨盆入口右斜径上。故本题答案选 B。

89. (2015年真题)产后 2h 极易发生严重并发症,如出现产后出血,产后心衰,产后子痫和羊水栓塞等。故产后应严密观察生命体征、子宫收缩情况及阴道出血量,注意宫底高度及膀胱是否充盈。故本题答案选 B。

90. (2015年真题)对未来可能发生的,难以预料的某种危险或不幸事件经常担心,是焦虑的核心症状。故本题答案选 A。

91. 胎心的听诊应选择在宫缩间歇期进行。故本题答案选 C。

92. >35岁的初产妇为高龄初产妇。故本题答案选 A。

93. 预防外阴感染最重要的护理措施是保持外阴清洁。故本题答案选 D。

94. 若初产妇宫口扩张小于 4cm,经产妇小于 2cm,可用温肥皂水灌肠。故本题答案选 D。

95. 伤口一旦感染应拆线,给予伤口清创。故本题答案选 C。

96. 胎心的听诊应选择在宫缩间歇期进行。故本题答案选 A。

97. 测量骶耻内径长度应进行阴道检查。故本题答案选 C。

98. 胎盘剥离征象:①子宫体收缩变硬呈球形,宫底升高;②阴道口外露脐带进一步向外;③阴道少量流血;④用手掌尺侧缘在耻骨联合上方轻压子宫下段,同时上推宫体外露脐带不再回缩。故本题答案选 A。

99. 胎头仰伸时令产妇张口哈气。故本题答案选 C。

100. 当有胎盘剥离征象时才能协助胎盘娩出。故本题答案选 D。

101. 子宫收缩力是分娩时的主要产力,腹肌和膈肌的收缩力是第二产程的重要辅助力量。故本题答案选 E。

102. 宫口开全后才能指导产妇使用腹压,否则会导致宫颈水肿。故本题答案选 C。

103. 当胎头拨露使得阴唇后联合紧张时,开始保护会阴。故本题答案选 B。

104. 经产妇宫口开至 4cm 宫缩规律有力时,将产妇送至产房准备接生。故本题答案选 D。

105. 从规律宫缩开始至宫口扩张 3cm,为潜伏期,需 8h,超过 16h,叫潜伏期延长;宫口扩张 3～10cm,为活跃期,需 4h。胎膜早破是指胎膜在分娩前破裂。故本题答案选 C。

106. 孕 36 周,宫底位于剑突下 2 横指。故本题答案选 B。

107. 阴道有少量淡绿色液体流出,提示羊水污染,胎儿宫内窘迫,静滴缩宫素会使得胎窘迫加重。故本题答案选 E。

108.临产 17h 宫口开大 2cm,为潜伏期延长,CST 监护出现频繁的晚期减速,提示胎儿宫内窘迫,应尽快将胎儿娩出,S-2,胎头在坐骨棘水平线以上 2cm,应剖宫产结束分娩。故本题答案选 C。

109.NST 出现早期减速,并不提示胎儿窘迫;NST 出现晚期减速提示胎儿窘迫。故本题答案选 A。

110.初产妇宫口开全,经产妇宫口开至 4cm 宫缩规律有力时,将产妇送至产房准备接生。故本题答案选 A。

111.肛提肌收缩力可协助胎头在产道内进行内旋转。故本题答案选 D。

112.当胎头枕骨下部达耻骨联合下缘时,胎头仰伸。故本题答案选 D。

113.枕左前位胎儿当胎头娩出后,不再受到产道阻力,胎头恢复原来位置,称为复位。这时胎肩位于骨盆入口左斜径上,为使肩到达前后径,胎头继续向左旋转 45°,叫外旋转。故本题答案选 B。

114.临产的重要标志是规律宫缩,伴有进行性宫口扩张,胎先露下降。故本题答案选 E。

115.第二产程的标志是宫口开全。故本题答案选 A。

116.胎先露下降程度以坐骨棘为标志。故本题答案选 D。

117.胎方位根据胎头的大小、囟门和矢状缝来判断。故本题答案选 C。

118.胎先露的最低点在坐骨棘水平以上用负数表示,坐骨棘水平线以下用正数表示。故本题答案选 C。

119.临产的重要标志是规律宫缩,伴有进行性宫口扩张,胎先露下降。故本题答案选 B。

120.经产妇宫颈管消失和宫口开大同时进行。故本题答案选 E。

121.妊娠后,子宫峡部逐渐伸展拉长变薄,形成子宫下段,临产后可长至 7~10cm。故本题答案选 B。

122.双顶径可判断胎儿大小。故本题答案选 A。

123.胎方位可根据胎头的大小、囟门和矢状缝来判断。故本题答案选 B。

124.分娩的影响因素是产力,产道,胎儿和产妇的精神心理因素。故本题答案选 C。

125.宫缩开始于两侧的子宫角。故本题答案选 C。

126.胎头在宫缩时暴露于阴道外口,宫缩间歇期又缩回,称为胎头拨露。故本题答案选 B。

127.初产妇第一产程需 11~12h。故本题答案选 C。

128.产程图可以动态监测产程进展,识别难产。故本题答案选 C。

129.从规律宫缩开始至宫口扩张 3cm,为潜伏期,需 8h,超过 16h,叫潜伏期延长。故本题答案选 B。

130.中骨盆横径长 10cm。故本题答案选 D。

131.入口前后径长 11cm。故本题答案选 A。

132.如果出口横径<8cm,应加测后矢状径,两径线之和>15cm,一般大小的胎儿可以娩出。故本题答案选 C。

133.先兆临产特点:宫缩持续时间短(<30s)且不恒定,间歇时间长且不规律。故本题答案选 C。

134. 临产的标志是有规律且逐渐增强的宫缩,持续时间约 30s,间歇时间 5~6min。故本题答案选 A。

135. 初产妇第二产程超过 2h,叫第二产程延长。故本题答案选 A。

136. 当胎头双顶径达坐骨棘水平以下 2cm 或更多时,配合医生行胎头吸引术助产。故本题答案选 E。

137. 宫口开全,标志着产妇进入第二产程。故本题答案选 C。

138. 初产妇宫口开全,经产妇宫口扩张至 3~4cm 且宫缩规律有力时,经产妇送至产房准备接生。故本题答案选 C。

139. 缩宫素激惹试验(OCT)阳性,提示胎儿有宫内窘迫,应尽快将胎儿娩出。故本题答案选 A。

140. 新生儿出生后,首先是清理呼吸道。故本题答案选 B。

141. 初产妇第一产程需 11~12h。故本题答案选 E。

142. 初产妇第二产程需 1~2h。超过 2h 称为第二产程延长。故本题答案选 E。

143. 枕骨位于母体骨盆左侧,其胎方位为枕左横位。故本题答案选 D。

第四章 产褥期护理

一、A₁/A₂型题（每一道题下面有 A、B、C、D、E 五个备选答案。请从中选择一个最佳答案）

1. 促进母乳喂养,成功的措施除外(　　)
   A. 加强营养,多喝汤类食物,保证正常泌乳
   B. 有效或无效地吸吮
   C. 保证乳母心情舒畅,合理休息
   D. 切实做到早接触、早吸吮、按需哺乳
   E. 切忌使用橡皮奶头等安慰物

2. 女,31岁,第一胎37周,阴道分娩,产褥期消化系统的变化,正确的是(　　)
   A. 盐酸分泌↑、蠕动↑　　　　　　B. 盐酸分泌正常、蠕动↑
   C. 盐酸分泌↑、蠕动↓　　　　　　D. 盐酸分泌↓、蠕动正常
   E. 盐酸分泌↓、蠕动↓

3. 女,32岁,第一胎40周,剖宫产子,对于产妇恶露的观察,正确的是(　　)
   A. 浆液性恶露持续1周左右
   B. 白色恶露含有大量的白细胞、红细胞及退化蜕膜
   C. 血性恶露量多色鲜红,含大量血液和坏死蜕膜组织
   D. 正常恶露有血腥气且有臭味
   E. 产褥晚期有较多的红色恶露出现属正常现象

4. 女,33岁,第一胎40周,阴道分娩,产褥期子宫颈恢复正常形态的时间是(　　)
   A. 1周　　　　　　　　B. 2周　　　　　　　　C. 3周
   D. 4周　　　　　　　　E. 5周

5. 女,34岁,第一胎39周,剖宫产术后1~3天,体内的激素水平呈(　　)
   A. 高雌激素、高孕激素　　　　　　B. 低雌激素、高泌乳激素
   C. 低雌激素、高孕激素　　　　　　D. 高雌激素、低泌乳激素
   E. 高孕激素、低泌乳激素

6. 女,35岁,第一胎40周,阴道分娩,产后会阴侧切伤口护理措施,不妥的是(　　)
   A. 每天采用消毒液擦洗会阴部2次　　B. 会阴水肿可用50%硫酸镁湿热敷
   C. 会阴有侧切者应取伤口同侧卧位　　D. 会阴伤口红肿可用红外线照射

E. 侧切口有渗血及时报告医生

7. 女,34岁,第一胎40周,阴道分娩,出院前护士指导产妇健康复诊时间在(　　)
   A. 产后3周　　　　　　　B. 产后4周　　　　　　　C. 产后5周
   D. 产后6周　　　　　　　E. 产后7周

8. 女,33岁,第一胎39周,阴道分娩,出院前护士指导产妇可进行性生活的时间是(　　)
   A. 产后2周　　　　　　　B. 产后3周　　　　　　　C. 产后4周
   D. 产后5周　　　　　　　E. 产后6周

9. 女,32岁,第一胎40周,剖宫产子,护士做健康宣教,与母乳喂养的优点及意义无关的是(　　)
   A. 母乳中含有多种免疫球蛋白　　　　B. 母乳喂养方便、经济、温度适宜
   C. 无免疫作用　　　　　　　　　　　D. 母乳喂养可促进子宫收缩和防止产后出血
   E. 母乳有利于新生儿消化吸收

10. 女,26岁,第一胎37周剖宫产术后,产褥期的生理变化错误的是(　　)
    A. 分娩后2～3天乳汁开始分泌　　　B. 产后24h内体温38.5℃
    C. 产后脉搏60～70次/min　　　　　D. 子宫体6～8周恢复到正常大小
    E. 产褥期白细胞$15×10^9$/L

11. 女,28岁,第一胎39周,阴道分娩,产后第2天,乳房胀痛轻度硬结,无红肿,伴低热。首选的护理措施为(　　)
    A. 用吸奶器吸乳　　　B. 生麦芽煎汤喝　　　C. 少喝汤水
    D. 让新生儿多吸吮　　E. 芒硝敷乳房

12. 女,33岁,第一胎38周,剖宫产术后,母乳喂养,促进乳汁分泌的是(　　)
    A. 吸吮动作　　　　　B. 雄激素制剂　　　　C. 大剂量雌激素制剂
    D. 孕激素制剂　　　　E. 口服溴隐停

13. 女,32岁,第一胎38周,剖宫产术后,母乳喂养,关于产后哺乳错误的一项是(　　)
    A. 产后尽早哺乳有利于促进乳汁分泌　　　　B. 按需哺乳
    C. 乳腺有硬结者应停止哺乳　　　　　　　　D. 乳房排空有利于乳汁的再分泌
    E. 乳头皲裂严重者应停止直接哺乳

14. 女,29岁,第一胎40周,阴道分娩2h,主诉会阴切口处疼痛剧烈并有肛门坠胀感,应考虑(　　)
    A. 会阴部伤口水肿　　B. 会阴部伤口血肿　　C. 会阴部伤口硬结
    D. 产后出血　　　　　E. 体位不妥

第四章 产褥期护理

15. 女,30岁,第一胎41周,阴道分娩,产后发生尿潴留,经积极处理无效时,应该采取的措施是( )
    A. 协助产妇站起或下床小便
    B. 温开水冲洗会阴
    C. 按摩膀胱
    D. 针刺三阴交、关元、气海等穴位
    E. 导尿并留置导尿管

16. 初产妇,35岁。自然分娩。因产程延长,手取胎盘。出院时,责任护士告知其预防产褥感染的措施,错误的内容是( )
    A. 加强营养
    B. 不能外出
    C. 注意卫生
    D. 禁止盆浴
    E. 防止感染

17. 正常情况下,产妇顺产后需继续留在产房观察的时间是( )
    A. 1h
    B. 2h
    C. 3h
    D. 4h
    E. 5h

18. 35岁产妇,因胎儿宫内窘迫行低位产钳助产术娩出一活婴。产后3天诉会阴部疼痛难忍,查体:会阴部肿胀,左侧切口红肿、有触痛,以下处理不正确的是( )
    A. 红外线照射
    B. 50%硫酸镁湿敷切口
    C. 每日冲洗外阴
    D. 取健侧卧位
    E. 1:5000的高锰酸钾溶液坐浴

19. 初产妇,顺产后第4天,新生儿采用母乳喂养。产妇诉乳房胀,乳汁排出不畅。首先应采取的措施是( )
    A. 冷敷乳房
    B. 生麦芽煎服
    C. 新生儿多吸吮
    D. 芒硝外敷乳房
    E. 口服已烯雌酚

20. 产褥期妇女心理调适过程中,易出现压抑情绪,通常发生在( )
    A. 依赖期
    B. 依赖—独立期
    C. 独立期
    D. 抑郁期
    E. 开朗期

21. 有关产褥期护理,下述哪项不对( )
    A. 测T,R,P,BP,每日2~3次
    B. 产后适宜多取蹲位
    C. 产后24h鼓励产妇下床活动
    D. 饮食应富于营养,足够热量和水分
    E. 产妇顺产产后1h可进流食或清淡半流食,以后可进普通饮食

22. 未母乳喂养或未做到及时有效的母乳喂养的产妇,通常可于产后3~4天因乳房血管、淋巴管极度充盈可有发热,称为( )
    A. 产褥热
    B. 产后热
    C. 泌乳热
    D. 乳腺炎
    E. 产褥感染

23. 产妇产后 4～6h 应排尿的原因是(　　)
    A. 利于伤口恢复　　　B. 利于产妇舒适　　　C. 利于产妇活动
    D. 利于子宫收缩　　　E. 利于乳汁分泌

24. 产褥期一般为(　　)
    A. 2～3 周　　　　　B. 4 周　　　　　　　C. 5 周
    D. 6 周　　　　　　 E. 7 周

25. 产褥期生理变化中哪项不正确(　　)
    A. 肠蠕动亢进,易发生腹泻　　　B. 早期尿量增多
    C. 常发生尿潴留或尿路感染　　　D. 褥汗较多
    E. 血容量产后 2～3 周恢复至未孕状态

26. 促进母乳喂养成功的措施,错误的是(　　)
    A. 对所有保健人员进行技术培训　　B. 向孕产妇宣传母乳喂养的好处
    C. 帮助母亲早开奶　　　　　　　　D. 实行母婴分离
    E. 实行按需哺乳

27. 初产妇,平产,产后第 2 天,子宫复旧情况不正常的是(　　)
    A. 耻骨联合上方可触及宫底,10 天降至骨盆腔
    B. 红色恶露
    C. 宫颈口未关闭
    D. 子宫颈外口呈"一"形
    E. 子宫内膜尚未完全修复

28. 初产妇,27 岁,妊娠 38^{+4} 周,于 4:20 正常分娩,10:40 患者出现下腹胀痛。望诊:下腹膀胱区饱满;叩诊:耻骨联合上浊音,患者存在的健康问题是(　　)
    A. 有阴道后壁血肿的可能　　　B. 腹水
    C. 肠胀气　　　　　　　　　　D. 尿潴留
    E. 分娩后宫缩痛

29. 恶露的表现是(　　)
    A. 持续 4～6 周　　　　　　　B. 血性恶露约持续 2 天
    C. 浆液性恶露约持续 3 天　　　D. 白色恶露持续 5 周
    E. 白色恶露约持续 6 周

30. 某产妇,足月产,产后乳汁不足。下列促进鼓励母乳喂养的措施中哪项不对(　　)
    A. 母婴分离　　　　　　　　　　B. 多进营养丰富的汤汁饮食
    C. 两次哺乳间不给婴儿加少量糖水　D. 予新生儿多吸吮刺激泌乳
    E. 精神愉快,睡眠充足

第四章 产褥期护理

31. 有关产褥期卫生指导,错误的是( )
    A. 产后1周禁止坐浴　　　B. 勤换内裤　　　C. 产褥期内禁止性生活
    D. 卧室应保暖、防感冒,不宜开窗通风　　　E. 哺乳前应洗手

32. 胎盘娩出后子宫底每天下降( )
    A. 1～2cm　　　B. 2～3cm　　　C. 3～4cm
    D. 5～6cm　　　E. 7～8cm

33. 不属于产褥期生理变化的是( )
    A. 子宫体4～6周恢复到正常　　　B. 产后24h内体温38.7℃
    C. 产后脉搏60～70次/min　　　D. 产褥期呼吸14～16次/min
    E. 产后7天内分泌的乳汁称初乳

34. 某孕妇参加产褥期保健知识培训班,向护士复述的内容中,错误的是( )
    A. 饮食营养丰富,易消化　　　B. 经常擦浴,勤换衣裤
    C. 产后8h内排尿　　　D. 卧室清洁,夏季注意通风,冬季注意保暖
    E. 产后第二天可适当床旁活动,逐渐由易到难做康复体操

35. 母乳喂养指导中哪项不妥( )
    A. 宣传母乳喂养的优点　　　B. 告诉产妇最初分泌黄色乳汁不能吃
    C. 在下奶前即开始哺乳　　　D. 吸吮乳头可使垂体催乳素增加
    E. 吸吮有助于乳汁分泌及子宫复旧

36. 母乳喂养的优点不包括( )
    A. 营养丰富,易吸收　　　B. 增加抵抗力　　　C. 增进母子感情
    D. 温度不适　　　E. 经济方便

37. 产褥期是指( )
    A. 从胎儿娩出至产妇全身各器官恢复正常状态所需时间
    B. 从胎儿娩出至产妇生殖器官恢复正常状态所需的时间
    C. 从第一产程结束至产妇子宫复原所需的时间
    D. 从第二产程结束至产妇生殖器官恢复的一段时间
    E. 从胎盘娩出至产妇全身各器官(除乳腺外)恢复或接近正常未孕状态所需的时间

38. 随着子宫肌肉的恢复,子宫体积缩小,产后第一天宫底高度应在( )
    A. 脐上1横指　　　B. 脐上2横指　　　C. 平脐
    D. 脐下2横指　　　E. 脐下3横指

39. 正常产后,整个子宫内膜基底层再生新的功能层所需的时间约为( )

A. 2 周 B. 3 周 C. 4 周
D. 5 周 E. 6 周

40. 关于浆液性恶露,错误的是( )
    A. 可持续 10 天左右 B. 含大量红细胞 C. 含较多的坏死蜕膜组织
    D. 含宫颈黏液及细菌 E. 色淡红似浆液

41. 产后 2h 的处理,不包括下列哪种因素( )
    A. 注意子宫复旧情况 B. 定时观察阴道流血量 C. 协助产妇及早开奶
    D. 严密监测血压、脉搏 E. 以上均不是

42. 关于正常产褥,正确的是( )
    A. 于产后 2 周,除胎盘附着处外,子宫腔表面均有新生的子宫内膜修复
    B. 于产后 5 周宫颈完全恢复至正常形态
    C. 于产后 7 天,腹部检查扪不到子宫底
    D. 子宫体恢复到非孕时大小需 6 周
    E. 宫颈外形约于产后 5 天恢复至未孕状态

43. 产褥期乳汁淤积,下述处理中不妥的是( )
    A. 乳腺切开引流 B. 乳腺热敷 C. 负压吸乳器吸乳
    D. 乳房按摩 E. 牵拉乳头

44. 产褥期妇女生理变化最显著的是( )
    A. 体重身材 B. 生殖系统 C. 循环系统
    D. 内分泌系统 E. 泌尿系统

45. 产褥期生殖系统变化最大的器官是( )
    A. 子宫 B. 乳腺 C. 阴道及外阴
    D. 卵巢 E. 输卵管

46. 关于子宫体肌纤维缩复的叙述,错误的是( )
    A. 从产后第 2 天开始,子宫底每天下降 1~2cm,于产后 10 天左右子宫降至骨盆腔内
    B. 分娩结束时,子宫重约 1000g C. 产后 1 周子宫体重约 500g
    D. 产后 2 周时子宫体重约 300g E. 子宫复旧是肌细胞数目减少

47. 下列哪项不是正常产褥期的表现( )
    A. 产后 24h 体温未超过 38℃ B. 产后第 1 天宫底达脐水平
    C. 产后脉搏一般偏慢
    D. 产后 2 周白细胞应恢复至正常范围

E. 产后 1 周恶露开始转为浆液性

48. 关于产褥期血液系统的变化,正确的是( )
   A. 产褥早期血液即转化为低凝状态
   B. 红细胞沉降率于产后 3~4 周恢复正常
   C. 纤维蛋白原、凝血激酶因子于产后 1~2 周内降至正常
   D. 血小板数下降
   E. 产褥早期白细胞总数达 $30×10^9$/L,淋巴细胞增多

49. 参与促进乳腺发育及泌乳功能的激素,错误的是( )
   A. 孕激素　　　　　B. 催产素　　　　　C. 垂体催乳素
   D. 雄激素　　　　　E. 胎盘生乳素

50. 影响子宫复旧的主要因素是( )
   A. 阴道分娩　　　　B. 营养　　　　　　C. 剖宫产
   D. 卵巢功能未恢复　E. 子宫内膜炎及子宫肌炎

51. 子宫复旧不良与下列哪项无关( )
   A. 多次人流、清宫史　B. 合并子宫肌瘤　　C. 产褥感染
   D. 授乳的初产妇　　　E. 肝炎患者未哺乳

52. 关于母乳喂养的优点,错误的是( )
   A. 母乳含丰富的 SIgA,早期保护婴儿健康,可预防呼吸道及肠道疾病
   B. 母乳喂养能促进子宫复旧,缩短卵巢恢复排卵时间,不利于计划生育
   C. 利于促进婴幼儿心理和社会适应性的健康发展
   D. 促进泌乳和子宫收缩,可减少产后出血
   E. 省时、省力、经济、方便

53. 王女士,经阴道分娩后 2h 被送返病房,为防止产后大出血护士不应( )
   A. 观察子宫收缩情况　B. 观察阴道流血情况　C. 询问产妇主诉
   D. 注意产妇生命体征　E. 嘱产妇多喝水,产后尽早排尿

54. 某女士,25 岁,足月顺娩一女婴,复述产褥期处理知识,错误的是( )
   A. 保证睡眠休息　　　B. 母婴同室　　　　C. 提倡母乳喂养
   D. 睡眠不宜仰卧,左、右卧位交替防子宫后倾
   E. 产后 24h 还不能下床,太早活动易子宫下垂

55. 产妇王某,12 时分娩,21 时仍未自行排尿,宫底脐上 2 横指,下腹部扪及囊性包块,考虑尿潴留。下列处理哪项不妥( )

A. 帮助其坐起排尿　　　　B. 温开水冲洗外阴部或按摩膀胱区
C. 让产妇听流水声　　　　D. 肌内注射新斯的明 0.5mg
E. 立即导尿

56. 产后第 5 天一侧乳房胀痛、低热，下列处理哪项正确（　　）
    A. 停止哺乳　　　　　　B. 两次哺乳期间，热敷乳房，促进乳腺腺管通畅
    C. 口服退乳中药　　　　D. 热敷患侧乳房　　　　E. 只予健侧乳房哺乳

二、A_3/A_4 型题（提供一个案例，下设若干道考题。在每道考题下面的 A、B、C、D、E 五个备选答案中选择一个最佳答案）

（57～58 题共用题干）

经产妇，产后 58h，自诉下腹阵发性疼痛，无恶心、呕吐，查宫底平脐下 2 指，呈球形疼痛时质硬，轻压痛，无反跳痛，白细胞 $14×10^9$/L，中性 0.79，外阴轻度水肿。恶露色红，量不多，无臭味。

57. 可能的诊断为（　　）
    A. 阑尾炎　　　　　　　B. 泌尿系结石　　　　　C. 卵巢囊肿蒂扭转
    D. 盆腔炎　　　　　　　E. 产后子宫收缩痛

58. 对此患者护理措施中，哪项不妥（　　）
    A. 向患者解释疼痛的原因　　　B. 麻醉下急诊手术，切除病灶
    C. 经常更换会阴消毒垫　　　　D. 会阴部用红外线照射
    E. 50%硫酸镁纱布湿热敷

（59～63 题共用题干）

某经产妇，在分娩时有滞产、胎盘残留史，曾行清宫术，产后 15 天体温增高。入院体查：体温 38～39.8℃，脉搏 115～135 次/min，血压 85/60mmHg，宫高耻骨联合上 5cm 可扪及，轻压痛，腹壁较软，双下腹深压痛，红色恶露，量较多，闻之有臭味。

59. 对该产妇的医疗诊断最恰当的是（　　）
    A. 失血性休克　　　　　B. 阑尾炎　　　　　　　C. 腹膜炎
    D. 产褥感染，子宫复旧不良，子宫内膜炎　　　　E. 心力衰竭

60. 对该产妇首选的处理措施是（　　）
    A. 输血、扩容　　　　　　　　B. 急诊摘除阑尾
    C. 腹腔放置引流管引流脓液　　D. 清宫术
    E. 首先根据经验选择合用药，积极控制感染，视情况再依据细菌培养、药敏试验结果选择有效抗生素

61. 妇科检查发现会阴二度裂伤，伤口局部红肿，有脓性分泌物，会阴最佳护理方案是（　　）

A. 有清洁消毒的会阴垫　　　　B. 95%的酒精湿热敷
C. 拆除缝线　　　　　　　　　D. 50%硫酸镁湿热敷
E. 1∶5000 的高锰酸钾溶液坐浴,用红外线照射 2 次/天,每次 15min

62. 体查还发现右下肢水肿,皮肤较白,疼痛,活动受限,该产妇最有可能的诊断是(　　)
    A. 骨折　　　　　　B. 股白肿　　　　　　C. 风湿性关节炎
    D. 痛风　　　　　　E. 血吸虫病

63. 护理措施中正确的是(　　)
    A. 患肢抬高,局部热敷　　B. 患肢抬高,严禁按摩　　C. 患肢牵引
    D. 少食高嘌呤类食物　　　E. 口服抗风湿药物

(64～65 题共用题干)
　　某产妇,产后 10 天,无合并症。

64. 其子宫底的位置应在(　　)
    A. 脐上一横指　　　　B. 脐下一横指　　　　C. 脐耻连线中点
    D. 耻骨联合上一横指　E. 耻骨联合下

65. 该产妇的恶露颜色应该是(　　)
    A. 鲜红色　　　　　　B. 淡红色　　　　　　C. 白色
    D. 暗红色　　　　　　E. 黄绿色

三、B 型题(标准配伍题。提供若干道考题,每组考题共用在考题前列出的 A、B、C、D、E 五个备选答案,请从中选择一个与问题关系最密切的答案。某个备选答案可以被选择一次、多次或不被选择)

(66～72 题共用答案)
　　A. 产后 6h 内　B. 产后 1 天　C. 产后 2 天　D. 产后 7 天　E. 产后 10 天

66. 产后 E、P 恢复至孕前水平的时间是(　　)
67. 产后子宫缩小至约妊娠 12 周大小的时间是(　　)
68. 产后宫底高度平脐的时间是(　　)
69. 产后宫颈内口关闭的时间是(　　)
70. 子宫降至骨盆内的时间是(　　)
71. 胎盘生乳素在产后消失的时间(　　)
72. 褥汗持续时间是至(　　)

(73～80 题共用答案)
　　A. 产后 3～4 天　B. 产后 10 天　C. 产后 14 天　D. 产后 2～3 周　E. 产后 6 周

73. 产褥期一般规定的时间是(　　)

74. 产后,子宫降至真骨盆内所需的时间是(   )
75. 正常情况下,会阴切口拆线的时间是(   )
76. 分娩后产妇分泌成熟乳的时间是(   )
77. 产褥期血容量恢复未孕状态所需的时间是(   )
78. 子宫重量恢复至孕前的时间是(   )
79. 产后发生泌乳热的时间是(   )
80. 最早恢复排卵的时间是(   ),所以要落实避孕措施。

(81~87题共用答案)
    A. 产后2~3天   B. 产后7天   C. 产后2周   D. 产后6~8周   E. 产后6~10周
81. 产褥期妇女腹壁弹力纤维恢复的时间是(   )
82. 产后宫缩痛持续的时间为产后(   )
83. 产褥期褥汗的时间约至(   )
84. 未授乳产妇月经复潮的时间为(   )
85. 产褥期妇女的胃肠功能恢复至未孕状态所需时间是(   )
86. 产后宫颈内口闭合的时间是(   )
87. 产褥期会阴水肿持续时间是(   )

(88~92题共用答案)
A. 产后1~3天   B. 产后3~14天   C. 产后10天   D. 产后2周至1个月   E. 产后42天
88. 产后健康检查的时间应在产后(   )
89. 为预防或纠正子宫后倾,产妇开始做膝胸位的时间是(   )
90. 一般产妇可下床活动,逐步开始做产后健身操的时间是(   )
91. 顺产妇女,落实节育措施的时间是(   )
92. 产后子宫降至骨盆内的时间是(   )

第四章 产褥期护理

参考答案

1—5.BECDB	6—10.CDECB	11—15.DACBE	16—20.BBECB
21—25.BCDDA	26—30.DADAA	31—35.DABCB	36—40.DECEB
41—45.EDABA	46—50.EEBDE	51—55.EBEEE	56—60.DEBDE
61—65.EBBEB	66—70.DDBDE	71—75.ADEBA	76—80.CDEAE
81—85.DABEC	86—90.BAECA	91—92.EC	

答案解析

1. 坚持按需哺乳,早期做到按需哺乳有助于乳汁分泌,让婴儿吸吮到营养和免疫价值极高的初乳,以促进胎粪排泄。注意休息,母婴同室打乱了产妇以往的睡眠习惯,常感到疲劳,产妇应与婴儿同步休息,以保证充足的体力和精力。故选 B。

2. 妊娠期胃液中盐酸分泌量减少,产后需 1~2 周逐渐恢复。产后 1~2 天内产妇常感口渴,喜进汤食,但食欲欠佳,以后逐渐好转。胃肠肌张力蠕动减弱,约需 2 周恢复正常。产后因卧床时间长,缺乏运动,腹直肌及盆底肌肉松弛,加之肠蠕动减弱,易发生便秘。故选 E。

3. 产后随子宫蜕膜特别是胎盘附着处蜕膜的脱落,血液、坏死蜕膜等组织经阴道排出,称为恶露。血性恶露:色鲜红,含有大量血液,量多,有时有小血块。浆液恶露:色淡红,含多量浆液。白色恶露:黏稠,色泽较白。正常恶露有血腥味,但无臭味,持续 4~6 周,总量约 250~500mL,个体差异较大。故选 C。

4. 胎盘娩出后,子宫颈松软、壁薄皱起,子宫颈外口如袖口。产后 2~3 天,宫口仍能通过二指。产后 1 周,子宫颈外形及子宫颈内口完全恢复至非孕状态。产后 4 周时子宫颈完全恢复正常状态。故选 D。

5. 分娩后,雌激素和胎盘生乳素水平急剧下降,胎盘生乳素在 6h 内消失,孕激素在几日后下降,雌激素于产后 5~6 天下降到基线。雌激素有增加垂体催乳激素对乳腺的发育作用,但又有抑制乳汁分泌、对抗垂体催乳激素的作用,产后处于低雌激素、高泌乳激素水平,导致乳汁开始分泌。故选 B。

6. 护士应指导产妇进行自我会阴部护理,健侧卧位;冲洗外阴时,应观察伤口愈合情况,水肿严重者局部用 50%硫酸镁湿热敷,每日 2~3 次,每次 20min。产后 24h 后可用红外线照射外阴,能退肿消炎促进伤口愈合。伤口疼痛时可适当服止痛剂,若疼痛剧烈或有肛门坠胀感,应通知医生检查,以便发现外阴及阴道壁深部血肿并及时处理。故选 C。

7. 产妇在出院前一天,护士应认真评估其身体状况,以及她是否具备护理孩子的知识及技能,是否具备自我护理的能力,若有疑问应及时给予补课,必要时应与家属交流沟通,商讨解决问题的措施。告诉产妇随访的时间,确保母婴在产后 42 天到医院随访。故选 D。

8. 产后夫妇的性生活会因为产后生理、心理的变化和角色的改变而深受影响。一般产褥期期间恶露尚未干净时,不宜性生活,因为此时子宫创面未完全修复,以免引起感染。应在产后 6 周检查完毕,生殖器官已复原的情况下,恢复性生活。故选 E。

9. 母乳中含乳清蛋白较多,可在胃内形成较细小的凝块,容易消化。脂肪颗粒较小,易于消化、吸收。乳糖完全溶于乳汁中,乳糖分解产酸,母乳中大部分是乳清蛋白,此外母乳中含有乳铁蛋白,故母乳有较强抗感染作用。母乳喂养可增进母子感情,促进子宫收缩,预防产后出血。故选C。

10. 产后24h内,产妇的体温可略有升高,但不超过38℃。故选B。

11. 吸吮动作可反射性引起神经垂体释放催产素,即催产素反射。刺激乳腺肌细胞和乳腺管收缩而促使乳汁排出,催产素还可以使子宫收缩,预防产后出血。由此可见,婴儿频繁吸吮乳头是保持乳腺不断泌乳的关键,并且有利于生殖器官的恢复。故选D。

12. 本题解析同11题。故选A。

13. 坚持按需哺乳,早期做到按需哺乳有助于乳汁分泌,注意休息,产妇应与婴儿同步休息,以保证充足的体力和精力。发生皲裂后,若症状较轻,可先喂健侧乳房,再喂患侧。喂奶结束时,母亲用示指轻轻向下按压婴儿下颌,避免在口腔负压情况下拉出乳头而引起局部疼痛或皮肤损伤。故选C。

14. 会阴切口处疼痛剧烈或有肛门坠胀感,常有会阴部伤口血肿。故选B。

15. 产后尿潴留,应积极处理。如协助产妇坐起或下床小便、用温开水冲洗外阴或听流水声音诱导排尿反射,也可按摩膀胱或针刺三阴交、关元、气海等穴位,无效时,应导尿并留置导尿管,开放引流24~48h。故选E。

16. (2014年真题)产后为了预防产褥感染应注意卫生,加强营养,禁止盆浴及性生活。故选B。

17. (2015年真题)产妇顺产后需继续留在产房观察的时间为2h,目的在于观察阴道流血情况。故选B。

18. (2012年真题)产后3天,宫颈口尚未闭合,不宜进行高锰酸钾坐浴。但可用红外线照射,50%硫酸镁湿敷切口,每日冲洗外阴,取健侧卧位。故答案选E。

19. (2012年真题)乳汁排出不畅,可通过新生儿吸吮动作刺激泌乳。出现乳胀,可以在哺乳前湿热敷3~5min。而生麦芽煎服、芒硝外敷乳房、口服己烯雌酚均为退奶的方法。故答案选C。

20. 产褥期妇女心理调适过程中,易出现压抑情绪,通常发生在依赖—独立期,故应在这个时期注意产妇的心理变化,及时做出调整。故答案选B。

21. 对于产褥期护理,产后12h内以卧床休息为主,不宜取蹲位,以免增加盆底压力,影响产后盆底肌及其筋膜复旧,导致阴道前、后壁膨出,甚至子宫脱垂。故选B。

22. 未母乳喂养或未做到及时有效的母乳喂养的产妇,通常可于产后3~4天因乳房血管、淋巴管极度充盈可有发热,称为泌乳热,一般仅持续4~16h,体温即下降,不属病态,但需排除其他原因尤其是感染引起的发热。故选C。

23. 增大的膀胱容易影响产后子宫的收缩,引起子宫收缩乏力,导致产后出血。故产妇产后4~6h应排尿的原因是利于子宫收缩。故选D。

24. (2009年真题)正常产褥期是指从胎盘娩出至产妇全身各器官(除乳腺外),恢复至接近正常未孕状态的一段时期,通常规定为6周。故选D。

25. 产妇产后卧床时间长,加之进食少,肠蠕动有所减弱,容易引起便秘,故选A。

26. 经阴顺产分娩,要求产妇半小时内开始母乳喂养,母婴同室,并鼓励按需哺乳。故选D。

27. 关于子宫复旧:产后第1天,宫底平脐,以后每天下降1~2cm;产后1周,在耻骨联合

第四章 产褥期护理

上可触及。于产后 10 天,子宫降至骨盆腔内,腹部检查触不到宫底。胎盘娩出后,宫颈外口呈环状如袖口皱缩,产后 2~3 天,宫口仍可容纳 2 横指。产后 1 周宫颈内口关闭,产后 4 周宫颈恢复至非孕形态,但宫颈两侧 3 点及 9 点处轻度裂伤,使初产妇宫颈外口由产前圆形(未产型),变为产后"一"字形横裂(已产型),宫颈呈唇形。故答案选 A。

28. 产后 6h 的产妇出现以下情况,望诊:下腹膀胱区饱满;叩诊:耻骨联合上浊音,患者存在的健康问题一般是尿潴留,应鼓励和诱导产妇排尿。故答案选 D。

29. 恶露的表现:血性恶露,持续 3~4 天;浆液性恶露,持续 10 日左右;白色恶露,约持续 3 周干净。正常恶露有血腥味,无臭味,持续 4~6 周,总量为 250~500mL。故答案选 A。

30. 促进鼓励母乳喂养应做到母婴同室;多进营养丰富的汤汁饮食;两次哺乳间不给婴儿加少量糖水;予新生儿多吸吮刺激泌乳;精神愉快,睡眠充足。故选 A。

31. 产褥期卧室应保暖、防感冒,定期开窗通风,而不是禁止开窗通风。故选 D。

32. 胎盘娩出后子宫底每天下降 1~2cm,应该识记。故选 A。

33. 产后体温一般正常,有些产妇产后 24h 内体温略有升高,但一般不超过 38℃,可能与产程延长致过度疲劳有关。故选 B。

34. 膀胱与子宫相邻,故极度膨隆的膀胱会影响子宫的正常收缩,致产后大出血。所以,要求产妇在产后 4~6h 应该自行排尿。如果产后 6~8h 仍不能自主排尿,应处理。故选 C。

35. 产后 7 日内分泌的乳为初乳,因含 β-胡萝卜素呈偏黄色,含较多有形物质,量少,质较稠,含大量的蛋白质和矿物质。分泌型 IgA 抗体,脂肪和乳糖含量较少,易于消化,是新生儿最理想的天然食品,不应弃之。故选 B。

36. 母乳是婴儿最理想的天然食品,含有丰富抗体,用母乳哺育婴儿省时、省力、经济、方便,温度适宜。而且在哺乳同时,通过母婴皮肤接触,以及对视觉、听觉、触觉、味觉、嗅觉等的感知,有利于培养母子感情,也可以促进婴幼儿心理和社会适应性的发展。故选 D。

37. 产褥期指的是从胎盘娩出至产妇全身各器官(除乳腺外)恢复或接近正常未孕状态所需的时间。这是产褥期定义,应该识记。故选 E。

38. 随着子宫肌肉的恢复,子宫体积缩小,产后第一天宫底高度应平脐,以后每天下降 1~2cm。故选 C。

39. 正常产后,整个子宫内膜基底层再生新的功能层所需的时间约为 6 周,包括胎盘附着处的内膜。故选 E。

40. 红色恶露,内含大量血液,颜色鲜艳,量多,有小血块及少量胎膜、坏死的蜕膜组织,约持续 3~4 天,阴道流血量逐渐变小,而浆液增多,转变浆液恶露;浆液性恶露,内含坏死脱落的蜕膜组织、宫颈黏液、宫腔渗出液、少量红细胞、白细胞和细菌,呈浆液状,色转为淡红色,约持续 10 天,逐渐变小,白细胞增多,转变白色恶露;白色恶露内含大量白细胞、坏死蜕膜组织、表皮细胞及细菌等,黏稠,色较白,持续约 3 周左右干净。故答案选 B。

41. 产后 2h 的处理,应注意子宫复旧情况;定时观察阴道流血量;协助产妇及早开奶;严密监测血压、脉搏。故选 E。

42. 产褥期子宫的变化:于产后 3 周,除胎盘附着处外,子宫腔表面均有新生的子宫内膜修复,胎盘附着部位全部修复需至产后 6 周。产后 1 周后宫颈内口关闭,宫颈管复原。产后 4 周宫颈恢复至非孕时形态。宫颈外口由已婚未产型圆形变为已婚已产型"一"字形。胎盘娩出后,宫体逐渐缩小,于产后 1 周子宫缩小至约妊娠 12 周大小,在耻骨联合上方可触及。于产后

10日,子宫降至骨盆腔内,腹部检查触不到宫底。故选D。

43. 产褥期乳汁淤积,不宜首先做乳腺切开引流,应乳腺热敷、负压吸乳器吸乳、乳房按摩、牵拉乳头。故选A。

44. 产褥期妇女生理变化最显著的是生殖系统,最为明显的是子宫和乳房。故选B。

45. 产褥期生殖系统变化最大的器官当属子宫,其次为乳房。故选A。

46. 子宫复旧是肌细胞浆中的蛋白质变性自溶,被分解转化成氨基酸,经肾排出,肌细胞体积和长度缩小,而非数目减少。答案选E。

47. 正常产褥期产后2～3天为血性恶露,之后则为浆液性恶露,一般维持10～14天。故选E。

48. 产褥期血液系统的变化:产褥早期血液仍处于高凝状态,有利于胎盘剥离创面形成血栓,减少产后出血量。血纤维蛋白原、凝血酶、凝血酶原于产后2～4周内降至正常。血红蛋白水平于产后1周左右回升。白细胞总数于产褥早期仍较高,可达$(15～30)×10^9/L$,一般1～2周恢复正常。淋巴细胞稍减少,中性粒细胞增多,血小板数增多,红细胞沉降率于产后3～4周降至正常。故答案选B。

49. 参与促进乳腺发育及泌乳功能的激素有孕激素、催产素、垂体催乳素及胎盘生乳素,没有雄激素。故选D。

50. 产后如果有子宫内膜炎及子宫肌炎则会影响子宫收缩,进而造成子宫复旧不良。故选E。

51. 肝炎患者未哺乳不会影响子宫复旧不良。故选E。

52. 母乳喂养能促进子宫复旧,延迟卵巢恢复排卵时间。故选B。

53. 经阴道分娩后2h被送返病房,为防止产后大出血护士应观察子宫收缩情况;观察阴道流血情况;询问产妇主诉;注意产妇生命体征。而不是嘱产妇多喝水,产后尽早排尿。故选E。

54. 产后尽早适当活动,经阴道自然分娩的产妇,产后6～12h内即可起床轻微活动,于产后第2日可在室内随意走动,按时做产后健身操。行会阴侧切或行剖宫产的产妇,可适当推迟活动时间,待拆线后伤口不感疼痛时,也应做产后健身操。故答案选E。

55. 产妇产后出现尿潴留,首先应鼓励和诱导产妇排尿,所想办法无济于事后,才采取导尿措施。故选E。

56. 乳房出现胀痛、低热,应热敷患侧乳房。故选D。

57. 产后58h为产后第三天,下腹部阵发性疼痛而无其他不适为产后"子宫收缩痛"。故选E。

58. 该产妇为正常情况,无须手术。故选B。

59. 在分娩时有滞产、胎盘残留史,曾行清宫术,产后15天体温增高。入院查体:体温升高,脉搏加快,产后15天宫高耻骨联合上5cm可扪及,轻压痛,腹壁较软,双下腹深压痛,红色恶露,量较多,闻之有臭味。以上症状均提示产褥感染,子宫复旧不良,子宫内膜炎。故选D。

60. 该产妇首选的处理措施应是根据经验选择合用药,积极控制感染,视情况再依据细菌培养、药敏试验结果选择有效抗生素。故选E。

61. 会阴二度裂伤,伤口局部红肿,有脓性分泌物,会阴最佳护理方案:1:5000的高锰酸钾溶液坐浴,用红外线照射2次/天,每次15min。故选E。

第四章 产褥期护理

62. 右下肢水肿,皮肤较白,疼痛,活动受限为产褥期感染的"股白肿"。故选 B。

63. 出现"股白肿"后,应患肢抬高,保持高于心脏平面 20~30cm。下肢血栓性静脉炎早期局部严禁按摩、挤压或热敷患肢,保持大便通畅,避免屏气用力的动作,防止血栓脱落。故选 B。

64. 考察产后子宫体的变化。产后 10 天,子宫降至骨盆腔内,腹部检查测不到子宫底。故选 E。

65. 考察产后恶露的特征。产后第 10 天应为浆液恶露,颜色应为淡红色。故选 B。

66. 雌激素(E)和孕激素(P)在产后急剧下降,至产后 1 周降至未孕水平。应识记。故选 D。

67. 产后子宫缩小至约妊娠 12 周大小的时间是产后 1 周。应识记。故选 D。

68. 产后宫底高度平脐的时间是产后 1 天。应识记。故选 B。

69. 产后宫颈内口关闭的时间是产后 1 周。应识记。故选 D。

70. 子宫降至骨盆内的时间是产后 10 天。应识记。故选 E。

71. 胎盘生乳素于产后 6h 已不能测出。应识记。故选 A。

72. 褥汗持续时间是产后 1 周内。应识记。故选 D。

73. 产褥期一般规定的时间是产后 6 周。故选 E。

74. 产后,子宫降至真骨盆内所需的时间是产后 10 天。故选 B。

75. 正常情况下,会阴切口拆线的时间是产后 3~5 天。故选 A。

76. 分娩后产妇开始分泌成熟乳的时间是产后 14 天。故选 C。

77. 产褥期血容量恢复未孕状态所需的时间是产后 2~3 周。故选 D。

78. 子宫重量恢复至孕前的时间是产后 6 周。故选 E。

79. 产后发生泌乳热的时间是产后 3~4 天。故选 A。

80. 最早恢复排卵的时间是产后 6 周,所以要落实避孕措施。故选 E。

81. 产褥期妇女腹壁弹力纤维恢复的时间是产后 6~8 周。故选 D。

82. 产后宫缩痛持续的时间为产后 2~3 天。故选 A。

83. 产褥期褥汗的时间约至产后 7 天。故选 B。

84. 未授乳产妇月经复潮的时间为产后 6~10 周。故选 E。

85. 妊娠期胃肠肌张力及蠕动力均减弱,胃液中盐酸分泌量减少,产后需 1~2 周逐渐恢复。故选 C。

86. 产后宫颈内口闭合的时间是产后 7 天。故选 B。

87. 分娩后外阴轻度水肿,于产后 2~3 日内逐渐消退。故选 A。

88. 产后健康检查的时间应在产后 42 天。故选 E。

89. 为预防或纠正子宫后倾,产妇开始做膝胸位的时间是产后 10 天。故选 C。

90. 一般产妇可下床活动,逐步开始做产后健身操的时间是产后 1~3 天,运动量应根据产妇的情况,由弱到强循序渐进地进行。故选 A。

91. 顺产妇女,落实节育措施的时间是产后 42 天。故选 E。

92. 产后子宫降至骨盆内的时间是产后 10 天。故选 C。

第五章 胎儿窘迫及新生儿窒息的护理

一、A_1/A_2 型题(每一道题下面有 A、B、C、D、E 五个备选答案。请从中选择一个最佳答案)

1. 胎儿宫内窘迫的病因不包括(　　)
   A. 产程延长　　　　B. 妊娠高血压疾病　　　　C. 母亲轻度贫血
   D. 胎膜早破　　　　E. 脐带打结

2. 胎儿宫内窘迫的基本病理生理变化是(　　)
   A. 羊水污染　　　　B. 代谢性酸中毒　　　　C. 缺血缺氧
   D. 循环障碍　　　　E. 呼吸障碍

3. 胎儿宫内窘迫的主要表现不包括(　　)
   A. 胎心音改变　　　B. 胎动异常　　　　　　C. 羊水污染
   D. 羊水减少　　　　E. 代谢性碱中毒

4. 急性胎儿窘迫早期胎心音的变化是(　　)
   A. 加快　　　　　　B. 减弱　　　　　　　　C. 消失
   D. 不变　　　　　　E. 减慢

5. Ⅰ度羊水胎粪污染的颜色为(　　)
   A. 浅绿色　　　　　B. 深绿色　　　　　　　C. 黄绿色
   D. 棕黄色　　　　　E. 淡黄色

6. 慢性胎儿窘迫时,孕妇应取(　　)
   A. 平卧位　　　　　B. 左侧卧位　　　　　　C. 右侧卧位
   D. 头高脚低位　　　E. 去枕平卧位

7. 一男性新生儿,出生后心率 105 次/min,呼吸规律,皮肤青紫,四肢稍屈,喉反射减弱。Apgar评分为(　　)
   A. 4 分　　　　　　B. 5 分　　　　　　　　C. 6 分
   D. 7 分　　　　　　E. 8 分

8. 下列关于急性胎儿窘迫的护理措施,错误的是(　　)
   A. 做好新生儿抢救和复苏的准备　　　　　　B. 产妇取平卧位

C. 间断吸氧
E. 尽快终止妊娠
D. 严密监测胎心变化

9. 患者女性,宫内妊娠 41 周,主诉胎动减少 2 天入院,检查宫底于剑突下 2 指,LOA,头先露,胎心 148 次/min,尚规则,无宫缩,以下首先应采取的护理措施是( )
   A. B 超 B. 破膜引产 C. 急诊剖宫产
   D. 缩宫素点滴引产 E. 胎心监护(NST)

10. 患者,女性,26 岁。G1P0,孕 40 周,因胎动减少入院,查宫高 35cm,LOA,先露头,胎心 132 次/min,无宫缩,入院后测 24h 尿 E3 为 7mg,应考虑为( )
    A. 脐带受压 B. 胎头受压 C. 过期妊娠
    D. 胎儿入盆 E. 胎盘功能不全

11. 患者女性,宫内妊娠 41 周,胎动减少 3 天。查体:头位,先露固定,胎心 140 次/min,无宫缩。B 超提示双顶径 9.4cm,胎盘Ⅲ级,有钙化点。入院后测 24h 尿雌三醇为 8mg,应诊断为( )
    A. 脐带受压 B. 胎头受压 C. 过期妊娠
    D. 胎盘功能不全 E. 胎儿先天畸形

12. 护士为某孕妇进行电子胎心监护观察过程中,出现提示胎儿宫内缺氧的指标是( )
    A. 胎心率的波动范围在 10~25 次/min B. 变异的频率≥6 次/min
    C. 早期减速 D. 变异减速
    E. 晚期减速

13. 孕妇自觉胎动异常,B 超显示胎儿脐带受压,胎儿缺氧的早期表现为( )
    A. 胎心率≥200 次/min,胎动增加 B. 胎心率≥180 次/min,胎动增加
    C. 胎心率≥160 次/min,胎动增加 D. 胎心率≤120 次/min,胎动减少
    E. 胎心率≤100 次/min,胎动减少

14. 胎儿电子监护,提示缺氧的是( )
    A. 早期减速 B. 变异减速 C. 加速
    D. 晚期减速 E. 以上都不对

15. 关于羊水污染,下列描述哪项是错误的( )
    A. 是胎儿缺氧、肠蠕动增加而导致的 B. 临床上可以分为三度
    C. Ⅰ度污染羊水呈无色澄清液 D. Ⅱ度污染羊水呈黄绿色
    E. Ⅲ度污染羊水呈混浊的棕黄色

16. 关于胎儿窘迫的临床表现,下列描述哪项是错误的( )

A. 孕妇自觉胎动增加或减少
B. 早期胎动往往频率减慢
C. 胎儿缺氧轻微,可出现胎心率加快>160 次/min
D. 胎儿缺氧严重,可出现胎心率减慢<120 次/min
E. 羊水往往有胎粪污

17. 胎儿缺氧早期的胎动特点是( )
    A. 胎动频繁   B. 胎动减少   C. 胎动不变
    D. 胎动消失   E. 胎动微弱

18. 关于急性胎儿窘迫的处理,下列描述哪项是错误的( )
    A. 嘱孕产妇取左侧卧位   B. 给予孕产妇氧气吸入
    C. 静脉滴注葡萄糖、维生素 C   D. 静脉滴注缩宫素
    E. 给予碳酸氢钠纠正酸中毒

19. 某女士,26 岁,初产妇,妊娠 40 周,于今日 7 点产钳助娩一女婴,体重 3200g,出生后 Apgar 评分 7 分,该新生儿护理措施中不妥的是( )
    A. 密切关注面色、哭声及呼吸   B. 给予每天沐浴,保持干净
    C. 给予保暖   D. 常规使用维生素 K 肌注
    E. 给予补充营养

20. 初产妇,35 岁。孕足月,产钳助娩一男婴,体重 3.7kg。出生后 Apgar 评分 3 分,该新生儿的抢救首先应该是( )
    A. 清理呼吸道   B. 人工呼吸   C. 使用呼吸兴奋剂
    D. 胸外心脏按压   E. 使用肾上腺素

21. 孕妇,26 岁。孕 39 周,上午家务劳动时突感胎动较频,至傍晚胎动率减弱、消失,急诊入院,听诊胎心音 90 次/min,下列护理措施不妥的是( )
    A. 左侧卧位,间断吸氧   B. 行胎心监护
    C. 嘱孕妇增加营养和休息即可,继续观察病情
    D. 协助做好手术产的准备   E. 做好新生儿的抢救和复苏准备

22. 关于胎儿头皮血血气分析,下列描述哪项是正确的( )
    A. 正常胎儿头皮血 pH 值是在 7.0~7.25 之间
    B. 正常胎儿头皮血 pH 值是在 7.25~7.35 之间
    C. 正常胎儿头皮血 pH 值是在 7.25~7.45 之间
    D. 正常胎儿头皮血 pH 值是在 7.35~7.45 之间
    E. 正常胎儿头皮血 pH 值是在 7.45~7.55 之间

第五章 胎儿窘迫及新生儿窒息的护理

23. 妊娠合并心脏病孕妇发生胎儿窘迫的原因是（   ）
    A. 缺氧 B. 胎儿患有先天性心脏病 C. 心脏负荷重
    D. 胎盘功能低下 E. 脐带功能障碍

24. 阴道检查后听诊胎心 164 次/min，应立即（   ）
    A. 准备钳产手术 B. 吸氧 C. 剖宫产术前准备
    D. 输液补充营养、体力 E. 滴注缩宫素加强宫缩

25. 28 岁，初产妇，孕 37^{+2} 周，患有妊娠高血压综合征，临产 3h，出现胎儿窘迫，其原因（   ）
    A. 脐带血运受阻 B. 胎盘老化 C. 母体血氧含量不足
    D. 胎儿先天性心脏病 E. 羊水栓塞

26. 下列哪项因素不是引起胎儿窘迫的诱发原因（   ）
    A. 母亲患有高血压 B. 母亲患有轻度贫血 C. 胎儿宫内感染
    D. 胎盘功能低下 E. 母亲血容量不足

27. 出现胎儿窘迫的孕妇一般 24h 尿 E3 值急骤减少（   ）
    A. 10%～20% B. 20%～30% C. 30%～40%
    D. 40%～50% E. >50%

28. 下列哪项可确诊为胎儿窘迫（   ）
    A. 臀先露羊水中含有胎粪 B. 头先露胎儿娩出时臀部有胎粪
    C. 胎心率 120 次/min D. 胎动 8 次/12h
    E. 胎心率 150 次/min

29. 关于胎儿窘迫的处理，下列哪项是错误的（   ）
    A. 立即吸氧 B. 纠正酸中毒 C. 滴注 50% 葡萄糖＋维生素 C
    D. 人工破膜 E. 取左侧卧位

30. 引起宫内窘迫常见的原因是（   ）
    A. 脐带先露 B. 妊娠高血压疾病 C. 羊水过少
    D. 羊水过多 E. 胎盘功能不良

二、A_3/A_4 型题（提供一个案例，下设若干道考题。在每道考题下面的 A、B、C、D、E 五个备选答案中选择一个最佳答案）

（31～33 题共用题干）

某足月新生儿，出生后 1min 进行 Apgar 评分，心率 80 次/min，呼吸浅慢而不规则，四肢肌张力稍屈曲，刺激喉反射无反应，全身皮肤苍白。

31. 该新生儿 Apgar 评分应为(　　)
    A. 1 分　　　　　　　B. 2 分　　　　　　　C. 3 分
    D. 4 分　　　　　　　E. 5 分

32. 该新生儿处于(　　)
    A. 正常新生儿　　　　B. 轻度窒息　　　　　C. 重度窒息
    D. 苍白窒息　　　　　E. 生命体征良好

33. 对于此新生儿,首先要进行的紧急处理是(　　)
    A. 胸外心脏按压　　　B. 沐浴　　　　　　　C. 给氧
    D. 保暖　　　　　　　E. 清理呼吸道

参考答案

1—5.CCEAA   6—10.BDBEE   11—15.DECDC   16—20.BADBA
21—25.CBACC   26—30.BCDDE   31—33.CCE

答案解析

1. 孕妇发生严重贫血时会引起胎盘供氧不足,导致胎儿宫内窘迫。故本题答案选 C。

2. 胎儿宫内窘迫是指胎儿在宫内出现了急性或慢性缺氧危及胎儿的健康或生命。故本题答案选 C。

3. 胎儿宫内窘迫临床表现:胎心率异常、羊水胎粪污染、胎动异常、代谢性酸中毒。故本题答案选 E。

4. 胎心率的改变是急性胎儿窘迫最明显的临床征象,缺氧早期,胎心率加快,大于 160 次/min。故本题答案选 A。

5. Ⅰ度羊水污染羊水呈浅绿色,Ⅱ度呈黄绿色,Ⅲ度呈棕黄色。故本题答案选 A。

6. 当胎儿宫内窘迫时,为改善胎盘部位血液供应,应嘱孕妇取左侧卧位。故本题答案选 B。

7. 该新生儿得分是:出生后心率 2 分,呼吸 2 分,皮肤颜色 1 分,肌张力 1 分,喉反射 1 分,共 7 分。故本题答案选 D。

8. 当胎儿宫内窘迫时,为改善胎盘部位血液供应,应嘱孕妇取左侧卧位。故本题答案选 B。

9. 为了解胎儿宫内状况,首先应行胎心监护。故本题答案选 E。

10. 24h 尿 E_3>15mg 提示胎盘功能正常,10~15mg 为警戒值,<10mg 为危险值。故本题答案选 E。

11. 24h 尿 E_3>15mg 提示胎盘功能正常,10~15mg 为警戒值,<10mg 为危险值。故本题答案选 D。

12. 胎心监护出现晚期减速,提示胎儿宫内缺氧。故本题答案选 E。

13. 缺氧早期,胎动加快,胎心率加快,大于 160 次/min。故本题答案选 C。

14. 胎心监护出现晚期减速,提示胎儿宫内缺氧。故本题答案选 D。

15. Ⅰ度羊水污染羊水呈浅绿色,Ⅱ度呈黄绿色,Ⅲ度呈棕黄色。故本题答案选 C。

16. 缺氧早期,胎动加快,胎心率加快,大于 160 次/min。故本题答案选 B。

17. 缺氧早期,胎动加快,胎心率加快,大于 160 次/min。故本题答案选 A。

18. 当胎儿出现急性宫内窘迫时,应采取果断措施,迅速改善缺氧,停止使用缩宫素。故本题答案选 D。

19. 新生儿出生后,首先清理呼吸道,保持呼吸道通畅,密切观察新生儿面色、呼吸、心率、体温;应注意保暖,立即擦干全身羊水,减少散热;使用维生素 K_1 预防颅内出血,延迟哺乳以防吸入性肺炎,给予静脉补充营养。故本题答案选 B。

20. (2011 年真题)新生儿出生后,首先清理呼吸道,保持呼吸道通畅。故本题答案选 A。

21. (2012 年真题)胎心音 90 次/min,提示胎儿宫内缺氧严重,应给予处理,必要时剖宫产终止妊娠。故本题答案选 C。

22. 正常胎儿头皮血 pH 值是在 7.25～7.35 之间。故本题答案选 B。

23. 心脏病患者心输出量减少,血液中氧含量不足,故妊娠合并心脏病患者若心功能低下,可引起胎儿宫内窘迫。故本题答案选 A。

24. 胎心率>160 次/min,提示胎儿宫内窘迫,应立即终止妊娠。故本题答案选 C。

25. 妊娠高血压疾病最基本的病理变化是全身小血管痉挛,引起血液中氧含量不足,导致胎儿宫内窘迫。故本题答案选 C。

26. 母亲轻度贫血不会导致胎儿宫内窘迫。故本题答案选 B。

27. 24h 尿 E_3 值若突然下降 30%～40%,或于妊娠末期多次测定在 10mg/24h 以下,或随意尿液尿 E/C<10,提示胎盘功能不良。故本题答案选 C。

28. 正常胎动频率>30 次/12h,<10 次/12h 为异常。故本题答案选 D。

29. 胎儿宫内窘迫处理措施:给予孕妇吸氧,嘱左侧卧位,滴注葡萄糖+维生素 C,纠正酸中毒。故本题答案选 D。

30. 胎盘功能不良是导致胎儿宫内窘迫常见的原因。故本题答案选 E。

31. 该新生儿 Apgar 评分得分是:心率 1 分,呼吸 1 分,肌张力 1 分,喉反射 0 分,皮肤颜色 0 分,共 3 分。故本题答案选 C。

32. 新生儿 Apgar 评分 4～7 分轻度窒息,0～3 分重度窒息。故本题答案选 C。

33. 新生儿出生后,首先清理呼吸道,保持呼吸道通畅。故本题答案选 E。

第六章　妊娠并发症妇女的护理

一、A_1/A_2型题(每一道题下面有 A、B、C、D、E 五个备选答案。请从中选择一个最佳答案)

1. 妊娠期高血压疾病高危因素者,补充(　　)元素可预防此病发生、加重。
   A. 锌　　　　　　　　B. 铁　　　　　　　　C. 钾
   D. 氯　　　　　　　　E. 钙

2. 异位妊娠最常发生的部位是(　　)
   A. 卵巢　　　　　　　B. 输卵管间质部　　　C. 输卵管峡部
   D. 输卵管壶腹部　　　E. 输卵管伞部

3. 妊娠足月时羊水量低于多少为羊水过少(　　)
   A. 300mL　　　　　　B. 400mL　　　　　　C. 500mL
   D. 200mL　　　　　　E. 600mL

4. 前置胎盘患者进行产科检查,错误的是(　　)
   A. 胎方位清楚　　　　　　　　　　　　　　B. 胎心多数正常
   C. 先露高浮　　　　　　　　　　　　　　　D. 子宫大小与停经月份不相符
   E. 耻骨联合上闻及胎盘杂音

5. 前置胎盘的主要临床症状是(　　)
   A. 妊娠期腹痛、阴道流血
   B. 妊娠晚期或临产时,发生无诱因、无痛性反复阴道流血
   C. 妊娠期无诱因、无痛性反复阴道流血
   D. 妊娠晚期或临产时,发生无诱因、反复阴道流血,伴腹痛
   E. 妊娠晚期或临产时阴道流血

6. 下列关于子痫患者的护理措施不正确的是(　　)
   A. 减少刺激　　　　　B. 严密监护　　　　　C. 病室明亮
   D. 专人护理,防止受伤　E. 协助医生控制抽搐

7. 引起输卵管妊娠的最常见原因是(　　)
   A. 输卵管发育不良　　B. 输卵管功能异常　　C. 宫内节育器
   D. 受精卵游走　　　　E. 慢性输卵管炎症

8. 妊娠期高血压疾病的基本病理变化是(　　)
   A. 脑血管痉挛　　　　B. 血管痉挛　　　　C. 肾小血管痉挛
   D. 冠状动脉痉挛　　　E. 全身小血管痉挛

9. 羊水过多是指妊娠期羊水量超过(　　)
   A. 800mL　　　　　　B. 1000mL　　　　　C. 1500mL
   D. 2000mL　　　　　 E. 2500mL

10. 下列不属于高危妊娠范畴的是(　　)
    A. 年龄30岁以上　　　B. 妊娠期高血压疾病患者　　C. 肩右前位
    D. 身高140cm　　　　E. 多次人流史

11. 过期妊娠是指孕妇妊娠达到或超过(　　)
    A. 40周　　　　　　　B. 41周　　　　　　C. 42周
    D. 43周　　　　　　　E. 44周

12. 子痫前期患者,为预防子痫发作,错误的护理措施是(　　)
    A. 嘱患者绝对卧床休息　　B. 置于暗室　　　　C. 记录出入水量
    D. 各项治疗操作专人集中进行　　　　E. 测生命体征及神志变化,越勤越好

13. 下列不属于早产临产诊断的依据是(　　)
    A. 阴道分泌物增多
    B. 妊娠晚期者子宫规律收缩(20min≥4次,或60min≥8次)
    C. 宫颈管消退≥80%
    D. 进行性宫口扩张1cm以上
    E. 妊娠满28周至不满37足周

14. 羊水过多的孕妇,容易并发(　　)
    A. 贫血　　　　　　　B. 妊娠期高血压疾病　　C. 心脏病
    D. 糖尿病　　　　　　E. 病毒性肝炎

15. 妊娠满28周不满37周终止者,称为(　　)
    A. 流产　　　　　　　B. 早产　　　　　　C. 足月产
    D. 过期产　　　　　　E. 难产

16. 硫酸镁药物最先出现的毒性反应是(　　)
    A. 尿量减少　　　　　B. 呼吸减慢　　　　C. 膝反射减弱或消失
    D. 心脏骤停,心率减慢　　E. 头晕、血压过低

17. 自然流产最常见的病因是( )
    A. 遗传基因缺陷　　B. 母体孕激素不足　　C. 免疫因素
    D. 胎盘因素　　　　E. 放射线

18. 孕8周以前的胚胎死亡之后,容易发生( )
    A. 不全流产　　　　B. 完全流产　　　　　C. 稽留流产
    D. 习惯性流产　　　E. 流产感染

19. 复发性流产,指同一性伴侣自然流产连发,发生≥( )次以上者。
    A. 1　　　　　　　 B. 2　　　　　　　　 C. 3
    D. 4　　　　　　　 E. 5

20. ( )以保胎治疗为主,保胎成功可继续妊娠。
    A. 完全流产　　　　B. 不完全流产　　　　C. 先兆流产
    D. 难免流产　　　　E. 稽留流产

21. 稽留流产因死胎稽留时间过长,可能发生( ),应查血常规。
    A. 腹膜炎　　　　　B. 凝血功能障碍　　　C. 阴道炎
    D. 外阴炎　　　　　E. 输卵管炎

22. 不全流产患者急诊的主要原因为( )
    A. 子宫小于孕周　　B. 有组织物从阴道排出　　C. HCG转阴
    D. 阴道大量出血　　E. 腹痛

23. 宫颈内口松弛者为防止晚孕流产,可在孕( )进行宫颈内口环扎术。
    A. 10～14周　　　　B. 14～18周　　　　　C. 18～22周
    D. 22～26周　　　　E. 26～30周

24. 流产或清宫术后禁止性交及盆浴( ),防止逆行感染。
    A. 1周　　　　　　 B. 2周　　　　　　　 C. 1月
    D. 1.5月　　　　　 E. 2月

25. 难免流产及不全流产,小于12周者一经确诊,应尽早行( )
    A. 绝对卧床　　　　B. 肌注黄体酮　　　　C. 肌注HCG
    D. 吸宫或钳刮术　　E. 肌注地西泮

26. 完全流产,处理措施( )
    A. 绝对卧床　　　　B. 一般不需特殊处理　　C. 输抗生素预防感染
    D. 吸宫术　　　　　E. 输血

27. 流产合并感染,处理原则,应以迅速(　　),再行钳夹术。
    A. 输血　　　　　　　　B. 一般不做特殊处理　　C. 输抗生素控制感染
    D. 彻底刮宫　　　　　　E. 输缩宫素止血

28. 确诊前置胎盘,下列哪项最佳(　　)
    A. 阴道检查　　　　　　B. B超　　　　　　　　C. 临床表现
    D. 肛门检查　　　　　　E. 产后检查胎膜破口距离胎盘边缘7cm以内

29. 前置胎盘与胎盘早剥的主要区别在于(　　)
    A. 妊娠晚期阴道出血　　B. 产后易出血　　　　　C. 常伴有胎方位异常
    D. 反复的无诱因、无痛性阴道出血　　　　　　　E. 贫血程度与阴道出血量成比例

30. 流产患者有感染的危险时,下列哪项护理措施应除外(　　)
    A. 取半卧位　　　　　　B. 严格无菌操作　　　　C. 禁止性生活1月
    D. 注意阴道流血,有无异味　　E. 1∶5000高锰酸钾溶液坐浴

31. 先兆流产最先出现的症状是(　　)
    A. 早孕反应　　　　　　B. 子宫停止增大　　　　C. 腹痛
    D. 少量阴道流血　　　　E. 妊娠试验转阴

32. 输卵管妊娠的临床表现应除外(　　)
    A. 停经史　　　　　　　B. 腹痛　　　　　　　　C. 贫血程度与阴道流血不成正比
    D. 晕厥与休克　　　　　E. 弛张热

33. 前置胎盘的正确处理是(　　)
    A. 有阴道流血即胎盘植入　　　　B. 凡怀疑前置胎盘,肛门检查要轻柔
    C. 凡胎儿死亡即从阴道分娩　　　D. 大出血时,不需阴道检查,急诊行剖宫产
    E. 以上均正确

34. 妊娠晚期阴道出血,伴有妊娠期高血压疾病,应首先考虑(　　)
    A. 前置胎盘　　　　　　B. 先兆子宫破裂　　　　C. 胎盘早剥
    D. 羊水过少　　　　　　E. 羊水过多

35. 下列哪项不属于前置胎盘的并发症(　　)
    A. 产后出血　　　　　　B. 产褥感染　　　　　　C. 围生儿死亡率高
    D. 植入胎盘　　　　　　E. 胎儿畸形

36. 胎盘早期剥离的主要病理变化是(　　)
    A. 包蜕膜出血　　　　　B. 胎盘血管痉挛　　　　C. 壁蜕膜出血

D. 底蜕膜出血并形成血肿,使胎盘从附着处分离　　E. 以上均正确

37. 子痫的药物治疗不包括(　　)
   A. 镇静及冬眠合剂　　B. 纠正缺氧及酸中毒　　C. 血管收缩剂
   D. 降压药物　　E. 硫酸镁静滴

38. 妊娠期高血压疾病患者发现硫酸镁中毒时,继续用药的条件正确的是(　　)
   A. 膝反射存在,呼吸少于10次/min,尿量小于20mL/h
   B. 膝反射存在,呼吸不少于16次/min,尿量不小于17mL/h
   C. 每24h尿量＞200mL
   D. 呼吸存在,膝反射尚存
   E. 血压升高,脉搏加快

39. 患者,女,28岁。停经40天,下腹隐痛2天,加重1天入院。查体:面色苍白,四肢湿冷,体温不升,脉搏126次/min,血压70/40mmHg,此时最适宜的体位是(　　)
   A. 侧卧位　　B. 俯卧位　　C. 中凹卧位
   D. 半坐卧位　　E. 去枕平卧位

40. 重度子痫前期治疗原则不应该(　　)
   A. 扩容的基础上利尿　　B. 解痉的基础上扩容　　C. 解痉、镇静
   D. 首先应常规使用降压药,降低血压至正常值范围
   E. 加强胎儿监护,适时终止妊娠,防止子痫发生

41. 妊娠52天时出现阵发性下腹部痛及少量阴道流血伴有小块组织物排出,阴道出血增加并导致失血性休克,应首先考虑(　　)
   A. 先兆流产　　B. 难免流产　　C. 不全流产
   D. 完全流产　　E. 稽留流产

42. 输卵管妊娠患者前来就诊时,最常见的主诉是(　　)
   A. 腹痛　　B. 胸痛　　C. 咳嗽
   D. 咯血　　E. 呼吸急促

43. 孕38周孕妇,因子痫前期入院。目前患者轻微头痛,血压为140/90mmHg,尿蛋白(＋＋),呼吸、脉搏正常。在应用硫酸镁治疗过程中,护士应报告医师停药的情况是(　　)
   A. 呼吸18次/min　　B. 膝反射消失　　C. 头痛缓解
   D. 血压130/90mmHg　　E. 尿量800mL/24h

44. 腹围简单估计胎儿体重的方法是(　　)
   A. 宫底高度(cm)×腹围(cm)＋100　　B. 宫底高度(cm)×腹围(cm)＋200

C. 宫底高度(cm)×腹围(cm)－100　　　D. 宫底高度(cm)×腹围(cm)－200
E. 宫底高度(cm)×腹围(cm)＋300

45. 提示胎儿肺成熟度 L/S 比值是(　　)
    A. >0.5　　　　　　　B. >1.0　　　　　　　C. >1.5
    D. >2　　　　　　　　E. >3

46. 患者,女,32岁。宫外孕造成失血性休克入院,该患者应取卧位为(　　)
    A. 头高足低位　　　　B. 去枕卧位　　　　　C. 中凹位
    D. 半坐卧位　　　　　E. 头低足高位

47. 异位妊娠最常见的部位是(　　)
    A. 大网膜　　　　　　B. 腹腔　　　　　　　C. 阔韧带
    D. 子宫颈　　　　　　E. 输卵管

48. 诊断前置胎盘方法哪项不适宜(　　)
    A. 下腹听诊　　　　　B. 超声检查　　　　　C. 阴道内诊及肛门检查
    D. 根据临床表现　　　E. 产后检查胎盘

49. 前置胎盘发生产后出血的主要原因是(　　)
    A. 胎盘剥离不全　　　B. 凝血障碍　　　　　C. 宫颈损伤
    D. 子宫下段收缩不良　E. 继发子宫内膜炎

50. 下列哪项不是重型胎盘早剥的临床表现(　　)
    A. 子宫板样硬　　　　B. 阴道出血与全身症状不成比例
    C. 剧烈腹痛后阴道流血　D. 胎位、胎心清楚
    E. 重者继发 DIC

51. 患者,女,28岁。有习惯性流产史。现妊娠8周,遵医嘱给予黄体酮肌内注射。以下正确的操作是(　　)
    A. 乙酸消毒皮肤　　　B. 消毒范围 3cm　　　C. 选择粗长针头注射
    D. 45°注射　　　　　 E. 见回血注射

52. 患者贫血的程度与外出血的量成比例,指胎盘早期剥离的哪一类型(　　)
    A. 显性剥离　　　　　B. 隐性剥离　　　　　C. 混合性出血
    D. 凝血功能障碍　　　E. 子宫胎盘卒中

53. 妊娠期高血压疾病多发生于(　　)
    A. 妊娠前　　　　　　B. 妊娠12周后　　　　C. 妊娠20周后

D. 妊娠 28 周后　　　　　　E. 分娩期

54. 重度妊娠期高血压疾病患者首选的治疗药物是（　　）
A. 肼屈嗪　　　　　　B. 硫酸镁　　　　　　C. 人血白蛋白
D. 冬眠Ⅰ号　　　　　E. 地西泮

55. 下列各项关于输卵管妊娠特点的叙述中错误的是（　　）
A. 输卵管峡部妊娠破裂发生的时间较早
B. 后穹隆穿刺可抽得少量腹腔内游离液体
C. 输卵管妊娠中最多见的是壶腹部妊娠
D. 妊娠试验一般阳性
E. 输卵管间质部妊娠发生概率很小,但一旦发生,后果最严重

56. 抢救硫酸镁中毒的药物是（　　）
A. 解磷定　　　　　　B. 洛贝林　　　　　　C. 阿拉明
D. 尼可刹米　　　　　E. 10%葡萄糖酸钙 10mL

57. 重度子痫前期 24h 尿蛋白定量超过（　　）
A. 0.5g　　　　　　　B. 1g　　　　　　　　C. 2g
D. 3g　　　　　　　　E. 5g

58. 轻度妊娠期高血压疾病孕妇,分娩中出现继发性宫缩乏力,无头盆不称,下列措施正确的是（　　）
A. 以下均对　　　　　B. 清洁灌肠　　　　　C. 肌内注射催产素
D. 肌内注射麦角新碱　E. 静脉滴注小剂量缩宫素

59. 前置胎盘时,期待疗法不适用于（　　）
A. 妊娠 36 周以后　　　B. 阴道流血不多　　　　C. 宫内活胎
D. 估计胎儿体重<2000g　E. 尚未临产

60. 双胎妊娠于分娩晚期不易发生（　　）
A. 宫缩乏力　　　　　B. 产后出血少　　　　C. 胎盘早剥
D. 胎膜早破,脐带脱垂　E. 胎头交锁,胎头碰撞

61. 羊水过多合并正常胎儿的处理方法中错误的是（　　）
A. 穿刺一次放羊水量<1500mL
B. 有呼吸困难孕妇(胎龄<37周),应定期穿刺放羊水
C. 前列腺素合成酶抑制剂吲哚美辛有抑制利尿的作用,故广泛用于治疗羊水过多
D. 症状较轻者可以继续妊娠,注意休息,低盐饮食,控制过量饮水

E. 妊娠已近37周,在确定胎儿已成熟的情况下,可人工破膜

62. 12h胎动计数多少次,提示胎儿宫内缺氧(　　)
    A. <10次　　　　　　　B. <15次　　　　　　　C. <20次
    D. <25次　　　　　　　E. <30次

63. 妊娠图中最重要的曲线是(　　)
    A. 胎心率　　　　　　　B. 腹围　　　　　　　　C. 宫高
    D. 血压　　　　　　　　E. 体重

64. NST试验,观察胎动时胎心率一过性加快的变化是了解(　　)
    A. 胎儿肺成熟度　　　　B. 胎儿皮肤成熟度　　　C. 胎儿的储备功能
    D. 胎儿的肝成熟度　　　E. 胎儿胎盘功能检查

65. 提示胎盘功能正常的E/C比值是(　　)
    A. 2~8　　　　　　　　B. <10　　　　　　　　C. 10~15
    D. >15　　　　　　　　E. 10~20

66. 羊水过多常见于(　　)
    A. 多胎妊娠　　　　　　B. 前置胎盘　　　　　　C. 先兆临产
    D. 胎膜早破　　　　　　E. 胎盘早剥

67. 关于子痫的护理措施,哪项不正确(　　)
    A. 勤翻身,吸氧　　　　B. 记录出入水量　　　　C. 住暗室单人间
    D. 测量血压、脉搏、呼吸　E. 侧卧头低位,加床档

68. 妊娠37周,突感剧烈腹痛伴有少量阴道出血。查体:血压21.3/14.6kPa(160/110mmHg),子宫如妊娠40周大小,硬如木板样,明显压痛。胎心105次/min,胎方位触不清,最大可能是(　　)
    A. 先兆早产　　　　　　B. 足月临产　　　　　　C. 前置胎盘
    D. 胎盘早剥　　　　　　E. 不完全子宫破裂

69. 某女士,孕2产0,妊娠37周,诊断为"妊娠期高血压疾病子痫前期"住院。自诉因担心药物影响胎儿发育成长,不愿接受药物治疗,但又怕不吃药病情会加重,威胁胎儿的安全,心情矛盾、犹豫。在护理中,首先应是(　　)
    A. 测量血压2~4次/天　　　　　　　B. 注意保证睡眠8~10h/天
    C. 心理护理　　　　　　　　　　　D. 观察并发症,注意保证睡眠8~10h/天
    E. 观察生命体征及尿量,记录出入水量

70. 患者女性,29岁。妊娠32周,阴道流血2次,量不多,今日突然阴道流血多于月经量,无腹痛,查血压100/80mmHg,脉搏96次/min,宫高30cm,腹围85cm,臀先露,未入盆,胎心140次/min,其诊断可能是(   )
    A. 阴道静脉曲张破裂 B. 妊娠合并宫颈癌 C. 妊娠合并宫颈息肉
    D. 前置胎盘 E. 胎盘早期剥离

71. 停经58天,突然剧烈腹痛,伴恶心、呕吐,阴道有少量流血,有肛门坠胀感。体格检查:血压75/50mmHg,下腹压痛(+),尤以右下腹明显,宫颈摇摆痛(+),下腹部有移动性浊音(+),最可能诊断为(   )
    A. 异位妊娠 B. 难免流产 C. 先兆流产
    D. 不全流产 E. 急性阑尾炎

72. 孕妇由于子痫前期应用硫酸镁治疗,在治疗过程中出现膝反射消失,呼吸变慢,每分钟10次,此患者除立即停药外应给予的药物是(   )
    A. 静注10%葡萄糖酸钙 B. 肌注阿托品 C. 静推50%葡萄糖
    D. 5%葡萄糖静脉滴注 E. 静滴低分子右旋糖酐

73. 某女,娩一女婴,身长35cm,体重1000g,皮下脂肪少,头发、指甲已长出。新生儿娩出后能啼哭,吞咽欠佳,生活能力很差。估计该新生儿娩出时孕龄是(   )
    A. 16周 B. 20周 C. 24周
    D. 28周 E. 32周

74. 妇女停经58天后,阴道流血3天,血量增多,伴腹痛下坠感。妇科检查:子宫增大如孕50多天大小,宫口开一指,尿妊娠试验(+),应首先考虑(   )
    A. 先兆流产 B. 难免流产 C. 不完全流产
    D. 稽留流产 E. 急性阑尾炎

75. 乔女士,已结婚2年,一直未孕。曾多处按"不孕症"治疗。今停经42天,下腹部疼痛,阴道少量流血8h,检查子宫妊娠如42天大小,质地软,宫口扩张,尿HCG(+),最可能的诊断是(   )
    A. 先兆流产 B. 难免流产 C. 不全流产
    D. 稽留流产 E. 宫外孕

76. 某孕妇,G4P0,孕37周,突然感到剧烈腹痛伴有少量阴道流血,体格检查:血压180/110mmHg,子宫膨隆如足月妊娠大小,硬如板状,压痛,拒按。胎心100次/min,胎方位扪不清,最大的可能是(   )
    A. 前置胎盘 B. 胎盘早剥 C. 足月临产见红
    D. 早产 E. 部分性子宫破裂

77. 夏某,女,29岁。因停经2月余,阴道流少量褐色血3天就诊。妇科检查:阴道内有少量暗红色的血,子宫增大如孕6周,尿HCG(-)。应考虑为(　　)
　　A. 先兆流产　　　　　B. 难免流产　　　　　C. 不全流产
　　D. 完全流产　　　　　E. 稽留流产

78. 某女,28岁,孕32周。因交通意外,腹部受到撞击,引起持续性腹痛,急诊抬送院。体格检查:血压100/60mmHg,急性痛苦面容,下腹部明显压痛,子宫硬如板状,拒按,胎位触不清,胎心音未闻及,应考虑为(　　)
　　A. 先兆流产　　　　　B. 足月临产　　　　　C. 前置胎盘
　　D. 胎盘早剥　　　　　E. 先兆子宫破裂

79. 某孕妇,35岁,妊娠24周后,腹部膨隆迅速,孕26周出现腹部胀痛,呼吸困难及下肢水肿来院就诊。产检:宫底位于耻骨联合上31cm,胎位触不清,胎心音遥远听不清。首先考虑(　　)
　　A. 双胎妊娠　　　　　B. 急性羊水过多　　　C. 巨大儿
　　D. 巨大卵巢囊肿　　　E. 慢性羊水过多

80. 某孕妇,28岁,妊娠37周,无高血压病史,因抽搐数次急抬入院。检查:血压180/120mmHg,全身水肿,尿蛋白6.0g/天,应首先考虑为(　　)
　　A. 子痫前期　轻度　　B. 子痫前期　中度　　C. 子痫
　　D. 妊娠期水肿　　　　E. 妊娠合并慢性高血压

81. 某女士,36岁,再婚。停经42天,有少量阴道流血3天,吸宫中未见明显绒毛组织,送病理检查报告"宫内刮出物为蜕膜组织未见绒毛"。应首先考虑(　　)
　　A. 月经不调　　　　　B. 宫内妊娠　　　　　C. 异位妊娠
　　D. 子宫内膜息肉　　　E. 功能性子宫出血

82. 王女士,29岁,已婚。停经2.5个月,伴恶心,呕吐,妊娠实验(+),近10天无诱因阴道少量流血,3天来流血量增多,伴下腹部阵发性疼痛,妇科检查:宫颈口能容1指,子宫体如妊娠10周大小,可能的诊断是(　　)
　　A. 先兆流产　　　　　B. 难免流产　　　　　C. 不完全流产
　　D. 多发性子宫肌瘤　　E. 稽留流产

83. 肖女士,已婚。有多年妇科炎症史,G4P2,2年前已上环。急诊入院检查:面色苍白,急性贫血貌,血压80/50mmHg,下腹部明显压痛、反跳痛,叩诊有移动性浊音(+),初步诊断为"宫外孕",准备急诊手术。根据这位患者的情况,术前护理哪项不妥(　　)
　　A. 立即给氧并保暖　　B. 立即将患者取半卧位　C. 迅速扩容
　　D. 做好输血准备　　　E. 按腹部手术常规做好准备,禁食、禁饮

84. 某司机,女性,已婚。因停经7周,阴道流血1天,量如月经,下腹坠胀、阵痛。妇科检查:子宫增大如孕7周大小,宫颈口扩张,见有胚囊堵塞于子宫颈内口。首先考虑为( )
   A. 先兆流产   B. 难免流产   C. 完全流产
   D. 异位妊娠   E. 稽留流产

85. 某孕妇,28岁,G3P1。妊娠34周,无痛性阴道出血4h,少于月经量。B超结果为:部分性前置胎盘。检查:血压120/70mmHg,无宫缩,胎心率144次/min,该患者最佳处理应是( )
   A. 阴道检查   B. 期待疗法   C. 输液输血
   D. 人工破膜+头皮牵引 E. 剖宫产术终止妊娠

86. 某农妇,29岁,经产妇。孕37周,从未进行产前检查。自诉头晕、头痛,视物模糊,恶心3天,而来就诊。检查:血压180/120mmHg,双下肢水肿(＋＋＋),尿蛋白5g/天,应考虑诊断为( )
   A. 妊娠期高血压   B. 轻度妊娠高血压疾病   C. 中度妊娠高血压疾病
   D. 子痫前期　重度   E. 子痫

87. 武女士,29岁,G3P1。宫内妊娠35周,B超检查为中央性前置胎盘。产检:腹软,无宫缩,无阴道流血,宫口未扩张,胎心率148次/min,血压100/80mmHg,应立即采取的措施是( )
   A. 人工破膜＋静滴催产素   B. 阴道检查   C. 灌肠引产
   D. 绝对卧床   E. 剖宫产

88. 29岁,已婚,停经6周,阴道少量出血10天,色褐,今晨突然腹痛剧烈伴肛坠,恶心,血压60/40mmHg,下腹有明显压痛及反跳痛,并有移动性浊音,宫颈举痛(＋),后穹隆穿刺抽出5mL暗红色不凝血液,应选择下列哪项处理( )
   A. 输血纠正休克后再手术   B. 即刻剖腹探查
   C. 边纠正休克边手术   D. 注射止血药,情况不好转再手术
   E. 活血化瘀治疗

89. 某孕妇,妊娠31周,无痛性阴道流血4次,检查发现,胎心在正常范围,子宫无压痛,阴道流血量少于月经量,正确的护理措施是( )
   A. 卧床休息,左侧卧位   B. 肛门检查,了解宫口有无开大   C. 阴道检查
   D. 缩宫素引产   E. 立即剖宫产

90. 产妇,孕3产1,因怀疑前置胎盘行剖宫产,胎儿娩出后行人工剥离胎盘很困难,发现胎盘部分绒毛植入子宫肌层,出血不止。下面恰当的处理是( )
   A. 立即用力将胎盘拉出   B. 刮宫术   C. 按摩子宫
   D. 立即给予缩宫素   E. 子宫全切

91. 某孕妇,妊娠 42 周,医生决定给予终止妊娠,而孕妇和家属担心对胎儿不利而未同意,不正确的处理方法是( )
    A. 同意孕妇及家属意见,顺其自然   B. 配合治疗
    C. 观察病情   D. 解释过期妊娠对胎儿的危害
    E. 监测胎心

92. 孕妇,妊娠 37 周,无诱因性阴道出血约 200mL。腹部检查:腹软无压痛,胎位清楚,胎心 158 次/min,阴道可见少量活动性出血,最可能的诊断是( )
    A. 胎盘早剥   B. 早产   C. 前置胎盘
    D. 妊娠期高血压疾病 E. 凝血功能障碍

93. 孕妇,妊娠 38 周,突然感到剧烈腹痛,并伴少量阴道流血。检查:血压 150/110mmHg,子宫似足月妊娠大小,硬如板,有压痛,胎位不清,最可能的诊断是( )
    A. 见红   B. 临产   C. 前置胎盘
    D. 早产   E. 胎盘早剥

94. 孕妇,妊娠 35 周,宫缩规律,间隔 5~6min,持续约 40s,查宫颈管消退 80%,宫口扩张 3cm,诊断为( )
    A. 先兆临产   B. 早产临产   C. 假临产
    D. 足月临产   E. 生理性宫缩

95. 患者女性,停经 40 天,轻度腰酸,右腹部疼痛,阴道少量出血,查子宫孕 40 天大小,宫口未开,宫体质软,尿妊娠试验(+),诊断最大可能为( )
    A. 宫外孕   B. 先兆流产   C. 葡萄胎
    D. 完全流产   E. 过期流产

96. 患者女性,23 岁,阴道流血量增多,阵发性腹痛加重,妊娠产物已部分排出体外,尚有部分残留于宫内,需采取的措施是( )
    A. 镇静,保胎与休息   B. 立即行清宫手术   C. 可不需特殊处理
    D. 需做凝血功能检查   E. 行子宫内口缝扎术

97. 患者女性,24 岁,妊娠产物已完全排出,阴道出血逐渐停止,腹痛逐渐消失。妇科检查:子宫接近未孕大小或略大,宫颈口已关闭。需采取的措施是( )
    A. 镇静,保胎与休息   B. 立即行清宫手术   C. 可不需特殊处理
    D. 需做凝血功能检查   E. 行子宫内口缝扎术

98. 患者女性,25 岁。停经 45 天,阴道少量流血 2 天,伴下腹部轻度酸痛,尿妊娠试验(+)。妇科检查:宫口闭,子宫 6 周妊娠大小,此时最可能的诊断是( )
    A. 先兆流产   B. 难免流产   C. 不全流产

D. 完全流产 E. 稽留流产

99. 患者女性,28岁。停经3个月,在家中出现腹痛并有阴道组织排出,出血量较多来院,查体:子宫较正常月份小,宫口开。应诊断为( )
   A. 先兆流产　　　　B. 难免流产　　　　C. 不全流产
   D. 完全流产　　　　E. 稽留流产

100. 患者女性,28岁。停经40天余,腹痛后有妊娠组织排出,现出血不多,查体宫口闭,妊娠试验(一)。应诊断为( )
    A. 先兆流产　　　　B. 难免流产　　　　C. 不全流产
    D. 完全流产　　　　E. 稽留流产

101. 患者女性,25岁。已婚,平时月经规律,目前停经60天,下腹疼痛,阴道流血5h入院。血压正常,阴道中量积血,可见胚胎样组织堵塞宫口,子宫6周妊娠大小,两侧附件阴性,此时应为患者进行( )
    A. 刮宫术　　　　　B. 卧床休息　　　　C. 抗生素
    D. 缩宫素静脉滴注　E. 安宫黄体酮(甲羟孕酮)口服

102. 患者女性,30岁。平素月经规律,现停经56天,近1周来,下腹疼痛,阴道少量流血,尿妊娠试验(+),给予保胎治疗。昨天起体温38.5℃,下腹痛加剧。妇科检查:阴道少量暗红色积血,宫口闭,子宫如孕6周大小,两侧附件增厚,触痛,白细胞计数$18×10^9/L$,中性粒细胞0.94,此时应对患者给予( )
    A. 刮宫术　　　　　B. 卧床休息　　　　C. 抗生素
    D. 缩宫素静脉滴注　E. 安宫黄体酮(甲羟孕酮)口服

103. 24岁初孕妇,孕24周,在急诊室主诉夜间突然阴道流血1h,量如月经,伴腹部轻微胀痛。检查:血压14/9kPa(105/68mmHg),胎心率140次/min,胎位LOA,头浮,子宫有不规则收缩,无压痛。最可能诊断是( )
    A. 先兆流产　　　　B. 胎盘早剥　　　　C. 胎盘边缘血窦破裂
    D. 前置胎盘　　　　E. 子宫颈息肉出血

104. 患者女性,24岁。初孕妇。妊娠33周,头痛6天,经检查血压160/110mmHg,治疗3天无效,今晨5时突然出现剧烈腹痛。检查子宫板状硬。考虑的诊断是( )
    A. 妊娠合并急性阑尾炎　B. 胎盘早剥　　　　C. 前置胎盘
    D. 先兆子宫破裂　　　　E. 先兆早产

105. 患者女性,30岁。停经4个月,曾有阴道流血史,现尿妊娠试验(一)。妇科检查:子宫孕8周大小。应诊断为( )
    A. 先兆流产　　　　B. 难免流产　　　　C. 不全流产

D. 完全流产　　　　　　E. 稽留流产

106. 患者女性,24岁。孕37周,在家起床排便时,突然全身抽搐,持续约1min,家人即将其送往医院检查:血压170/108mmHg,下肢水肿(++),胎头先露,胎心率150次/min,有不规律宫缩。该孕妇的诊断应考虑(　　)
   A. 先兆子痫　　　　　B. 子痫　　　　　　　C. 癫痫
   D. 妊娠水肿　　　　　E. 妊娠合并高血压

107. 患者女性,28岁。已婚,未生育。现停经50天,有少量阴道流血,无早孕反应。妇科检查:宫口闭,软,双附件(-)。该病例最简单的辅助检查方法是(　　)
   A. B超　　　　　　　　B. 尿妊娠试验　　　　C. 阴道镜检查
   D. 阴道后穹隆穿刺　　　E. 腹腔镜检查

108. 患者女性,35岁。孕32周,突然全身抽搐,持续约1min,家人即将其送往医院检查:血压150/100mmHg,胎头先露,胎心率132次/min。医嘱使用硫酸镁,下列说法不正确的是(　　)
   A. 能较好地预防,控制子痫的发作　　　B. 24h用量不得超过10g
   C. 尿量小于25mL/h,呼吸不足16次/min时停止使用
   D. 发现中毒现象用葡萄糖酸钙缓慢推注　　　E. 中毒反应表现为腱反射消失

109. 患者女性,32岁。妊娠31周,少量阴道流血,以往曾有3次早产史。主要处理应是(　　)
   A. 抑制宫缩,促进胎儿肺成熟　　　B. 左侧卧位
   C. 促进宫缩　　　　　　　　　　　D. 任其自然
   E. 氧气吸入,给予止血剂

110. 患者女性,28岁。孕35周,突然全身抽搐,持续约1min,家人即将其送往医院检查:血压170/100mmHg,胎头先露,胎心率140次/min,有不规律宫缩。住院后首先采取的治疗措施是(　　)
   A. 地西泮10mg,肌肉注射
   B. 25%的硫酸镁10mL溶于25%葡萄糖10mL中,静脉推注
   C. 吗啡10mg,皮下注射
   D. 盐酸哌替啶100mg,肌肉注射
   E. 甘露醇250mL,快速静滴

111. 某孕妇,33岁。孕34周,突然全身抽搐,持续约1min,家人即将其送往医院检查:血压180/100mmHg,胎头先露,胎心率145次/min,有不规律宫缩。针对该孕妇以下护理措施中不正确的是(　　)
   A. 孕妇一旦再次发生抽搐,应尽快控制,必要时可加用镇静药物

第六章 妊娠并发症妇女的护理

B. 密切注意生命体征,记录出入量　　　C. 专人护理,防止受伤

D. 病室光线明亮,与患者交流,讲解分娩时的注意事项

E. 为终止妊娠做好用物准备

112. 34 岁孕妇,第一胎,宫内孕 38 周,孕 36 周时血压为 120/75mmHg,体重 60kg,3 天来常感头晕。检查:165/105mmHg,体重 63kg,尿蛋白(++),宫高 30cm,有不规则收缩,胎心率 130 次/min,首要的处理是(　　)

A. 门诊治疗,密切随访　　B. 注射硫酸镁　　C. 剖宫产

D. 肥皂水灌肠引产　　E. 人工破膜加缩宫素引产

113. 患者女性,35 岁。停经 2 个月,妊娠试验阳性,曾经发生过 3 次自然流产,均在孕 3 个月,目前无流血及腹痛。下列护理正确的是(　　)

A. 有出血情况时再处理　　B. 有宫缩时卧床休息　　C. 宫颈内口缝扎术

D. 绝对卧床休息　　E. 预防性口服硫酸舒喘灵(沙丁胺醇)

114. 患者女性,25 岁。初孕,妊娠 36 周,枕右前位,出现阴道流血,无宫缩,胎心 136 次/min。最恰当的处理方法是(　　)

A. 期待疗法　　B. 缩宫素静脉滴注引产　　C. 立即行人工破膜

D. 立即静脉滴注止血药物　　E. 行剖宫产术

115. 已婚女性,27 岁。停经 50 日,阴道少量流血 1 日。晨 5 时无原因出现下腹剧痛,伴恶心、呕吐及一过性晕厥。查面色苍白,血压 70/40mmHg,脉搏 120 次/min。妇科检查:宫颈举痛明显,后穹隆触痛(+),盆腔触诊不满意。此时最适宜的处理方法是(　　)

A. 住院观察病情　　　　　　　　　B. 给予止痛药物

C. 行阴道后穹隆穿刺,并做急诊手术准备　　D. 指导进食以增加热量摄入

E. 行腹腔镜检查

116. 孕妇,妊娠 28 周。因意外碰撞出现持续性腹痛,查体:子宫硬如板状,有压痛,子宫比妊娠周数大,阴道无流血,胎心、胎动消失。诊断为重型胎盘早剥。正确的处理措施是(　　)

A. 催产素引产　　　　　　　　　　B. 纠正休克,剖宫产终止妊娠

C. 胎心、胎动已消失,等待胎儿自己娩出　　D. 产钳助产

E. 水囊引产

117. 孕妇,妊娠 30 周,因车祸腹部碰撞硬物后,出现持续性腹痛,查体:子宫硬如板状,有压痛,子宫比妊娠周数大,阴道无流血,胎心、胎动消失。诊断为重型胎盘早剥。该孕妇最易出现的并发症是(　　)

A. 心衰　　B. 呼吸窘迫综合征　　C. 羊水过少

D. 弥漫性血管内凝血　　E. 胎膜早破

118. 女性,30 岁。因宫外孕破裂大出血入院。体检:面色苍白,脉搏 140 次/min,血压 60/40mmHg。该患者输血的目的是( )
    A. 补充血容量　　　　B. 增加血红蛋白　　　　C. 补充凝血因子
    D. 增加清蛋白　　　　E. 增加营养

119. 初产妇,24 岁,孕 36 周。近 1 周来水肿加重,并有头痛。查体:血压 160/120mmHg。实验室检查:水肿(＋＋),尿蛋白(＋＋＋)。护理该孕妇时,应特别注意的是( )
    A. 严格限制食盐摄入　　B. 平卧休息　　　　C. 服用镇静剂
    D. 不能服用降压药物　　E. 使用硫酸镁时有无中毒现象

120. 孕妇,39 岁,孕 37 周,G2P0,前置胎盘入院。现有少量阴道流血,孕妇担心胎儿安危产生的心理问题是( )
    A. 无助感　　　　　　B. 恐惧　　　　　　C. 悲哀
    D. 自尊低下　　　　　E. 倦怠

121. 患者女,26 岁。停经 52 天,阴道点滴流血 2 天,伴轻度下腹阵发性疼痛。尿妊娠试验(＋)。查体:宫口闭,子宫如孕 7 周大小。最可能的诊断是( )
    A. 先兆流产　　　　　B. 难免流产　　　　C. 不全流产
    D. 稽留流产　　　　　E. 习惯性流产

122. 某孕妇,30 岁。G1P0,孕 37 周。羊水过多行羊膜腔穿刺术后为该孕妇腹部放置沙袋的目的是( )
    A. 减轻疼痛　　　　　B. 减少出血　　　　C. 预防休克
    D. 预防血栓形成　　　E. 预防感染

123. 某孕妇,28 岁。孕 34 周。因"头痛、头晕"就诊。查体:血压 160/115mmHg。实验室检查:水肿(＋),尿蛋白定量 5.5g/24h,临床诊断为重度子痫前期。首选的解痉药物是( )
    A. 安定　　　　　　　B. 阿托品　　　　　C. 硫酸镁
    D. 冬眠合剂　　　　　E. 卡托普利

124. 某孕妇,26 岁,因妊娠高血压疾病用硫酸镁治疗,发生了中毒现象,除应停药外,还应给予( )
    A. 5%的葡萄糖静脉滴注　　B. 肌注山莨菪碱　　　C. 静注 50%的葡萄糖
    D. 静注 10%的葡萄糖酸钙　　E. 静注低分子右旋糖酐

125. 妊娠期高血压疾病的基本病理变化是( )
    A. 脑血管痉挛　　　　B. 血管痉挛　　　　C. 肾小血管痉挛
    D. 冠状动脉痉挛　　　E. 全身小血管痉挛

第六章 妊娠并发症妇女的护理

126. 32岁孕妇,孕32周。因阴道不自主流液3h入院。指导孕妇预防感染的正确措施是(　　)
    A. 坐浴 B. 外阴热敷 C. 外阴湿敷
    D. 保持外阴清洁 E. 外阴红外线照射

127. 初产妇,24岁,孕36周。近1周来水肿加重,并有头痛。查体:血压160/120mmHg。实验室检查:水肿(＋),尿蛋白(＋＋＋)。护理该孕妇时,应特别注意的是(　　)
    A. 严格限制食盐摄入 B. 平卧休息 C. 服用镇静剂
    D. 不能服用降压药物 E. 使用硫酸镁时有无中毒现象

128. 孕妇,39岁,孕37周,G2P0,前置胎盘入院。现有少量阴道流血,孕妇担心胎儿安危产生的心理问题是(　　)
    A. 无助感 B. 恐惧 C. 悲哀
    D. 自尊低下 E. 倦怠

129. 患者,女,26岁。停经52天,阴道点滴流血2天,伴轻度下腹阵发性疼痛。尿妊娠试验(＋)。查体:宫口闭,子宫如孕7周大小。最可能的诊断是(　　)
    A. 先兆流产 B. 难免流产 C. 不全流产
    D. 稽留流产 E. 习惯性流产

130. 某孕妇,30岁。G1P0,孕37周。羊水过多行羊膜腔穿刺术后为该孕妇腹部放置沙袋的目的是(　　)
    A. 减轻疼痛 B. 减少出血 C. 预防休克
    D. 预防血栓形成 E. 预防感染

131. 某孕妇,28岁。孕34周。因"头痛、头晕"就诊。查体:血压160/115mmHg。实验室检查:水肿(＋),尿蛋白定量5.5g/24h,临床诊断为重度子痫前期。首选的解痉药物是(　　)
    A. 安定 B. 阿托品 C. 硫酸镁
    D. 冬眠合剂 E. 卡托普利

二、A₃/A₄型题(提供一个案例,下设若干道考题。在每道考题下面的A、B、C、D、E五个备选答案中选择一个最佳答案)

(132~136题共用题干)
王某,G3P1,人流1,停经38周。昨晚突然无诱因阴道出血,急诊入院,自诉:出血量约400mL,无腹痛。检查:血压100/60mmHg,宫底高度与孕周相符,腹软无压痛,胎位清楚,胎心音116次/min。

132. 该患者诊断可能性最大的是(　　)

A. 先兆早产 B. 正常临产 C. 前置胎盘
D. 胎盘早剥 E. 不全流产

133. 诊断该患者最佳确诊方法是（　　）
A. 阴道内诊 B. B超 C. 肛诊
D. 阴道镜检查 E. NST试验

134. 辅助检查前置胎盘位置位于子宫前壁（　）段并且（　）覆盖于子宫内口。
A. 上，是 B. 上，不 C. 中，是
D. 中，不 E. 下，是

135. 对该患者的正确处理是（　　）
A. 期待疗法 B. 严密观察出血情况 C. 给镇静剂、补血药
D. 行剖宫产术 E. 人工破膜

（136～139题共用题干）
刘女士，28岁，已婚。孕54天，阴道少量流血2天，伴下腹隐痛。卧床一天后症状加剧，出血增多，并有少量肉样组织排出，带外院病历本记录。妇科检查：宫口松弛，子宫小于孕周，验尿HCG(＋)，B超示：宫腔内有不规则块状物。

136. 刘女士询问护士，护士回答：患（　　）的可能性最大，建议找医生确诊。
A. 先兆流产 B. 难免流产 C. 不全流产
D. 完全流产 E. 稽留流产

137. 导致她发生该病的病因最可能的是（　　）
A. 遗传基因缺陷 B. 孕妇体内孕激素不足 C. 胎盘因素
D. 有机化学物质 E. 丈夫因素

138. 刘女士未听护士建议，自行回家继续卧床安胎，当晚阴道（　　）出血。
A. 停止 B. 减少 C. 少量
D. 中量 E. 大量

139. 其家属立即将该患者抬送医院，测BP 80/50mmHg，P 116次/min，最佳处理是（　　）
A. 输液 B. 输血 C. 输缩宫素
D. 输抗生素 E. 边输血、输液、抗炎、边清宫

（140～144题共用题干）
陈某，23岁。新婚，因停经58天，突感下腹撕裂样疼痛，伴头晕、呕吐、肛门坠胀1h急诊入院。既往月经规律，曾自行验尿妊娠试验阳性。入院时检查：神清，贫血，痛苦面容，余无异常，在门诊跟护士咨询。

第六章 妊娠并发症妇女的护理

140. 该挂( )科号,医疗诊断考虑( )
    A. 普外科　妊娠合并阑尾炎
    B. 泌尿外科　妊娠合并输尿管结石
    C. 妇产科　先兆流产
    D. 妇产科　难免流产
    E. 妇产科　异位妊娠

141. 体格检查:腹部压痛,反跳痛,以右侧为甚,腹肌紧张较轻,移动性浊音(+)。妇科检查:与该病不相符的体征是( )
    A. 宫颈紫蓝色,质软,摇摆痛
    B. 后穹隆饱满,触痛
    C. 子宫稍大,软,有漂浮感
    D. 右附件区压痛明显
    E. 宫颈紫蓝色,质中,无举痛

142. 该患者病变的部位最可能位于( )
    A. 卵巢
    B. 宫颈
    C. 腹腔
    D. 输卵管
    E. 阔韧带

143. 治疗多以急诊( )治疗为主,( )治疗为辅。
    A. 手术,非手术
    B. 药物,非药物
    C. 中药,化疗药
    D. 期待,非期待
    E. 保守,非保守

144. 为确定诊断,最支持该诊断的辅助检查结果( )
    A. 再次验尿 HCG(+)
    B. 血 β-HCG(+)
    C. 尿 HCG(±)
    D. 血 β-HCG 低值
    E. B超示右附件混合性块影内有原始胎心搏动,盆腔大量液暗

(145~149 共用题干)
樊女士,28 岁,G1P0,无高血压病史,孕 35 周,自孕 7 月余出现双膝以下凹陷性水肿。微量蛋白尿,经治疗后有所减轻而自行停药。近 3 天,自觉头晕、头痛,有时恶心、呕吐。体格检查:体温 37.5℃,脉搏 85 次/min,血压 22/15.3kPa,双下肢水肿。

145. 对该患者的医疗诊断最大可能性是患( )
    A. 前置胎盘
    B. 胎盘早剥
    C. 妊娠合并慢性高血压
    D. 妊娠合并肾炎
    E. 妊娠期高血压疾病

146. 产检:腹软,无宫缩,宫高 33cm,ROA,胎心 146 次/min,血肌酐值 135μmol/L,血小板 $90×10^9$/L,尿蛋白(++),医疗诊断为( )类型。
    A. 妊娠前期
    B. 子痫前期　轻度
    C. 子痫前期　重度
    D. 子痫
    E. 水肿

147. 对该患者首选处理措施是( )
    A. 硫酸镁解痉
    B. 地西泮镇静
    C. 肼屈嗪降压
    D. 低分子右旋糖酐扩容
    E. 立即终止妊娠

148. 护理诊断不正确的有（　　）
    A. 母子有受伤的危险　　　　　　　　B. 治疗中有硫酸镁中毒危险
    C. 低蛋白水肿　　　　　　　　　　　D. 知识缺乏/恐惧
    E. 潜在并发症：心衰，肾衰及前置胎盘、胎盘早剥

149. 护理措施不正确的是（　　）
    A. 保证休息　　　　B. 住单人的暗室　　　　C. 记出入水量
    D. 高蛋白质、维生素，勿食过多盐分
    E. 密切观察生命体征，越勤检查越能及早发现病情变化

（150～155题共用题干）
袁女士，因停经38周，腹痛8h，阴道出血4h，加重伴头晕、乏力1h入院。停经6周验尿HCG（＋），孕4个月自觉胎动，近1月双下肢水肿逐渐加重，休息后无消退。询问朋友"孕妇都有胎肿"，且无头晕、头痛、眼花等自觉症状，遂未重视。近1周来上腹部不适，自认为临产前正常现象。8h前出现下腹痛，呈持续性，4h前开始阴道出血，误认为"见红"，色鲜红与经量相当，后出血增多、腹痛加剧，胎动频伴头晕入院。有家族性高血压病史。体检：T 36.5℃，P 110次/min，BP 21/12.8kPa，贫血貌，腹明显膨隆，宫高大于孕周，双下肢水肿（＋＋＋）。产科检查：宫高36cm，腹围112cm，子宫硬如木板，腹部压痛，拒按，胎位触不清，胎心音未闻及。血常规：Hb 7.8g/L。B超示：宫内晚孕，死胎，胎盘位于子宫前壁，胎盘与宫壁之间可见8cm×6cm×4cm的低回声区。

150. 该患者的医疗诊断最可能的是（　　）
    A. 前置胎盘　　　　B. 胎盘早剥　　　　C. 胎儿窘迫
    D. 足月妊娠临产　　E. 以上均不对

151. 此患者发病与（　　）关系最大。
    A. 前置胎盘　　　　B. 胎盘早剥　　　　C. 胎儿窘迫
    D. 足月妊娠临产　　E. 以上均不对

152. 该患者明确的医疗诊断不包括（　　）
    A. 妊娠期高血压疾病　　　B. 前置胎盘　　　　C. 胎盘早剥
    D. 失血性休克，休克前期　E. 宫内晚孕、死胎

153. 该病的发生可能与（　　）关系最小。
    A. 妊娠期高血压疾病　　　B. 双胎妊娠　　　　C. 子宫内膜炎
    D. 羊水过多，快速放羊水　E. 外伤

154. 关键的处理措施是（　　）
    A. 开放静脉通道　　　B. 急诊剖宫产术　　　C. 按摩子宫，子宫收缩
    D. 子宫次全切除　　　E. 输纤维蛋白原

第六章 妊娠并发症妇女的护理

155. 下列护理措施中错误的是（　　）
  A. 预防和治疗全身血管性疾病
  B. 防外伤
  C. 防仰卧位低血压综合征
  D. 破膜后可腹带加压捆扎
  E. 胎儿已死，剖宫取死胎不如引产终止妊娠

（156～160题共用题干）
周女士，27岁，已婚。因停经29周，阴道大量流血半小时，急诊入院。停经6周出现早孕反应，自测尿妊娠试验（＋）。孕20周自觉胎动，从未产前检查，入院前正在看电视，突然出现阴道较多流血，无腹痛，急诊扶送入院，G3P1，自动流产1次，因"未流干净"手术清宫。

156. 该患者的医疗诊断最可能的是（　　）
  A. 妊娠期高血压疾病
  B. 前置胎盘
  C. 胎盘早剥
  D. 先兆早产
  E. 足月临产

157. 进一步产科检查：宫底脐上3指，头先露，胎心脐右下，124次/min，不规则，在耻骨联合上听到胎盘杂音，可以做的辅助检查有（　　）
  A. 阴道触诊
  B. 腹部B超
  C. 肛门检查
  D. 阴道B超
  E. 以上都可以

158. 患该病者，并发症不包括（　　）
  A. 产后出血
  B. 植入性胎盘
  C. 产褥感染
  D. 羊水栓塞
  E. 肾衰竭

159. 对该患者首选的处理措施是（　　）
  A. 期待疗法
  B. 人工破膜＋头皮牵引
  C. 交叉配血备用
  D. 阴道分娩
  E. 剖宫产

160. 护士对该患者的护理措施不对的是（　　）
  A. 定时进行肛门检查
  B. 高蛋白、高铁饮食
  C. 吸氧，开放静脉通道
  D. 按腹部手术患者的护理进行术前准备
  E. 向患者解释病情，消除紧张和顾虑

（161～162题共用题干）
王女士，25岁，停经7个月从未感胎动，患者于停经3个月时，检查子宫大如3个月妊娠，超声检查可听到胎心，于停经5个月时曾有阵发性腹痛与少许阴道出血，经保胎治疗后好转，现偶有下腹痛，子宫增大如4个月妊娠大，听不到胎心。

161. 最可能的诊断（　　）
  A. 先兆流产
  B. 难免流产
  C. 稽留流产
  D. 前置胎盘
  E. 胎盘早剥

162. 最理想的处理是( )
    A. 刮宫 B. 电吸引
    C. 查血浆纤维蛋白原、血小板,配血先给雌激素后给缩宫素引产
    D. 肌内注射麦角新碱
    E. 缩宫素加入5%葡萄糖中行静脉点滴引产

(163~166题共用题干)
周女士,21岁,未婚同居。自诉停经50天,阴道少量流血2天,2h前突感下腹部撕裂样疼痛,伴肛门坠胀感,晕厥一次,扶送入院。既往体健,月经规律。检查:急性痛苦面容,贫血貌,血压80/50mmHg,脉搏112次/min,细速。下腹明显压痛、反跳痛。妇科检查:子宫颈口闭合,抬举痛,后穹隆饱满触痛,子宫稍大,右偏质软,子宫左侧扪及触痛明显的混合性包块,边界欠清。化验:白细胞$7.2×10^9$/L。

163. 此患者最可能的诊断是( )
    A. 先兆流产 B. 难免流产 C. 不全流产
    D. 完全流产 E. 异位妊娠

164. 在对此患者的护理中,错误的是( )
    A. 吸氧、保暖 B. 密切监测生命体征
    C. 患者取仰卧位,便于盆腔液局限 D. 迅速建立静脉通道,同时准备血液
    E. 做好腹部手术常规准备

165. 根据患者情况,对该患者进一步确诊最适宜的方法是( )
    A. 尿HCG B. 血常规检查 C. B超
    D. 诊断性刮宫检查 E. 阴道后穹隆穿刺

166. 首要的护理诊断/潜在并发症是( )
    A. 疼痛 B. 预感性悲哀 C. 活动无耐力
    D. 有感染的危险 E. 潜在并发症:失血性休克

(167~169题共用题干)
盛女士,35岁,G4P1,人流3。停经45天,阴道少量流血2天。检查:宫颈口未开,子宫增大如孕45天大小,尿HCG(+)。

167. 可能性最大的医疗诊断是( )
    A. 先兆流产 B. 难免流产 C. 不全流产
    D. 完全流产 E. 习惯性流产

168. 两天后患者在保胎中,突然阴道大量流血,腹痛加重。检查:宫颈口已开,可见胚囊组织堵塞在宫颈口,现应属于流产的哪一种( )
    A. 先兆流产 B. 难免流产 C. 不全流产

D. 感染性流产 　　　　　E. 胎死宫内

169. 该患者如何处理（　　）
A. 通知医生查看患者　　B. 等待医生的医嘱　　C. 问清病史
D. 输液、输血，或输血同时做好剖宫产术的准备　　E. 继续观察

（170～172题共用题干）
方女士，已婚，G2P0，宫内妊娠 34^{+4} 周，无痛性阴道出血8h。自诉：阴道出血量少，色鲜红，量约100mL。体格检查：血压120/80mmHg，无宫缩，胎心率158次/min。患者一般情况可。

170. 此患者最可能的诊断是（　　）
A. 先兆流产　　　　B. 胎盘早剥　　　　C. 前置胎盘
D. 正常足月产　　　E. 先兆子宫破裂

171. 为进一步确诊，应做的检查是（　　）
A. B超检查　　　　B. 电子胎心电监护　　C. 肛门检查
D. 后穹隆穿刺　　　E. 阴道检查

172. 对此患者的处理措施，错误的是（　　）
A. 嘱此患者绝对卧床，予镇静　　　　B. 灌肠后做阴道检查
C. 严密观察阴道流血情况　　　　　　D. 随时做好输血及急诊手术准备
E. 严密观察临产先兆及胎心变化

（173～177题共用题干）
邱女士，26岁，已婚，妊娠32周时诊断为妊娠期高血压疾病，没有遵医嘱定期产检。于妊娠38周时，孕妇自觉头晕、头痛，随后发生抽搐、昏迷。由家人急诊抬送入院，途中又抽搐1次。入院检查：血压185/120mmHg，神志不清，双下肢水肿（＋＋＋）。产科情况：腹部隆似足月，腹壁水肿，无宫缩，胎心率158次/min，未临产。

173. 此患者应首先考虑为（　　）
A. 妊娠合并高血压　　　B. 先兆子痫　　　　C. 子痫
D. 轻度妊娠期高血压疾病　　E. 中度妊娠期高血压疾病

174. 需判断该女士的胎儿宫内情况，最佳的方法是（　　）
A. 计数胎动　　　　B. 腹壁听诊胎心　　　C. 抽血测雌三醇
D. 彩色B超检查　　E. 电子胎心监测仪监测

175. 对该患者的护理措施，错误的是（　　）
A. 加床档，防止坠床受伤　　　　B. 将患者置于安静、光线充足的病房
C. 取头低侧卧位，头偏向一侧　　D. 护理治疗集中进行

E. 禁食、禁饮

176. 此患者还需进行（　　）辅助检查。
    A. 24h尿蛋白定量、尿比重
    B. 肝、肾功能检查
    D. 血红蛋白、血细胞比容、血黏度、凝血功能检查
    C. 眼底检查,心电图、胎儿宫内情况及成熟度、胎盘功能检查
    E. 以上均是

177. 此患者首选解痉药物是（　　）
    A. 肼屈嗪　　　　　　B. 硫酸镁　　　　　　C. 拉贝洛尔
    D. 硝苯地平　　　　　E. 硝酸甘油

（178～180题共用题干）
  黄某,26岁,G1P0,有家族高血压病史,宫内妊娠30周以前产前检查无异常。孕34周出现头痛、眼花、心悸、胸闷等自觉症状。查体:血压160/110mmHg,尿蛋白（＋＋）,水肿（＋＋）,眼底A：V=1：3,视乳突水肿。今上午9时出现剧烈头痛,呕吐,继而抽搐数次,下午3时急诊入院。

178. 此患者应首先考虑医疗诊断为（　　）
    A. 妊娠合并高血压　　　　B. 先兆子痫　　　　C. 子痫
    D. 轻度妊娠期高血压疾病　　E. 中度妊娠期高血压疾病

179. 此患者首要的处理措施（　　）
    A. 嘱此患者绝对卧床,予镇静　　B. 立即控制抽搐
    C. 降压,适当扩容,利尿　　　　D. 适时终止妊娠
    E. 严密观察病情变化,早期发现并发症,并积极处理

180. 对该患者的护理措施,错误的是（　　）
    A. 加床档,防止坠床受伤　　B. 将患者置于安静、光线充足的病房
    C. 取头低侧卧位,头偏向一侧　　D. 护理治疗集中进行
    E. 禁食、禁饮

（181～182题共用题干）
  患者,女性,30岁。停经50天,阴道少量流血1天。晨5时突发下腹剧痛,伴恶心、呕吐及一过性晕厥。面色苍白,血压70/40mmHg,脉搏120次/min。妇科检查:阴道通畅,有少量血液,宫颈举痛明显,后穹隆触痛（＋）,盆腔触诊不满意,尿妊娠试验弱阳性。

181. 该患者可能的医疗诊断是（　　）
    A. 子宫肌瘤　　　　　B. 宫颈糜烂　　　　　C. 子宫内膜异位症
    D. 先兆流产　　　　　E. 异位妊娠

第六章 妊娠并发症妇女的护理

182. 此时最有价值的辅助检查方法是（　　）
    A. 血 HCG　　　　　　　　B. 腹部 X 线摄片
    C. 行阴道后穹隆穿刺　　　　D. 行诊断性刮宫
    E. 行腹腔镜检查

（183～184 题共用题干）
患者,女性,28 岁。已婚,未生育。现停经 50 天,有少量阴道流血,无早孕反应。妇科检查：宫口闭,软,双附件(－)。

183. 该病例最简单的辅助检查方法是（　　）
    A. B 超　　　　　　B. 尿妊娠试验　　　　C. 阴道镜检查
    D. 阴道后穹隆穿刺　E. 腹腔镜检查

184. 最可能的诊断是（　　）
    A. 先兆流产　　　　B. 稽留流产　　　　　C. 不全流产
    D. 难免流产　　　　E. 习惯流产

（185～188 题共用题干）
孕妇,妊娠 28 周,因意外碰撞出现持续性腹痛。查体：子宫硬如板状,有压痛,子宫比妊娠周数大,阴道无流血,胎心、胎动消失。诊断为重型胎盘早剥。

185. 正确的处理措施是（　　）
    A. 催产素引产　　　　　　　B. 纠正休克,剖宫产终止妊娠
    C. 胎心、胎动已消失,等待胎儿自己娩出
    D. 产钳助产　　　　　　　　E. 水囊引产

186. 通过以上病历分析,该孕妇最易出现的并发症是（　　）
    A. 心衰　　　　　　　B. 呼吸窘迫综合征　　　C. 羊水过少
    D. 弥漫性血管内凝血　E. 胎膜早破

187. 应采取的护理措施是（　　）
    A. 测体温　　　　　B. 听胎心　　　　　　C. 按摩子宫
    D. 开放静脉　　　　E. 会阴擦洗

188. 针对此患者,下列哪项不是重点观察的内容（　　）
    A. 血压　　　　　　B. 脉搏　　　　　　　C. 面色
    D. 大便　　　　　　E. 神志

（189～192 题共用题干）
患者,女性,38 岁。妊娠 30 周,自觉头痛、眼花 1 天,检查发现：血压 160/110mmHg,胎心、胎位正常,双下肢水肿,尿蛋白>0.5g/24h。此患者的诊断是重度子痫前期。

189. 患者出现以上症状的原因是（　　）
    A. 水钠潴留　　　　　B. 静脉淤血　　　　　C. 全身小血管痉挛
    D. 动脉硬化　　　　　E. 心功能失代偿

190. 首选的治疗药物是（　　）
    A. 卡托普利　　　　　B. 硫酸镁　　　　　　C. 止痛片
    D. 呋塞米　　　　　　E. 安定

191. 针对首选的治疗药物，下列哪个项目不是应注意观察的内容（　　）
    A. 血压　　　　　　　B. 尿量　　　　　　　C. 呼吸
    D. 体温　　　　　　　E. 膝腱反射

192. 预示孕妇1～2天内即将分娩的可靠的分娩先兆是（　　）
    A. 见红　　　　　　　B. 胎儿下降感　　　　C. 尿频
    D. 食欲好　　　　　　E. 宫缩

（193～195题共用题干）
女性，29岁，孕32周加3天。晨起醒来，发现阴道流血，量较多。入院后查体：宫高36cm，腹围83cm，胎心率154次/min，未入盆。

193. 最可能的诊断是（　　）
    A. 早产　　　　　　　B. 流产　　　　　　　C. 前置胎盘
    D. 胎盘早剥　　　　　E. 子宫破裂

194. 患者入院后非常紧张，不断询问"对胎儿影响大吗？我有生命危险吗？"目前对其首要的护理是（　　）
    A. 心理护理，减轻恐惧　　B. 输液输血　　　　　C. 抗生素预防感染
    D. 吸氧　　　　　　　　　E. 给予镇静剂

195. 在进行身体评估时，错误的是（　　）
    A. 检测血压、脉搏、呼吸　　　　　　　B. 腹部检查时注意胎位有无异常
    C. 在有输血、输液的准备时做阴道检查　　D. 做肛门检查
    E. 超声检查

（196～198题共用题干）
患者女性，26岁，于2013年4月20日因"宫外孕、出血性休克"急诊手术。入手术室时，神志清，T 37.2℃，P 92次/min，R 32次/min，BP 100/60mmHg，硬膜外麻醉成功后，突然出现意识丧失，面色苍白，口唇、四肢末梢严重发绀，脉搏、心音、血压均测不出，血氧饱和度迅速下降至20%。

196. 该患者可能发生的情况是（　　）

A. 心脏骤停 B. 出血性休克 C. 呼吸衰竭
D. 心源性休克 E. 窒息

197. 对该患者的诊断依据是（　　）
    A. 意识丧失，脉搏、心音、血压测不出　　B. 面色苍白
    C. 口唇、四肢末梢严重发绀　　D. 血氧饱和度迅速下降至20%
    E. 意识丧失

198. 应该立即对患者进行（　　）
    A. 补充血容量 B. 心肺复苏 C. 心电监护
    D. 吸氧 E. 送医院急救

三、B型题(标准配伍题。提供若干道考题,每组考题共用在考题前列出的A、B、C、D、E五个备选答案,请从中选择一个与问题关系最密切的答案。某个备选答案可以被选择一次、多次或不被选择)

(199～203题共用备选答案)
   A. 发生于孕12周末以前　　B. 分娩发生在妊娠42周及以后
   C. 发生于孕12周以后28周末以前　　D. 正常位置的胎盘在胎儿娩出前部分剥离
   E. 发生于孕28周末以后37周以前

199. 早产是指（　　）
200. 过期妊娠是指（　　）
201. 胎盘早剥是指（　　）
202. 早期流产是指（　　）
203. 晚期流产是指（　　）

(204～208题共用备选答案)
   A. 2000mL　　B. 1500mL　　C. 1000mL　　D. 500mL　　E. 300mL

204. 羊水过少是少于（　　）
205. 羊水过多是超过（　　）
206. 羊水孕足月时为（　　）
207. 羊水过多时放羊水速度为每小时少于（　　）
208. 羊水过多时放羊水每次不超过（　　）

(209～213题共用备选答案)
   A. 剖宫产　　B. 人工破膜　　C. 会阴侧切　　D. 产钳助产　　E. 静滴催产素

209. 某初产妇,34岁。孕39周妊娠临产,巨大胎儿,骨盆大小中等。该选用何种方法终止妊娠为佳（　　）
210. 某初孕妇,28岁。孕39周,双胎妊娠临产,第一胎娩出后18min无宫缩,进一步处理首选

的是( )
211. 会阴体疤痕孕妇足月临产,余产科情况正常,接生时应选用何种方法助产( )
212. 原发性宫缩乏力,胎儿、骨盆大小中等。产检:宫开1+指胎囊膨隆明显,进一步处理首选的是( )
213. 继发性宫缩乏力,胎儿及骨盆大小、胎方位、胎心音均正常。镇静后睡了约40min,产检:宫开2一指,进一步处理首选的是( )

(214~219题共用备选答案)
　　A. 胎儿肾成熟度　　　B. 胎儿胎盘功能　　　C. 胎儿肺成熟度
　　D. 胎儿肝成熟度　　　E. 胎儿皮肤成熟度
214. 通过E3的测定,有助于了解( )
215. 通过羊水中L/S的测定,有助于了解( )
216. 通过E/C比值的测定,有助于了解( )
217. 通过羊水中肌酐值的测定,有助于了解( )
218. 通过羊水中胆红素类物质的测定,有助于了解( )
219. 通过羊水中含脂肪细胞出现率的测定,有助于了解( )

(220~223题共用备选答案)
　　A. 急性阑尾炎　B. 卵巢肿瘤蒂扭转　C. 输尿管结石　D. 先兆流产　E. 异位妊娠
220. 吴某,女,28岁。停经7周,点滴状阴道流血10天,下腹痛伴肛门坠胀,应考虑( )
221. 周女士,33岁。发现左侧附件肿块2年,妇科检查后突感腹痛,逐渐加重,应考虑( )
222. 李某,26岁。转移性右下腹痛10h,T 38.5℃,月经正常,无阴道流血,WBC升高。应考虑( )
223. 停经6周,少量阴道流血10h,下腹隐痛。妇科检查:子宫相当于孕6周大小,宫口闭合,附件无肿块,HCG(+)。应考虑( )

(224~228题共用备选答案)
　　A. 先兆流产　B. 难免流产　C. 完全流产　D. 稽留流产　E. 流产合并感染
224. 停经5个月余,子宫如孕60天大小,应为( )
225. 停经5个月,子宫如孕60天大小,阴道少量流血,暗红色,有恶臭味,伴腹痛应为( )
226. 停经50余天,阴道少量流血4天,子宫与妊娠月份相符,宫口未开全,尿HCG(+),应为( )
227. 人工流产术后1个月,阴道仍流血未净,伴发热及下腹痛,应为( )
228. 停经50余天,阴道流血4天伴腹痛,曾排肉样组织。现腹痛消失,阴道流血停止,子宫正常大小,宫口闭合,尿HCG(一),应为( )

(229~233题共用备选答案)
　　A. 阴道流血量和贫血程度不成正比,伴腹痛
　　B. 产程延长,剧烈腹痛后阵缩痛缓解,病情反加重

C. 腹痛及阴道流血,子宫硬如板状
D. 无诱因、无痛性、反复阴道流血
E. 梗阻性难产形成病理性缩复环

229. 前置胎盘（　　）
230. 胎盘早剥（　　）
231. 子宫破裂（　　）
232. 先兆子宫破裂（　　）
233. 异位妊娠（　　）

参考答案

1—5. EDADB	6—10. CEEDA	11—15. CEABB	16—20. CABCC
21—25. BDBCD	26—30. BCBDE	31—35. DEDCE	36—40. DCBCD
41—45. CABBD	46—50. CECDD	51—55. CACBB	56—60. EEEAB
61—65. CACCD	66—70. AADCD	71—75. AADBB	76—80. BEDBC
81—85. CBBBB	86—90. DDCAE	91—95. ACEBB	96—100. BCACD
101—105. ACBBE	106—110. BBBAB	111—115. DBDAC	116—120. BDAEB
121—125. ACCDE	126—130. DEBAC	131—135. CCBED	136—140. CAEEE
141—142. EDAEE	146—150. CAEEB	151—155. EBCBE	156—160. BBEEA
161—165. CCECE	166—170. EABAC	171—175. ABCEB	176—180. EBCBB
181—185. ECABB	186—190. DDDCB	191—195. DACAD	196—200. AABEB
201—205. DACEA	206—210. CDBAE	211—215. CBEBC	216—220. BADEE
221—225. BADDE	226—230. AECDC	231—233. BEA	

答案解析

1.营养不良是妊娠期高血压疾病的高危因素,因此指导孕妇合理饮食,作为预防该病方法之一显得尤为重要。增加高蛋白饮食、多维生素,富含铁、钙、锌的食物,减少过量盐的摄入。孕20周起常规补充钙剂(2g/d),有预防妊娠期高血压疾病的作用。故本题答案选E。

2.异位妊娠包括输卵管妊娠、卵巢妊娠、腹腔妊娠、宫颈妊娠及阔韧带妊娠等。在异位妊娠中,输卵管妊娠最为常见,占异位妊娠的95%左右。输卵管妊娠多发生在壶腹部(约占60%),其次为峡部,伞部和间质部少见。故本题答案选D。

3.(2011年真题)妊娠期羊水量逐渐增多,妊娠38周约1000mL,此后羊水量逐渐减少。妊娠40周羊水量约800mL,妊娠晚期羊水量少于300mL,称为羊水过少。故本题答案选A。

4.对前置胎盘孕妇科检查查时,其胎方位、胎心音、子宫大小均应与正常妊娠一样,而先露部由于受胎盘的影响可以高浮,因胎盘位于子宫下段、宫颈口附近,若胎盘覆盖前壁,可闻及胎盘杂音。只有D不相符。故本题答案选D。

5.妊娠晚期或临产时,发生无诱因、无痛性反复阴道流血,是前置胎盘的典型症状。故本题答案选B。

6.子痫患者的护理,专人监护;住单间暗室,避免一切声、光刺激;各种检查操作治疗尽可能集中,以免诱发抽搐;加床档,防受伤;记录24h出入量;协助医生控制抽搐。故本题答案选C。

7.引起输卵管妊娠最常见的原因应该是各种原因导致的慢性输卵管炎。由于炎症导致输卵管腔皱褶,管腔部分堵塞、狭窄,影响受精卵正常运行引起孕卵在该处着床,导致输卵管妊娠。故本题答案选E。

8.(2014年真题)妊娠期高血压疾病最基本的病理生理变化是全身小动脉痉挛,其他选项均是在此基础的进一步病变。故本题答案选E。

9.正常情况下,足月时羊水量约800～1000mL。羊水过多是指妊娠的任何时期,羊水量

第六章 妊娠并发症妇女的护理

超过2000mL。故本题答案选D。

10.高危妊娠主要包括妊娠期的社会经济因素及个人条件,以及疾病因素如产科病史、各种妊娠合并症、目前产科情况、恶习等导致的危害孕妇、胎儿及新生儿或者导致难产的情况。年龄大于35岁是个人条件引起的高危,妊娠期高血压疾病患者、双胎或曾有自然流产史的孕妇是产科因素引起的高危,只有肩右前位属于异常胎位的一种,横产式不属于正常胎位,易难产。凡能危害母儿或导致难产的妊娠均属高危。备选题干中仅A年龄仅30岁不属高危妊娠。故本题答案选A。

11.(2013年真题)平时月经周期规则,妊娠达到或超过42周尚未分娩者,称为过期妊娠。故本题答案选C。

12.子痫的发作是由于脑内压力增大引起的抽搐表现。患者在不能充分休息或者受到各种刺激时容易诱发子痫发作,所以强调先兆子痫患者应绝对卧床休息,注意避免光、声刺激,密切监测生命体征变化,但各项治疗操作专人集中进行,尽量减少次数等。所以本题错误的护理措施是E,因为其可能增加刺激,诱发子痫。故本题答案选E。

13.早产临床的条件:①出现规则宫缩(20min≥4次,或60min≥8次)伴有宫颈的进行性改变;②宫颈扩张1cm以上;③宫颈展平≥80%。故本题答案选A。

14.羊水过多时,子宫张力增高,孕妇易并发妊娠期高血压疾病。故本题答案选B。

15.此处为考查对妊娠时间划分的理解,妊娠28周前结束者称为流产,满28周不满37周终止者称为早产,而正常足月产是指妊娠满37周到不足42周结束者,过期产是指妊娠周数大于等于42足周者。故本题答案选B。

16.硫酸镁的最主要药理作用即是镁离子能抑制运动神经末梢对乙酰胆碱的释放,阻断神经和肌肉间的传导,使骨骼肌松弛,从而缓解血管痉挛状态,预防和控制子痫发作。但若用药过量,则会出现对骨骼肌的过度抑制,最先表现出来的是膝反射减弱,其他各选项均是在此基础上的进一步发展。故本题答案选C。

17.遗传基因缺陷、母体孕激素不足、免疫因素、胎盘因素、放射线,都是引起流产的原因,但是最常见的原因是遗传基因缺陷。故本题答案选A。

18.孕8周前的早期流产,胚胎多先死亡,随后发生底蜕膜出血并与胚胎绒毛分离,已分离的胚胎组织如异物,可引起子宫收缩,妊娠物多能完全排出,因此时胎盘绒毛发育不成熟,与子宫蜕膜联系尚不牢固,胚胎绒毛与底蜕膜容易分离,往往流产完全。故本题答案选B。

19.复发性流产,指同一性伴侣连续发生3次及3次以上的自然流产。故本题答案选C。

20.先兆流产,经休息及治疗后症状消失,可继续妊娠;若阴道流血量增多,或下腹痛加剧,可发展为难免流产。故本题答案选C。

21.晚期流产稽留时间过长可能发生凝血功能障碍,导致弥散性血管内凝血(DIC),造成严重出血。故本题答案选B。

22.不全流产,腹痛减轻,部分妊娠物排出宫腔,还有部分残留于宫腔内或嵌顿于宫颈口处,或胎儿排出后胎盘滞留宫腔或嵌顿于宫颈口,影响子宫收缩,导致大量出血,甚至发生休克。故本题答案选D。

23.宫颈内口松弛者,应在孕14~18周行颈环扎术,术后定期随诊,提前住院,待分娩发动前拆除缝线,故本题答案选B。

24.流产或清宫术后禁止性交及盆浴1个月。故本题答案选C。

25. 难免流产,阴道流血量增多,常超过月经量,阵发性腹痛加重,宫颈口已扩张,流产已经不可避免。不全流产,已经有部分妊娠物排出,部分残留于宫腔,影响子宫收缩而致阴道持续流血,严重时可引起出血性休克。处理原则都是及时清除宫腔内容物。而不全流产,小于12周者一经确诊,应尽早行吸宫术或者钳刮术。故本题答案选D。

26. 完全流产,妊娠物已完全排出,阴道流血逐渐停止,腹痛消失。妇科检查子宫大小接近正常或者略大,宫颈口已关闭,若无感染征兆,一般不需特殊处理。故本题答案选B。

27. 流产合并感染,一般用抗生素控制感染后再清宫,若不控制感染就行清宫,会导致感染扩散。故本题答案选C。

28. 前置胎盘禁止阴道检查和肛门检查,产后检查胎膜破口距离胎盘边缘7cm以内,只能适合阴道分娩,且产后才能确诊;临床表现不能确诊;B超检查可以根据胎盘下缘与子宫颈内口的关系确定前置胎盘的类型。故本题答案选B。

29. 前置胎盘和胎盘早剥都是妊娠晚期出血性疾病,都可以引起产后出血。前置胎盘常并发胎位异常,但是并不表示胎位异常就是前置胎盘和胎盘早剥的主要区别,胎盘早剥显性剥离贫血程度与阴道流血也成正比,前置胎盘的典型症状是妊娠晚期或临产时,发生无诱因、无痛性、反复性阴道流血,这是二者的主要区别。故本题答案选D。

30. 取半卧位、严格无菌操作、禁止性生活1个月、注意阴道流血有无异味,都是预防和发现有无感染的方法。流产后患者有感染的危险时,坐浴可能导致感染扩散。故本题答案选E。

31. 早孕有半数孕妇有早孕反应,所以A早孕反应不是先兆流产最早出现的症状。稽留流产胚胎或胎儿死亡,子宫停止增大。难免流产腹痛最严重,先兆流产腹痛轻微或者无腹痛,妊娠试验转阴往往胚胎或者胎儿已经死亡。先兆流产的主要表现是停经后出现少量阴道流血,少于月经量,有时伴有轻微下腹痛、腰酸或坠胀感,妇科检查可见子宫颈口未开,胎膜未破,子宫大小与停经周数相符。所以答案选D。

32. 输卵管妊娠的临床表现:停经后腹痛、阴道流血、晕厥与休克等。其中因为输卵管妊娠流产或者破裂,病灶部位出血是在腹腔,所以阴道流血量与贫血程度不成正比。弛张热不是输卵管妊娠的表现。故本题答案选E。

33. 妊娠晚期无诱因、无痛性、反复性阴道流血是前置胎盘的典型症状。前置胎盘禁止性生活、阴道检查及肛门检查。阴道分娩适用于边缘性前置胎盘,枕先露,阴道流血不多,无头盆不称,胎位异常,估计短时间内能结束分娩者。死胎不是阴道分娩的适应证。前置胎盘大出血抢救产妇的生命,需立即剖宫产。故本题答案选D。

34. 妊娠晚期出血,主要有前置胎盘和胎盘早剥,而妊娠期高血压疾病容易并发胎盘早剥。故本题答案选C。

35. 前置胎盘的并发症有产后出血、产褥感染、植入性胎盘、围生儿死亡率高。故本题答案选E。

36. 胎盘早期剥离的主要病理变化是底蜕膜出血,形成血肿,使胎盘从附着处分离。故本题答案选D。

37. 子痫患者,全身小血管痉挛,首选硫酸镁解痉,不能用血管收缩剂。故本题答案选C。

38. 血清镁离子有效治疗浓度为1.8~3.0mmol/L,超过3.5mmol/L即可出现中毒症状。使用硫酸镁必备条件:①膝腱反射存在;②呼吸≥16次/min;③尿量≥17mL/h 或≥400mL/24h;④备有10%葡萄糖酸钙10mL。故本题答案选B。

第六章　妊娠并发症妇女的护理

39.患者休克,宜采用中凹位。故本题答案选 C。

40.重度子痫前期患者,首先常规硫酸镁解痉,降压药不是首先常规使用。故本题答案选 D。

41.妊娠 52 天,阵发性腹痛,有阴道流血,说明发生了流产;有组织物排出,但是阴道流血增加,并导致失血性休克,说明排出了一部分组织,还有部分组织未排出,影响子宫收缩导致大出血。故为不全流产。故本题答案选 C。

42.(2012 年真题)腹痛是输卵管妊娠患者就诊最常见的原因。故本题答案选 A。

43.(2012 年真题)硫酸镁停药的指征:①膝腱反射消失;②呼吸<16 次/min;③尿量<17mL/h 或<400mL/24h。故本题答案选 B。

44.腹围简单估计胎儿体重的方法是:宫底高度(cm)×腹围(cm)+200。故本题答案选 B。

45.羊水卵磷脂/鞘磷脂(L/S)比值>2,提示胎儿肺成熟。故本题答案选 D。

46.(2013 年真题)宫外孕破裂失血性休克患者,需采取中凹卧位。故本题答案选 C。

47.异位妊娠最常见的部位是输卵管,约占 95%。故本题答案选 E。

48.前置胎盘禁止阴道检查和肛门检查,因为可能引起大出血。故本题答案选 C。

49.前置胎盘发生产后出血的主要原因是,子宫下段肌组织菲薄,收缩力较差,附着于此处的胎盘不易完全剥离,且开放的血窦不易关闭,故常发生产后出血,量多且难于控制。故本题答案选 D。

50.重型胎盘早剥,子宫硬如板状,宫缩间歇时不能松弛,胎位扪不清,胎心音消失。故本题答案选 D。

51.(2013 年真题)黄体酮为澄明油状液体,选择粗长针头注射。故本题答案选 C。

52.胎盘早剥显性剥离,血液经胎盘边缘沿胎膜与子宫壁之间自宫颈管流出,胎盘后无积血,贫血程度与外出血成比例。故本题答案选 A。

53.妊娠期高血压疾病多发生于妊娠 20 周后。故本题答案选 C。

54.重度妊娠期高血压疾病患者首选的治疗药物是硫酸镁解痉。故本题答案选 B。

55.输卵管妊娠有腹腔内出血的患者,腹腔内出现,最易积聚于直肠子宫陷凹,即使出血不多,也能经阴道后穹隆穿刺抽出暗红色不凝固血液。当无内出血,或内出血量很少、血肿位置较高或直肠子宫陷凹有粘连时,可能抽不出血液。故本题答案选 B。

56.钙离子与镁离子争夺神经受体而解毒,故用硫酸镁治疗妊娠期高血压疾病时,需备有 10%葡萄糖酸钙 10mL 抢救硫酸镁中毒。故本题答案选 E。

57.重度子痫前期 24h 尿蛋白定量超过 5g。故本题答案选 E。

58.轻度妊娠期高血压疾病孕妇,分娩中出现继发性宫缩乏力,无头盆不称,可以静脉滴注小剂量缩宫素加强宫缩。而麦角新碱高血压患者禁用。故本题答案选 E。

59.前置胎盘时,期待疗法适用于妊娠<34 周,胎儿体重<2000g,胎儿存活,阴道流血量不多,一般情况良好的孕妇。妊娠 36 周以后,是终止妊娠指征。故本题答案选 A。

60.双胎妊娠于分娩晚期的并发症有宫缩乏力、胎盘早剥、产后出血、胎膜早破、脐带脱垂、胎头交锁、胎头碰撞。故本题答案选 B。

61.答案 B 有呼吸困难等严重症状的孕妇(胎龄<37 周),可间隔 3~4 周定期穿刺放羊水。答案 A 穿刺放羊水一次总量不超过 1500mL,速度 500mL/h,15~20mL/min。答案 C 前

列腺素合成酶抑制剂吲哚美辛有抑制利尿的作用,期望能抑制胎儿排尿减少羊水量。应用过程中应密切随访羊水量,胎儿超声心动图,发现羊水量明显减少或胎儿动脉导管狭窄,应立即停药。由于使用有局限性,故广泛用于治疗羊水过多是错误的说法。其余选项均准确。故本题答案选 C。

62. 正常胎动每小时 3~5 次,12h>30 次,如果 12h 胎动<10 次,提示胎儿缺氧。故本题答案选 A。

63. 妊娠图中最重要的曲线是宫高。故本题答案选 C。

64. NST 试验,观察胎动时胎心率一过性加快的变化是了解胎儿的储备功能。故本题答案选 C。

65. 提示胎盘功能正常的 E/C 比值。>15 是正常值;10~15 是警戒值;<10 是危险值,提示胎盘功能减退。故本题答案选 D。

66. (2014 年真题)多胎妊娠常因有两个羊膜囊,出现羊水过多。故本题答案选 A。

67. 子痫患者的护理,各种操作护理尽可能集中,减少刺激,防止诱发抽搐。故本题答案选 A。

68. 根据病例提供的信息,可以知道该孕妇属于妊娠晚期出血,可能情况是临产早产前置胎盘或者胎盘早期剥离,再结合患者血压较高和子宫硬如板状,考虑可能是妊娠期高血压疾病导致胎盘早期剥离,由于出血使得子宫收缩,硬如板状,而且有明显压痛,所以护理诊断为胎盘早期剥离。故本题答案选 D。

69. 该孕妇的心理反应较重,而且已经很明确提示她十分担心。所以考虑该孕妇有"焦虑"的护理诊断,首先就应该给予相应的心理疏导护理,减轻压力,使其顺利接受相应治疗。故本题答案选 C。

70. 该患者妊娠 32 周,阴道流血 2 次,且流血量有增多的趋势。妊娠晚期发生无诱因、无痛性、反复性阴道流血,是前置胎盘的典型症状。而且胎位异常,亦支持前置胎盘的诊断。故本题答案选 D。

71. 根据病例描述,该孕妇停经近 2 月,出现阴道出血少,首先考虑流产可能,但是该孕妇有剧烈腹痛,而且有肛门坠胀,考虑有可能内出血,再加上下腹压痛(+),宫颈抬举痛(+),同时下腹部有移动性浊音,高度怀疑是输卵管妊娠破裂引起的表现,所以最可能的诊断是异位妊娠。故本题答案选 A。

72. 硫酸镁中毒,解毒的药物是 10% 葡萄糖酸钙,静脉注射。故本题答案选 A。

73. 从题目分析可以判断,该新生儿是"有生机儿",有呼吸,能吞咽,但生活能力很差。根据胎儿身长发育公式=妊娠月数×5,可推算出约为七个月,4×7=28 周。故本题答案选 D。

74. 该孕妇的情况显示她已经出现停经、腹痛、阴道流血的流产表现,虽然尿妊娠试验(+),检查发现:子宫增大略小于妊娠天数,而且宫口已经打开,所以考虑流产可能已经不能避免,应该是难免流产。故本题答案选 B。

75. 停经后腹痛,少量阴道流血,子宫与停经周数相符,宫口扩张,考虑难免流产。故本题答案选 B。

76. 妊娠期高血压疾病患者,易并发胎盘早剥,该患者妊娠晚期,突然剧烈腹痛伴有少量阴道流血,子宫硬如板状,压痛,胎心减慢,胎位不清,都支持胎盘早剥的诊断。故本题答案选 B。

77. 该患者子宫小于停经周数,尿 HCG(−),考虑稽留流产。故本题答案选 E。

第六章 妊娠并发症妇女的护理

78.妊娠晚期,腹部外伤病史,持续腹痛,下腹部压痛明显,子宫硬如板状,拒按,胎心音未闻及,胎位触不清,支持胎盘早剥的诊断。故本题答案选 D。

79.急性羊水过多,数天之内羊水量急剧增多,出现压迫症状,子宫大于停经月份,胎位触不清,胎心音遥远。故本题答案选 B。

80.该患者,妊娠晚期,有高血压、蛋白尿、水肿和抽搐,考虑子痫。故本题答案选 C。

81.人工流产过程中,未见绒毛,首先考虑异位妊娠。故本题答案选 C。

82.难免流产阴道流血量增多,常超过月经量,阵发性腹痛加重。子宫大小与停经周数相符或略小,子宫颈口已扩张,但组织尚未排出。故本题答案选 B。

83.宫外孕休克患者,宜采取中凹位。故本题答案选 B。

84.难免流产,流产已经不可避免,阴道流血增多,腹痛加剧,子宫颈口扩张,子宫大小与停经月份相符或略小,宫口可有组织物堵塞。故本题答案选 B。

85.该患者前置胎盘,阴道流血量少,产妇一般情况好,胎儿存活,有期待疗法的指征。故本题答案选 B。

86.血压 180/120mmHg,双下肢水肿(＋＋＋),尿蛋白 5g/天,符合重度子痫前期。故本题答案选 D。

87.该患者,中央性前置胎盘,绝对卧床休息,防止发生大出血。故本题答案选 D。

88.宫外孕休克的患者,需边纠正休克边手术。故本题答案选 C。

89.此题考查前置胎盘期待疗法的适应证及期待疗法的护理措施。适应于妊娠＜34 周、胎儿体重＜2000g、胎儿存活、阴道流血量不多、一般情况好的孕妇;一般处理:取左侧卧位,绝对卧床休息,血止后方可轻微活动;禁止性活动、阴道检查及肛门检查;密切观察阴道流血量。故本题答案选 A。

90.植入性胎盘,需切除子宫止血。故本题答案选 E。

91.过期妊娠的处理原则是及时终止妊娠。故本题答案选 A。

92.前置胎盘的主要症状是无诱因、无痛性、反复性阴道流血。故本题答案选 C。

93.该孕妇出现的症状符合重型胎盘早剥的临床表现,并且血压 150/110mmHg,是在妊娠期高血压疾病的基础上合并胎盘早剥。故本题答案选 E。

94.早产临产的诊断依据是妊娠晚期者子宫收缩规律(20min≥4 次),伴以宫颈管消退≥75%,以及进行性宫口扩张 2cm 以上。故本题答案选 B。

95.该病例妊娠试验(＋),查体子宫大小正常、阴道少量出血、宫口未开,符合先兆流产的临床表现。故本题答案选 B。

96.该患者部分妊娠组织已排出,部分组织残留在宫腔,为不全流产。不全流产的处理原则是尽快清除宫腔内组织。故本题答案选 B。

97.该患者妊娠产物已完全排出,阴道流血逐渐停止,腹痛消失,子宫接近未孕大小,宫颈口已关闭,为完全流产。完全流产不需要特殊处理。故本题答案选 C。

98.该患者停经后少量阴道流血,下腹轻微酸痛,尿妊娠试验(＋),宫口未开,子宫大小与停经周数相符,为先兆流产。故本题答案选 A。

99.该患者停经后腹痛,阴道流血多,考虑流产,有组织物排出,子宫小于正常停经月份,宫口开,考虑宫腔内妊娠组织物未排出。故本题答案选 C。

100.停经后腹痛,有组织物排出,考虑流产,出血不多,宫口闭,妊娠试验(－),考虑组织物已全部排出。故本题答案选 D。

101. 该患者停经后腹痛，阴道流血，考虑流产。宫口有组织物堵塞，子宫小于停经月份，考虑难免流产或不全流产，处理原则为立即清除宫腔内容物。故本题答案选 A。

102. 该患者保胎过程中出现体温升高，双附件增厚、触痛，白细胞增高，考虑感染性流产，阴道流血量不多，处理原则为先控制感染，再清宫，以免感染扩散。故本题答案选 C。

103. 该患者妊娠 24 周，阴道流血，腹痛，子宫不规则收缩，考虑胎盘早剥可能性大。故本题答案选 B。

104. 胎盘早剥是重度妊娠期高血压疾病的主要并发症，妊娠期高血压疾病病理变化主要是全身小动脉痉挛，胎盘绒毛退行性变、出血和梗死，严重时可发生螺旋动脉栓塞，蜕膜坏死出血；胎盘早剥的主要病理变化是底蜕膜出血。故本题答案选 B。

105. 该患者妊娠后，曾经有过先兆流产史，现妊娠试验（一），子宫明显小于停经月份，考虑胚胎已死亡较长时间，考虑稽留流产。故本题答案选 E。

106. 该患者血压 170/108mmHg，水肿，在先兆子痫的基础上出现抽搐，符合子痫的临床表现。故本题答案选 B。

107. 尿妊娠试验（一）代表流产可能。故本题答案选 B。

108. 通常硫酸镁的滴注速度以 1g/h 为宜，不超过 2g/h，每日维持用量 15～20g。故本题答案选 B。

109. 根据孕 31 周有早产史，现阴道少量出血考虑先兆早产，故予以上治疗延长孕周。故本题答案选 A。

110. 治疗子痫的首选为解痉药：硫酸镁。故本题答案选 B。

111. 重度妊娠高血压疾病时，要避免任何可以诱发抽搐的因素，应安置患者在单人暗室，戴眼罩，避免声、光刺激，治疗和护理操作都要相对集中。故本题答案选 D。

112. 该患者初孕妇，头晕，血压 165/105mmHg，尿蛋白（＋＋），为重度子痫前期，首选硫酸镁解痉。故本题答案选 B。

113. 该患者曾经 3 次自然流产，为复发性流产，因此应以预防为主。故本题答案选 D。

114. 先兆早产已孕近足月，采取左侧卧位以减少自发性宫缩，提高子宫血流量，改善胎盘功能，增加胎儿氧供与营养，通过休息和药物治疗控制宫缩，尽量维持妊娠至足月，提高早产儿的存活率。故本题答案选 A。

115. 该患者停经、腹痛、阴道流血、晕厥、休克、宫颈举痛、后穹隆触痛，考虑异位妊娠流产或破裂，有腹腔内出血，检查阴道后穹隆穿刺简单、可靠，处理需急诊手术治疗。故本题答案选 C。

116. 重型胎盘早剥的处理原则：纠正休克，及时终止妊娠，防止并发症。故本题答案选 B。

117. 胎盘早剥有产后出血、弥散性血管内凝血、急性肾衰竭等并发症。A、B、C、E 都不是胎盘早剥的并发症，故本题答案选 D。

118. （2014 年真题）宫外孕破裂大出血、失血性休克的患者，处理原则为输血、输液、纠正休克的同时迅速手术抢救患者。故本题答案选 A。

119. （2014 年真题）该患者为妊娠期高血压疾病重度子痫前期，首选硫酸镁解痉，使用硫酸镁需注意观察硫酸镁的中毒现象。故本题答案选 E。

120. （2015 年真题）恐惧，与孕妇担心胎儿安危有关。故本题答案选 B。

121.(2015年真题)停经后少量阴道流血,轻微下腹痛,胎儿存活,子宫大小与停经周数相符,宫口未开,考虑先兆流产。故本题答案选A。

122.(2015年真题)羊水过多患者羊膜腔穿刺术后,放置沙袋的目的是预防腹腔内压力骤降引起休克。故本题答案选C。

123.(2015年真题)重度子痫前期患者,首选的解痉药物是硫酸镁。故本题答案选C。

124.镁离子易蓄积而发生中毒。由于钙离子可与镁离子争夺神经细胞上的同一受体,阻止镁离子的继续结合,因此应随时准备好10%的葡萄糖酸钙注射液,以便出现毒性作用时及时予以解毒。故本题答案选D。

125.(2014年真题)妊娠期高血压疾病的基本病理变化:全身小血管痉挛。故本题答案选E。

126.(2014年真题)阴道不自主流液3h,该孕妇应该是胎膜早破,保持外阴清洁干燥,使用消毒会阴垫,每天用消毒液擦洗会阴2次,便后清洗外阴,于破膜12h后使用抗生素预防感染。故本题答案选D。

127.(2014年真题)该孕妇血压160/120mmHg。实验室检查:水肿(++),尿蛋白(+++),已是重度子痫前期,首选用硫酸镁来解痉,防止子痫的发生,而硫酸镁使用不当,易发生中毒,所以要注意的是使用硫酸镁时有无中毒现象。故本题答案选E。

128.(2015年真题)前置胎盘常见护理诊断/问题:(1)组织灌注量无效:与大量阴道流血有关。(2)潜在并发症:早产、胎儿窘迫、产后出血。(3)有感染的危险:与失血致产妇抵抗力下降,胎盘剥离面接近宫颈外口细菌容易侵入有关。(4)恐惧:与担心母儿生命安全有关。心理问题是:恐惧。故本题答案选B。

129.(2015年真题)停经52天,阴道点滴流血2天,伴轻度下腹阵发性疼痛。尿妊娠试验(+)。查体:宫口闭,子宫如孕7周大小。符合先兆流产的表现:停经后少量阴道流血,量比月经少,有时伴有轻微下腹痛和腰痛。子宫大小与停经周数相符,宫颈口未开,胎膜未破,妊娠产物未排出。故本题答案选A。

130.(2015年真题)注意控制羊水流出的速度及量。羊水流出速度不超过500mL/h,每次放羊水量不超过1500mL。后加腹带包扎,以免腹压骤降引起胎盘早剥、休克。故本题答案选C。

131.(2015年真题)解痉药物:首选硫酸镁。硫酸镁的药理作用是镁离子能抑制运动神经末梢对乙酰胆碱的释放,阻断神经和肌肉间的传导,使骨骼肌松弛,从而缓解血管痉挛状态,预防和控制子痫发作。用药指征:预防重度子痫前期发展为子痫;子痫前期临产前预防用药。故本题答案选C。

132.该病例描述的是无诱因、无痛性的孕晚期出血,首先应该考虑的是前置胎盘的可能。目前已经孕38周,不可能出现E,无痛性、无诱因出血可以基本排除D,无宫缩可以排除A和B。故本题答案选C。

133.该患者是一位前置胎盘的孕妇,肯定首先要排除可能引起出血的方法,即排除了A、C和D。而NST试验就是催产素激惹试验:通过慢速静滴少量催产素,当宫缩时子宫胎盘循环受阻,胎儿宫内一过性缺氧的缺氧负荷试验,且是能测定胎儿储备能力的试验。而B超检查不仅可以判断胎盘功能,而且可以明确胎盘的具体位置、大小、厚度。故本题答案选B。

134.凡胎盘附着于子宫下段,甚至胎盘下缘达到或覆盖宫颈内口处,位置低于胎儿的先露部,称为前置胎盘。故本题答案选 E。

135.前置胎盘的处理原则依据是根据孕妇的一般情况、孕期、胎儿成熟度、出血量以及产道条件等综合分析,制定具体方案。可以采取期待疗法或者终止妊娠的方法。期待疗法适用于妊娠不足 36 周,阴道流血量不多,孕妇全身情况良好,胎儿存活者。该患者目前孕 38 周,胎儿已足月。一般情况尚可,阴道流血量较多,综合分析病例未给出产道、宫缩、产程进展情况,现胎心减速改变提示胎儿窘迫,适宜尽早终止妊娠。分娩方式:前置胎盘中除边缘性前置胎盘外,估计短时间内能经阴道分娩,为减少产时、产后出血,余均最好采取剖宫产。故本题答案选 D。

136.该患者停经,阴道流血,腹痛加剧,出血增多,有组织物排出,宫腔内妊娠组织物残留,考虑不全流产。故本题答案选 C。

137.早期流产最主要的原因是遗传基因缺陷。故本题答案选 A。

138.不全流产处理原则是及时清除宫腔内容物,因为宫腔内还有组织物未排出,若不及时清除,会影响子宫收缩,可导致大出血。故本题答案选 E。

139.不全流产、失血性休克患者,输血、输液、抗感染,同时清宫。故本题答案选 E。

140.停经、妊娠试验阳性,考虑早孕。下腹撕裂样疼痛,伴头晕、呕吐、肛门坠胀,考虑输卵管妊娠破裂。故本题答案选 E。

141.输卵管妊娠流产或破裂,阴道后穹隆饱满、有触痛。宫颈着色,举痛或摇摆痛,子宫稍大,质软,内出血较多时,子宫有漂浮感,病灶所在附件区可扪及不规则包块,压痛明显。故本题答案选 E。

142.异位妊娠 95% 发生在输卵管,故考虑输卵管妊娠可能性大。所以本题答案选 D。

143.输卵管妊娠是急诊手术治疗为主,非手术治疗为辅。化学药物治疗,适应于早期输卵管妊娠,要求保持生育能力的年轻患者。故本题答案选 A。

144.妊娠试验(+)表示妊娠,不能确定宫内妊娠还是宫外孕,B 超若能看到附件区原始胎心搏动,说明是输卵管妊娠,而且是活胎,盆腔大量液暗区,表示盆腔内有大量积血。故本题答案选 E。

145.妊娠 35 周,有高血压、蛋白尿、水肿,有头晕、头痛、恶心、呕吐等自觉症状。符合妊娠期高血压疾病的临床表现。故本题答案选 E。

146.血肌酐>106μmol/L,血小板<100×10^9/L,考虑子痫前期重度。故本题答案选 C。

147.子痫前期患者,首选硫酸镁解痉。故本题答案选 A。

148.护理诊断有母儿受伤的危险,有水钠潴留、低蛋白血症导致体液过多的危险,有知识缺乏/恐惧、有潜在并发症(心衰、肾衰、胎盘早剥、DIC 等),但是不会引起前置胎盘。故本题答案选 E。

149.妊娠期高血压疾病的护理措施:(1)避免刺激:安置患者在单人房间,光线宜暗,空气流通,保持绝对安静,避免一切外来刺激(如光亮和声音等),护理操作要轻柔、相对集中,防止因刺激而诱发抽搐。(2)专人护理:为患者提供特别护理,详细观察记录病情、检查结果及治疗经过,为医生制定治疗方案提供依据。注意休息,嘱患者摄入足够的蛋白质,水肿严重者适当限制食盐的摄入。故本题答案选 E。

150.根据病例提供的信息,可以知道该孕妇属于妊娠晚期出血,可能情况是临产早产前置

第六章　妊娠并发症妇女的护理

胎盘或者胎盘早期剥离,再结合患者停经 38 周,腹痛 8h,阴道出血 4h,近 1 月双下肢水肿逐渐加重,休息后无消退,胎动频伴头晕入院。有家族性高血压病史。考虑可能是妊娠期高血压疾病导致胎盘早期剥离,因胎盘早期剥离典型症状为突然发生腹部持续性疼痛,伴有或不伴有阴道流血,而前置胎盘的主要症状是无诱因、无痛性反复阴道流血。而血管病变如重度子痫前期、慢性高血压也是引起胎盘早剥的主要原因。所以医疗诊断为胎盘早剥。故本题答案选 B。

151.该女士近 1 月双下肢水肿逐渐加重,休息后无消退。询问朋友"孕妇都有胎肿",胎动频伴头晕入院。有家族性高血压病史。而血管病变如重度子痫前期、慢性高血压也是引起胎盘早剥的主要原因。故应考虑此患者发病与妊娠期高血压疾病有关。故本题答案选 E。

152.根据病例提供的信息,可以知道该孕妇 BP 21/12.8kPa,双下肢水肿(+++)。子宫硬如木板,腹部压痛,拒按,胎位触不清,胎心音未闻及。血常规:Hb 7.8g/L,B 超示:宫内晚孕,死胎,胎盘位于子宫前壁,胎盘与宫壁之间可见 8cm×6cm×4cm 的低回声区。可能情况是临产早产前置胎盘或者胎盘早期剥离,再结合患者血压较高和子宫硬如板状,胎盘早剥是重度子痫前期的主要并发症,考虑可能是妊娠期高血压疾病导致胎盘早期剥离,由于出血使得子宫收缩,硬如板状,而且有明显压痛,所以错误的应该是前置胎盘。故本题答案选 B。

153.胎盘早剥的主要原因:(1)血管病变:如重度子痫前期、慢性高血压。(2)机械因素:腹部直接受到撞击、挤压;外倒转术矫正胎位、脐带绕颈、脐带过短。(3)子宫静脉压突然升高:妊娠晚期或临产后孕妇长时间仰卧,增大的子宫压迫下腔静脉。(4)子宫腔内压力骤降:羊水过多破膜后羊水流出过快。(5)其他:如高龄孕妇、吸烟、孕妇代谢异常、子宫肌瘤患者等易并发胎盘早剥,有胎盘早剥史的孕妇再次发生的可能性增加 10 倍。而子宫内膜炎是前置胎盘的主要原因。故本题答案选 C。

154.胎盘早剥治疗原则:纠正休克,及时终止妊娠,控制并发症。剖宫产:若胎盘剥离面积大(Ⅱ度、Ⅲ度),外出血量与贫血程度不相符,病情危急时,应做好剖宫产术前准备。根据该产妇的情况,胎儿已经死亡,短时间不能分娩,应行剖宫产,抢救产妇的生命。故本题答案选 B。

155.胎盘早剥护理措施:纠正休克,迅速建立静脉通路,输血、输液,面罩吸氧,纠正缺氧状态,改善血液循环。及时终止妊娠,控制并发症。剖宫产:若胎盘剥离面积大(Ⅱ度、Ⅲ度),外出血量与贫血程度不相符,病情危急时,应做好剖宫产术前准备。根据该产妇的情况,胎儿已经死亡,短时间不能分娩,应行剖宫产,抢救产妇的生命。故本题答案选 E。

156.前置胎盘是指妊娠 28 周后若胎盘附着于子宫下段,甚至胎盘下缘达到或覆盖宫颈内口处,位置低于胎儿先露部,其临床主要特点是无诱因、无痛性反复阴道流血,根据该孕妇的病史提供:停经 29 周,阴道大量流血半小时,入院前正在看电视,突然出现阴道较多流血,无腹痛。该患者的医疗诊断最可能的是前置胎盘。故本题答案选 B。

157.禁止肛门检查及灌肠,一般不做阴道检查,可做超声检查:B 超可清楚看到子宫壁、胎先露、胎盘与宫颈的位置,胎盘定位准确率高达 95% 以上,是目前前置胎盘最安全、有效的首选方法。故本题答案选 B。

158.前置胎盘易发生产时、产后出血,产褥感染,植入性胎盘,胎儿窘迫等并发症,使围生儿死亡率增加,同时导致手术产率增加,不包括肾衰竭。故本题答案选 E。

159.剖宫手术:剖宫产能迅速结束分娩,达到止血目的,使母儿相对安全,是目前处理前置胎盘最好的方法。故本题答案选 E。

160.禁止肛门检查及灌肠,一般不做阴道检查,必须进行阴道检查时,应做好输血、输液的准备。按腹部手术患者的护理进行术前准备;向患者解释病情,消除紧张和顾虑。所以错误的应该是 A。故本题答案选 A。

161. 根据该女士病史:停经 7 个月从未感胎动,停经 5 个月时曾有阵发性腹痛与少许阴道出血,现偶有下腹痛,子宫增大如 4 个月妊娠大,听不到胎心。说明胎儿死亡已有 3 个月,胚胎或胎儿已死亡未及时自然排出者。符合稽留流产的诊断。故本题答案选 C。

162. 稽留流产:处理较困难,胎盘组织机化,与子宫壁粘连精密,刮宫困难;恐 DIC,严重出血。处理前查血浆纤维蛋白原、血小板,配血用雌激素 5 天,再引产。故本题答案选 C。

163. 腹痛是异位妊娠患者的主要症状;一侧下腹部撕裂样疼痛,常伴恶心、呕吐;多数患者有 6~8 周停经史。下腹部尤其是患侧有明显的压痛、反跳痛,出血较多时,叩诊有移动性浊音。盆腔检查:阴道后穹隆饱满,有触痛;出现宫颈举痛或摇摆痛,为输卵管妊娠的主要体征之一。该患者停经 50 天,阴道少量流血 2 天,撕裂样疼痛,伴肛门坠胀感,晕厥一次,下腹明显压痛、反跳痛。妇科检查:子宫颈口闭合,抬举痛,后穹隆饱满触痛,子宫稍大,右偏质软,子宫左侧扪及触痛明显的混合性包块,边界欠清。符合异位妊娠的诊断。故本题答案选 E。

164. (1)有内出血患者立即取中凹卧位,吸氧,保暖。(2)建立两条静脉通道,做配血交叉试验,按医嘱输血、输液,补充血容量。(3)监测病情:严密监测生命体征,每 10~15min 测 1 次并记录。监测孕妇尿量,观察阴道流血的量、色、性状及腹痛的部位、性质、伴随症状。(4)立即做好术前准备,如备皮、留置导尿、过敏试验及术前用药等。术后严密观察生命体征,注意阴道流血及子宫收缩情况。所以错误的是 C:患者取仰卧位,便于盆腔液局限。故本题答案选 C。

165. 该患者已接近休克,不宜再搬动,目前最适宜的方法:阴道后穹隆穿刺是一种简单可靠的诊断方法。若抽出暗红色不凝固血液,说明腹腔存在内出血。故本题答案选 E。

166. 常见护理诊断/问题:(1)组织灌注量改变:与输卵管妊娠流产或破裂引起大出血有关。(2)潜在并发症:失血性休克。(3)有感染的危险:与大量出血引起机体抵抗力下降及手术操作有关。(4)恐惧:与担心手术失败、生命安危有关。(5)预感性悲哀:与即将失去胎儿及切除输卵管有关。针对目前这个患者的情况,应该首要的护理诊断/潜在并发症是失血性休克。故本题答案选 E。

167. 停经 45 天,阴道少量流血 2 天。检查:宫颈口未开,子宫增大如孕 45 天大小,尿 HCG(+),符合先兆流产的诊断。故本题答案选 A。

168. 先兆流产保胎不成功,阴道大量流血,腹痛加重,宫颈口已开,可见胚囊组织堵塞在宫颈口,没有妊娠物排出,符合难免流产的诊断。故本题答案选 B。

169. 对于这个患者,为了防止大出血,应立即清宫,通知医生查看患者。故本题答案选 A。

170. 前置胎盘是指妊娠 28 周后若胎盘附着于子宫下段,甚至胎盘下缘达到或覆盖宫颈内口处,位置低于胎儿先露部,其临床主要特点是无诱因、无痛性反复阴道流血,根据该孕妇的病史提供:宫内妊娠 34^{+4} 周,无痛性阴道出血 8h,符合前置胎盘的临床特点。故本题答案选 C。

171. 禁止肛门检查及灌肠,一般不做阴道检查,因阴道检查可刺激子宫收缩而发生出血。可做超声检查,B 超可清楚看到子宫壁、胎先露、胎盘与宫颈的位置,胎盘定位准确率高达 95% 以上,是目前前置胎盘最安全、有效的首选方法。故本题答案选 A。

172. 根据该产妇的情况:阴道出血量少,量约 100mL。体格检查:血压 120/80mmHg,无宫缩,胎心率 158 次/min。患者一般情况可。胎儿无宫内窘迫,可采用期待疗法。妊娠 36 周以后择期终止妊娠。(1)观察病情:监测生命体征,观察阴道出血量,定时听取胎心音,必要时

第六章 妊娠并发症妇女的护理

进行胎儿电子监护,发现异常及时通知医生。(2)指导孕妇绝对卧床休息,取左侧卧位或前置胎盘的同侧卧位,间断吸氧,每天3次,每次30分钟。(3)减少刺激:禁止肛门检查及灌肠,一般不做阴道检查,必须进行阴道检查时,应做好输血、输液的准备。(4)必要时遵医嘱给宫缩抑制剂及镇静剂,抑制宫缩。(5)如因反复出血需提前终止妊娠者,应用地塞米松促进胎肺成熟,预防新生儿窘迫综合征的发生。故本题答案选B。

173.根据该女士的病例:妊娠32周时诊断为妊娠期高血压疾病,于妊娠38周时,孕妇自觉头晕、头痛,随后发生抽搐、昏迷。途中又抽搐1次。符合妊娠期高血压疾病子痫发作典型表现:抽搐。故本题答案选C。

174.预防胎儿缺氧:指导孕妇进行胎动计数,勤听胎心音,最佳的方法应是进行电子胎儿监护(NST),及时发现胎儿缺氧并纠正。故本题答案选E。

175.子痫患者的护理:(1)控制抽搐:患者一旦发生抽搐,应尽快控制。硫酸镁为首选药物,必要时可加用强有力的镇静药物。(2)专人护理,防止受伤:在子痫发生后,应立即保持患者的呼吸道通畅,并立即给氧,用开口器置于上、下磨牙间放置一缠好纱布的压舌板,用舌钳固定舌头以防咬伤唇舌或发生舌后坠。患者取头低侧卧位,以防黏液吸入呼吸道或舌头阻塞呼吸道,也可避免发生低血压综合征。必要时,用吸引器吸出喉部黏液或呕吐物,以免窒息。在患者昏迷或未完全清醒时,禁止给予一切饮食和口服药,防止误入呼吸道而致吸入性肺炎。(3)减少刺激,以免诱发抽搐:患者应安置于单人暗室,保持绝对安静,空气流通,避免声、光刺激,一切治疗活动和护理操作尽量轻柔且相对集中,限制探视。(4)严密监护:密切注意血压、脉搏、呼吸、体温及尿量(留置尿管)记出入量。及时进行必要的血、尿化验和特殊检查,及早发现脑出血、肺水肿、急性肾衰竭等并发症。(5)低流量吸氧,加强胎心监护:注意观察有无阴道出血及宫底上升、腹痛等。(6)必要时终止妊娠,要与家属讲解并使其有充分的心理准备。所以错误是B:将患者置于安静、光线充足的病房。故本题答案选B。

176.妊娠期高血压疾病辅助检查包括:(1)血液检查:检查血常规、血细胞比容、血浆黏度、全血黏度,重症患者还需检查出凝血时间,凝血酶原时间,血小板计数等。(2)尿液检查:尿蛋白定性、定量检查,尿比重检查。(3)肾功能检查:谷丙转氨酶、血尿素氮、肌酐及尿酸等测定。(4)眼底检查:正常动静脉比例为2∶3,妊娠高血压疾病时动静脉比例为1∶2,甚至1∶4。严重时可出现视网膜水肿、渗出、出血,甚至视网膜剥离而导致一过性失明。(5)其他检查:胎盘功能、胎儿成熟度、B超、超声心动图、心电图检查等结合病情而定。故本题答案选E。

177.首选硫酸镁,可控制子痫抽搐及防止再抽搐,纠正缺氧和酸中毒,控制血压。硫酸镁的药理作用是镁离子能抑制运动神经末梢对乙酰胆碱的释放,阻断神经和肌肉间的传导,使骨骼肌松弛,从而缓解血管痉挛状态,预防和控制子痫发作。故本题答案选B。

178.根据该女士的病例:有家族高血压病史。孕34周出现头痛、眼花、心悸、胸闷等自觉症状。查体:血压160/110mmHg,尿蛋白(++),水肿(++),眼底A∶V=1∶3,视乳突水肿,今上午9时出现剧烈头痛,呕吐,继而抽搐数次。血压160/110mmHg,尿蛋白(++),水肿(++),眼底A∶V=1∶3符合重度子痫前期诊断,由于病情没有控制,而发展成了子痫,符合子痫发作典型表现:抽搐。故本题答案选C。

179.子痫处理原则:控制抽搐,纠正缺氧和酸中毒,控制血压,抽搐控制后终止妊娠。故本题答案选B。

180.本题解析同175题。故本题答案选B。

181. 根据该女士的病例:停经 50 天,阴道少量流血 1 天。突发下腹剧痛,伴恶心、呕吐。妇科检查:有少量血液,宫颈举痛明显,后穹隆触痛(+),尿妊娠试验弱阳性。符合异位妊娠的诊断:腹痛是异位妊娠患者的主要症状,一侧下腹部撕裂样疼痛,常伴恶心、呕吐;多数患者有 6~8 周停经史。盆腔检查:阴道后穹隆饱满,有触痛;出现宫颈举痛或摇摆痛,为输卵管妊娠的主要体征之一。故本题答案选 E。

182. 阴道后穹隆穿刺:是一种简单可靠的诊断方法。若抽出暗红色不凝固血液,说明腹腔存在内出血。故本题答案选 C。

183. B 超可显示有无胎囊、胎动、胎心等。故本题答案选 A。

184. 根据该女士的病例:停经 50 天,有少量阴道流血,无早孕反应。妇科检查:宫口闭,软,双附件(一),符合稽留流产的诊断:胚胎或胎儿已死亡未及时自然排出者。故本题答案选 B。

185. 胎盘早期剥离的处理原则:纠正休克,及时终止妊娠,控制并发症。及时终止妊娠:(1)阴道分娩:孕妇一般情况好,胎盘剥离面积小(Ⅰ度),出血量不多,宫口已开全,胎心良好的情况下,行阴道分娩。(2)剖宫产:若胎盘剥离面积大(Ⅱ度、Ⅲ度),外出血量与贫血程度不相符,应做好剖宫产术前准备。该产妇胎心、胎动消失,不能短时间分娩,会影响子宫收缩,且很有可能出现 DIC,应尽快剖宫产终止妊娠。故本题答案选 B。

186. 胎盘早剥是妊娠期发生凝血功能障碍最常见的原因,约 1/3 伴有死胎患者可发生 DIC。该产妇胎心、胎动消失,胎儿已死亡,故最易出现的并发症是 DIC。故本题答案选 D。

187. 胎盘早剥的护理措施:(1)纠正休克:迅速开放静脉,积极补充血容量。同时密切监测胎儿状态。(2)严密观察病情变化。(3)终止妊娠:做好分娩或剖宫产术前准备。(4)预防产后出血:分娩后及时给予子宫收缩剂并按摩子宫,同时预防晚期产后出血。(5)产褥期护理:加强营养,纠正贫血。及时更换消毒会阴垫,保持会阴清洁,防止感染。针对这个女性,只能选 D。故本题答案选 D。

188. 针对该患者应定时测量孕妇的生命体征、尿量并及时记录;密切观察阴道出血量、颜色及性状,注意出血量与失血程度是否相符;观察子宫底高度、紧张度及子宫压痛,判断病情严重程度。观察患者有无出血倾向,检查凝血功能,判断有无凝血功能障碍。观察尿量,肾功能检查有无肾衰竭,发现异常及时通知医生。观察子宫收缩情况,及时发现子宫胎盘卒中,应用宫缩剂增强宫缩,必要时行子宫切除术。而大便并不在目前观察的范围。故本题答案选 D。

189. 妊娠期高血压疾病病理变化主要是全身小血管痉挛、胎盘绒毛退行性变、出血和梗死,严重时可发生螺旋动脉栓塞、蜕膜坏死出血。故本题答案选 C。

190. 子痫前期:应住院治疗,防止子痫及并发症的发生。首选解痉药物:硫酸镁。硫酸镁的最主要药理作用即是镁离子能抑制运动神经末梢对乙酰胆碱的释放,阻断神经和肌肉间的传导,使骨骼肌松弛,从而缓解血管痉挛状态,预防和控制子痫发作。故本题答案选 B。

191. 硫酸镁若用药过量,则会出现对骨骼肌的过度抑制,最先表现出来的是膝反射减弱或消失,然后其他各选项均是在此基础上的进一步发展。最严重的为呼吸、心搏骤停。注意:护士在用药前及用药过程中均应监测孕妇血压,同时还应检测以下指标:①膝腱反射必须存在;②呼吸不少于 16 次/min;③尿量每 24h 不少于 600mL 或每小时不少于 25mL,尿少提示排泄功能受抑制,镁离子易蓄积而发生中毒。体温不是观察的内容。故本题答案选 D。

192. 正式临产前 1~2 天,子宫下段扩张,宫颈管消失,宫颈内口附近的黏膜与该处的宫壁

第六章 妊娠并发症妇女的护理

分离,毛细血管破裂出血与宫颈管内的黏液相混合排出,称见红。它是分娩最可靠的征象。故本题答案选 A。

193.(2014 年真题)根据该女性的病史:晨起醒来,发现阴道流血,量较多。没有产生腹痛的,符合晚期出血性疾病前置胎盘,前置胎盘的主要症状是无诱因、无痛性反复阴道流血。故本题答案选 C。

194.(2014 年真题)针对该产妇的目前情况,最主要的护理问题就是:焦虑,与担心母儿生命安全有关。故积极做好心理护理:鼓励孕妇及家属说出心中的焦虑、恐惧和担心的感受,认真解释期待疗法的目的,增加患者的信心和安全感,使其积极配合治疗和护理。故本题答案选 A。

195.(2014 年真题)针对该前置胎盘的产妇:①孕妇需绝对卧床休息,以左侧卧位为佳,定时、间断吸氧。进行腹部检查时动作要轻柔,禁止肛门检查及灌肠,一般不做阴道检查,必须进行阴道检查时,应做好输血、输液的准备。②纠正贫血。③监测病情变化。严密观察并记录孕妇生命体征,阴道流血的量、色,监测胎儿宫内状态。④预防产后出血和感染。超声检查:B 超可清楚看到子宫壁、胎先露、胎盘与宫颈的位置,胎盘定位准确率高达 95% 以上,是目前前置胎盘最安全、有效的首选方法。故本题答案选 D。

196.根据病史资料,该女性"宫外孕、出血性休克",休克分为两个阶段:即休克代偿期和休克抑制期:(1)休克代偿期:在失血性休克中,当丧失血容量尚未超过 20% 时,由于机体的代偿作用,患者的中枢神经、突触兴奋性提高,交感神经活动增加。表现为精神紧张或烦躁、面色苍白、手足湿冷、心率加快、过度换气等。血压正常或稍高,反映小动脉收缩情况的舒张压升高,故脉压缩小。尿量正常或减少。这时如果处理得当,休克可以很快得到纠正。如处理不当,则病情发展,进入抑制期。(2)休克抑制期:患者神志淡漠,反应迟钝,甚至可出现神志不清或昏迷、口唇肢端发绀、出冷汗、脉搏细速、血压下降、脉压差更缩小。严重时,四肢冰冷,脉搏扪不清,血压测不出,无尿。还可有代谢性酸中毒出现。皮肤、黏膜出现瘀斑或消化道出血,则表示病情已发展到弥散性血管内凝血阶段(DIC)。出现进行性呼吸困难,脉速,烦躁或咯出粉红色痰,动脉血氧分压降到 8kPa(60mmHg)以下,虽给大量氧也不能改善症状和提高氧分压时,常提示呼吸困难综合征 ARDS 的存在。该女性意识丧失,面色苍白、口唇、四肢末梢严重发绀,脉搏、心音、血压均测不出,血氧饱和度迅速下降至 20%。符合休克抑制期,提示呼吸困难综合征 ARDS-呼吸衰竭-心脏骤停。心脏骤停是临床死亡的标志,其症状和体征如下:心音消失,脉搏触不到,血压测不出。故本题答案选 A。

197.本题解析同 196。故本题答案选 A。

198.心脏骤停须进行心肺复苏。恢复有效血液循环:立即胸外心脏按压。要点是:患者仰卧,背置地面或垫硬板,术者双掌重叠,双肘直,用肩部力量以掌根垂直按压患者胸骨中、下 1/3 交界处,使胸骨下段下陷 4cm 左右,频率 70~80 次/min。呼吸停止时立即疏通气道及人工呼吸:①将患者头后仰,抬高下颏,清除口腔异物。②紧接口对口人工呼吸,吹气时要捏住患者鼻孔,如患者牙关紧闭,可口对鼻吹气,使患者胸部隆起为有效,每分钟吹气 12~16 次,人工呼吸要与胸外心脏按压以 1:5 或 2:10 交替施行。故本题答案选 B。

199.早产是指妊娠满 28 周至不满 37 足周之间分娩者。故本题答案选 E。

200.平时月经规则,妊娠达到或超过 42 周尚未分娩者,称过期妊娠。故本题答案选 B。

201.胎盘早剥是指妊娠 20 周后或分娩期,正常位置的胎盘在胎儿娩出之前,部分或全部从子宫壁剥离,称胎盘早期剥离,简称胎盘早剥。故本题答案选 D。

202. 早期流产是指孕 12 周末以前。故本题答案选 A。

203. 晚期流产是指孕 12 周以后 28 周末以前。故本题答案选 C。

204. 妊娠晚期羊水量少于 300mL 者,称为羊水过少。故本题答案选 E。

205. 妊娠任何时期羊水量超过 2000mL 者,称羊水过多。故本题答案选 A。

206. 羊水孕足月时为 1000mL。故本题答案选 C。

207~208. 穿刺放羊水一次总量不超过 1500mL,速度 500mL/h,15~20mL/min。故本题答案选 D、B。

209. 该初产妇怀巨大胎儿,骨盆大小中等,恐会难产,建议剖宫产。故本题答案选 A。

210. 双胎妊娠分娩:当第一个胎儿娩出约 20min,协助娩出第二胎儿;如 15min 后无宫缩,遵医嘱静脉滴注缩宫素促进宫缩。故本题答案选 E。

211. 会阴体疤痕恐分娩时张力不够,发生撕裂,应行会阴侧切。故本题答案选 C。

212. 子宫收缩乏力,需加强子宫收缩:人工破膜、静脉滴注缩宫素。加强子宫收缩首选人工破膜。故本题答案选 B。

213. 当人工破膜无效时,选择静脉滴注缩宫素加强宫缩。故本题答案选 E。

214. 胎盘功能检查:包括孕妇雌三醇(E3)测定、孕妇血清胎盘泌乳素(HPL)、血清妊娠特异性 β-糖蛋白及阴道脱落细胞测定等。故本题答案选 B。

215. 卵磷脂与鞘磷脂比值(L/S)>2 提示胎儿肺成熟。故本题答案选 C。

216. 胎盘功能检查:E/C。故本题答案选 B。

217. 肌酐值≥176.8μmol/L(2mg%)提示肾成熟。故本题答案选 A。

218. 胆红素类物质<0.02 提示肝成熟。故本题答案选 D。

219. 脂肪细胞出现率≥20%,提示皮肤成熟。故本题答案选 E。

220. 停经 7 周,点滴状阴道流血 10 天,下腹痛伴肛门坠胀,符合异位妊娠的诊断。故本题答案选 E。

221. 发现左侧附件肿块 2 年,妇科检查后突感腹痛,逐渐加重。符合卵巢肿瘤蒂扭转的诊断。故本题答案选 B。

222. 转移性右下腹痛 10h,T 38.5℃,月经正常,无阴道流血,WBC 升高。符合急性阑尾炎的诊断。故本题答案选 A。

223. 根据病史:停经 6 周少量阴道流血 10h,下腹隐痛,妇科检查:子宫相当于孕 6 周大小,宫口闭合,附件无肿块,HCG(+)。符合先兆流产的表现为停经后少量阴道流血,量比月经少,有时伴有轻微下腹痛和腰痛。子宫大小与停经周数相符,宫颈口未开,胎膜未破,妊娠产物未排出。故本题答案选 D。

224. 停经 5 个月余,子宫如孕 60 天大小,符合稽留流产,指胚胎或胎儿已死亡,滞留在宫腔内尚未自然排出者。故本题答案选 D。

225. 流产合并感染阴道少量流血,暗红色,有恶臭味,伴腹痛,有组织残留于宫腔内,可引起宫腔感染。故本题答案选 E。

226. 符合先兆流产的表现:停经后少量阴道流血,量比月经少,有时伴有轻微下腹痛和腰痛。子宫大小与停经周数相符,宫颈口未开,胎膜未破,妊娠产物未排出。故本题答案选 A。

227. 符合流产合并感染:流产过程中,阴道流血时间长,有组织残留于宫腔内,可引起宫腔

第六章　妊娠并发症妇女的护理

感染。故本题答案选 E。

228. 根据病例提示：停经 50 余天，阴道流血 4 天伴腹痛，曾排肉样组织。现阴道流血停止，子宫正常大小，宫口闭合，尿 HCG(一)。符合完全流产的诊断：妊娠产物已完全排出，阴道出血逐渐停止，腹痛逐渐消失。妇科检查：子宫接近未孕大小或略大，宫颈口已关闭。故本题答案选 C。

229. 前置胎盘的主要症状是妊娠晚期或临产后发生无诱因、无痛性、反复阴道出血。故本题答案选 D。

230. 胎盘早剥主要表现为腹痛及阴道流血，最严重时子宫硬如板状。故本题答案选 C。

231. 子宫破裂：子宫破裂常发生于瞬间，产妇突感腹部撕裂样剧烈疼痛，子宫收缩骤然停止，腹痛可暂时缓解。即出现面色苍白，出冷汗，脉搏细数，呼吸急促，血压下降等休克征象。故本题答案选 B。

232. 先兆子宫破裂的四大主要临床表现是：子宫形成病理性缩复环、下腹部压痛、胎心率改变及血尿出现。故本题答案选 E。

233. 异位妊娠的阴道流血量和贫血程度不成正比，因为大部分是内出血。故本题答案选 A。

第七章 妊娠合并症妇女的护理

一、A_1/A_2 型题（每一道题下面有 A、B、C、D、E 五个备选答案。请从中选择一个最佳答案）

1. 妊娠合并心脏病发生心衰的可能性较小的是（　　）
   A. 妊娠早期　　　　　B. 分娩第一产程　　　　　C. 胎儿娩出期
   D. 胎盘娩出期　　　　E. 产褥期

2. 妊娠合并心脏病下列哪项护理是错误的（　　）
   A. 心衰者绝对卧床休息　　B. 注意保暖　　　　　　C. 注意胎心音
   D. 间断吸氧,取半卧位　　E. 胎盘娩出后腹部放置沙袋

3. 妊娠合并心脏病的孕妇最易发生心力衰竭的时候是（　　）
   A. 24～28 周　　　　　B. 32～34 周　　　　　C. 34～36 周
   D. 28～32 周　　　　　E. 36～38 周

4. 某患者妊娠合并糖尿病,孕妇无其他并发症。于妊娠 39 周剖宫产一健康男婴,对于该新生儿应重点监测的内容是（　　）
   A. 大小便　　　　　　B. 体重　　　　　　　　C. 黄疸
   D. 血糖　　　　　　　E. 体温

5. 妊娠合并心脏病孕妇分娩期护理错误的是（　　）
   A. 临产后遵医嘱给抗生素至产后 1 周　　B. 宫缩乏力可用麦角新碱
   C. 胎儿娩出后腹部压沙袋　　　　　　　D. 第二产程可手术助产
   E. 胎儿娩出后可遵医嘱给产妇皮下注射吗啡 5～10mg

6. 妊娠合并糖尿病需使用药物治疗时应选用（　　）
   A. 优降糖　　　　　　B. 消渴丸　　　　　　　C. 胰岛素
   D. 降糖灵　　　　　　E. 以上都可以使用

7. 妊娠期糖尿病对胎儿、新生儿的影响不包括（　　）
   A. 巨大儿发生率增加　　　　　　B. 畸形发生率增加
   C. 新生儿低血糖　　　　　　　　D. 容易发生新生儿呼吸窘迫综合征
   E. 容易发生新生儿低胰岛素血症

第七章 妊娠合并症妇女的护理

8. 关于妊娠合并糖尿病分娩后的处理,不正确的是( )
   A. 所生婴儿一律按早产儿处理　　　B. 预防产褥期感染,保持皮肤清洁
   C. 新生儿出生时应取脐血检测血糖　D. 一般不主张母乳喂养
   E. 产后长期避孕,但是最好不用药物避孕及宫内避孕器具

9. 糖尿病对妊娠的影响不正确的是( )
   A. 泌尿生殖道的感染机会增加　　　B. 羊水过多的发生率增加
   C. 产后出血的发生率增加　　　　　D. 妊娠期高血压疾病的发生率增加
   E. 受孕概率增加

10. 下列与妊娠合并糖尿病无关的是( )
    A. 羊水过多　　　　B. 妊娠呕吐　　　　C. 巨大胎儿
    D. 霉菌性阴道炎　　E. 畸形儿

11. 殷女士,38岁,妊娠11周,休息时仍胸闷、气急。查脉搏120次/min,呼吸22次/min,心界向左侧扩大,心尖区有Ⅱ级收缩期杂音,性质粗糙,肺底有啰音,处理应是( )
    A. 立即终止妊娠　　　B. 加强产前监护　　　C. 控制心衰后终止妊娠
    D. 控制心衰后继续妊娠　　E. 限制钠盐摄入

12. 下列哪项不是引起第二产程心脏负担最重的原因( )
    A. 血容量增加　　　　　　　　　B. 周围阻力更为增高
    C. 肺循环阻力增高　　　　　　　D. 心排出量及平均动脉压增高
    E. 腹压加大,内脏血液涌向心脏

13. 患者,女性,23岁。初次怀孕,孕16周出现心慌、气短,经检查发现心功能Ⅱ级。经过增加产前检查次数、严密监测孕期经过等,目前孕37周,自然临产。该产妇的体位最好是( )
    A. 平卧位　　　　　B. 右侧卧位　　　　　C. 随意卧位
    D. 左侧卧位上半身抬高　　E. 仰卧位

14. 新生儿,女,胎龄35周,生后第1天,基本情况可,其母尚无乳汁分泌。为预防新生儿低血糖,护理措施重点是( )
    A. 可试喂米汤　　　　　　　　B. 及时喂葡萄糖
    C. 应果断进行人工喂养　　　　D. 配合进行静脉滴注葡萄糖液
    E. 等待母亲乳汁开始分泌再开奶,坚持母乳喂养

15. 某孕妇,29岁,妊娠30周,测空腹血糖,2次均>5.8mmol/L,诊断为妊娠期糖尿病。不恰当的护理措施是( )
    A. 监测血糖变化　　　　　　　B. 控制孕妇饮食

C. 指导正确的口服降糖药方法　　D. 告知胰岛素治疗的注意事项

E. 指导患者适度运动

16. 妊娠合并心脏病易发生心衰的时期,哪项不是(　　)
    A. 分娩期　　　　　B. 妊娠 32～34 周　　　C. 第二产程
    D. 产后最初 3 天　　E. 产后 1 周以后

17. 孕妇妊娠 8 个月,诊断为妊娠合并心脏病,心功能Ⅲ级,收住院治疗,此孕妇护理哪项不妥(　　)
    A. 卧床休息,多取侧卧位　　　B. 各种治疗护理要集中进行
    C. 宜少食多餐　　　　　　　　D. 预防便秘应予灌肠
    E. 记出入量

18. 丁女士,心脏功能Ⅱ级。宫内孕 38 周自然临产,下列护理措施错误的是(　　)
    A. 第二产程手术助产　　　　　B. 第一产程注意配合宫缩用力
    C. 胎儿娩出后用沙袋压迫腹部　D. 积极推行母乳喂养
    E. 分娩住院时间可适当延长

19. 初产妇,妊娠 38 周,合并心脏病已临产。心率 100 次/min,心功能Ⅲ级,骨盆测量正常,宫口开大 5cm,正枕前位,先露 S+1,最适宜的分娩方式是(　　)
    A. 严密观察产程,等待自然分娩　B. 待宫口开全后行阴道助产
    C. 适当加腹压缩短第二产程　　　D. 应行剖宫产结束分娩
    E. 静脉滴注缩宫素加速产程

20. 患心脏病的初产妇,妊娠足月自然临产,心功能Ⅱ级,经产钳助产分娩。为预防心衰,应采取的最佳措施是(　　)
    A. 肌肉注射麦角新碱促进子宫收缩　B. 肌肉注射缩宫素促进子宫收缩
    C. 排空膀胱以免妨碍子宫收缩　　　D. 产妇腹部放置沙袋
    E. 静脉滴注毛花苷 C 预防心衰

21. 患者女性,为育龄妇女,心功能Ⅰ～Ⅱ级,无心力衰竭且无其他并发症。对她的妊娠建议是(　　)
    A. 可以　　　　　B. 不可以　　　　　C. 密切监护下可以
    D. 绝对不可以　　E. 终生不孕

22. 患者女性,34 岁。初次怀孕,孕 16 周出现心慌、气短,经检查发现心功能Ⅱ级。经过增加产前检查次数,严密监测孕期经过等,目前孕 37 周,自然临产。该产妇在分娩期正确的护理措施是(　　)
    A. 常规低流量吸氧　　B. 胎盘娩出后,腹部放置 10kg 沙袋

C. 延长第二产程　　　　　D. 严密观察产程进展,防止心力衰竭的发生
E. 产后立即肌注麦角新碱

23. 患者女性,32岁。初次怀孕,孕15周出现心慌、气短,经检查发现心功能Ⅱ级。经过增加产前检查次数,严密监测孕期经过等,目前孕38周,自然临产。该产妇的产褥期护理正确的是(　　)
    A. 产后前3天,最容易发生心衰,应严密观察
    B. 为了早期母子感情的建立,不要让别人帮忙
    C. 积极下床活动,防止便秘
    D. 为避免菌群失调,不能使用抗生素治疗
    E. 住院观察2周

24. 患者女性,28岁。风湿性心脏病、二尖瓣狭窄病史3年,平时不用药,上三楼无明显不适。孕5月起活动时常有轻度心慌、气促。现孕38周,因心悸、咳嗽、夜间不能平卧、心功能Ⅲ级而急诊入院。在制定治疗计划时,最佳的方案是(　　)
    A. 积极控制心衰后终止妊娠　　B. 积极控制心衰,同时行剖宫产术
    C. 积极控制心衰,同时行引产术　　D. 适量应用抗生素后继续妊娠
    E. 纠正心功能,等待自然临产

25. 某孕妇,28岁。孕期检查中发现血糖14mmol/L,诊断为妊娠合并糖尿病,患者最可能存在的护理问题是(　　)
    A. 活动无耐力　　　　B. 自理能力缺陷　　　　C. 营养失调
    D. 体液过多　　　　　E. 气体交换受损

26. 某孕妇,26岁。产检时发现血色素8g/L,血细胞比容0.20,红细胞计数$32\times10^{12}/L$,诊断为妊娠期贫血。护士应告诉孕妇在口服铁剂时应同时服(　　)
    A. 维生素A　　　　　B. 维生素B　　　　　C. 维生素C
    D. 维生素D　　　　　E. 维生素E

27. 某孕妇,28岁。妊娠30周,测空腹血糖,2次均>5.8mmol/L,诊断为妊娠期糖尿病。该孕妇在妊娠期最不可能出现的并发症是(　　)
    A. 过期妊娠　　　　　B. 妊娠期高血压疾病　　C. 羊水过多
    D. 胎膜早破　　　　　E. 泌尿系统感染

28. 妊娠合并心脏病孕妇心脏负担最重的时期是(　　)
    A. 妊娠24～28周　　　B. 妊娠32～34周　　　C. 妊娠36～38周
    D. 分娩期　　　　　　E. 产褥期的前3天

29. 妊娠合并心脏病孕妇不宜妊娠者,人工流产的时间是(　　)

A. 妊娠 12 周前　　　　B. 妊娠 16 周前　　　　C. 妊娠 20 周前
D. 妊娠 24 周前　　　　E. 妊娠 28 周前

30. 关于妊娠合并心脏病孕妇的治疗原则,错误的是(　　)
   A. 不宜妊娠者应在妊娠 24 周前行人工流产术
   B. 心功能Ⅰ～Ⅱ级者可在严密监护下经阴道分娩
   C. 心功能Ⅲ～Ⅳ级合并其他并发症者应选择剖宫产终止妊娠
   D. 产后 24h 内需严密监护
   E. 心功能Ⅲ级或以上者不宜哺乳

31. 心功能Ⅰ～Ⅱ级的孕妇入院待产的时间是(　　)
   A. 妊娠 24～28 周　　B. 妊娠 28～32 周　　C. 妊娠 32～36 周
   D. 妊娠 36～38 周　　E. 妊娠 38～40 周

32. 患者,女性,34 岁。孕 16 周时出现心慌、气短,经检查发现心功能Ⅱ级。经过增加产前检查次数,严密监测孕期等,目前孕 37 周,自然临产。针对该产妇的护理措施错误的是(　　)
   A. 严密观察产程进展,防止心力衰竭
   B. 缩短第二产程
   C. 胎儿娩出后,立即在产妇腹部放置沙袋
   D. 给予生理和情感支持
   E. 静脉注射麦角新碱预防产后出血

33. 妊娠合并心脏病孕妇,产程处理正确的是(　　)
   A. 第一产程不易发生心衰,可一般处理
   B. 第二产程一般不予手术助产
   C. 胎儿娩出后,立即给产妇注射麦角新碱
   D. 胎儿娩出后,应立即娩出胎盘
   E. 胎儿娩出后,立即给产妇注射吗啡

34. 妊娠合并心脏病孕妇的护理措施,错误的是(　　)
   A. 心功能Ⅰ～Ⅱ级者,应在妊娠 36～38 周入院待产
   B. 妊娠 16 周后,每日食盐量不超过 4～5g
   C. 预防各种感染尤其是上呼吸道感染
   D. 为防止产后出血,可静脉注射麦角新碱
   E. 心功能Ⅰ～Ⅱ级者可以母乳喂养

35. 妊娠合并心脏病孕妇,产后禁用的止血药物是(　　)
   A. 缩宫素　　　　　　B. 止血敏　　　　　　C. 维生素 K

D. 麦角新碱　　　　　　　　E. 止血芳酸

36. 孕妇,患风湿性心脏病,妊娠36周入院待产。查体:心功能Ⅱ级,宫口开全。此时护士应采取的重要措施是(　　)
    A. 准备包被　　　　　　B. 准备器械助产　　　　C. 准备沙袋
    D. 准备缩宫素　　　　　E. 吸氧

37. 有关糖尿病对妊娠的影响,错误的是(　　)
    A. 巨大儿发生率低　　　B. 泌尿系感染多见　　　C. 羊水过多发生率增加
    D. 妊娠高血压疾病发生率增加　　　　　　　　　E. 早产发生率明显增加

38. 妊娠合并糖尿病孕妇娩出胎儿30min后应给新生儿滴服(　　)
    A. 温开水　　　　　　　B. 牛奶　　　　　　　　C. 25%的葡萄糖液
    D. 5%的葡萄糖液　　　 E. 0.9%的生理盐水

39. 妊娠合并糖尿病孕妇产后24h胰岛素用量(　　)
    A. 减至原量的1/2　　　 B. 减至原量的2/3　　　 C. 维持原量
    D. 增至原量的2倍　　　 E. 增至原量的3倍

40. 关于贫血与妊娠的相互影响,错误的是(　　)
    A. 妊娠可使母亲贫血病情加重　　　　B. 重度贫血可导致母亲贫血性心脏病
    C. 一般情况下胎儿缺铁程度严重　　　D. 母体缺铁严重可致重度贫血
    E. 贫血使孕妇妊娠风险增加

41. 诊断妊娠合并缺铁性贫血的标准是血清铁(　　)
    A. <5.0 μmol/L　　　　 B. <6.0 μmol/L　　　　 C. <6.5 μmol/L
    D. <7.0 μmol/L　　　　 E. <8.0 μmol/L

42. 孕妇,28岁。妊娠20周后被诊断为缺铁性贫血,现需口服硫酸亚铁,补充铁剂,正确的服药时间是(　　)
    A. 餐前　　　　　　　　B. 餐后　　　　　　　　C. 晨起
    D. 睡前　　　　　　　　E. 空腹时

43. 孕妇,28岁。妊娠20周后被诊断为缺铁性贫血,现需补充铁剂,下面说法错误的是(　　)
    A. 首选口服制剂　　　　B. 同时服维生素C　　　 C. 最好在餐中服用
    D. 服后即卧床休息　　　E. 有黑便无须就医

44. 初产妇,妊娠合并心脏病,产后心功能Ⅱ级。护士实施的护理措施不包括(　　)
    A. 产后3天严密观察心力衰竭的表现　　B. 按医嘱应用抗生素至产后1周

C. 不宜母乳喂养　　　　　　　D. 进食富含纤维素食物,预防便秘
E. 可在产后 10 天出院

二、A_3/A_4 型题(提供一个案例,下设若干道考题。在每道考题下面的 A、B、C、D、E 五个备选答案中选择一个最佳答案)

(45～47 题共用题干)

患者女,25 岁,初孕妇。妊娠 20 周,第一次来产前检查,自诉日常活动后感到乏力、心悸、气急。经检查确认为心脏病,心功能 Ⅱ 级。

45. 根据患者的情况,为防止心力衰竭,妊娠期监测的时间应重点放在(　　)
　　A. 孕 24～26 周　　　　B. 孕 28～30 周　　　　C. 孕 32～34 周
　　D. 孕 35～36 周　　　　E. 孕 37～40 周

46. 该患者的自我保健中,不妥的是(　　)
　　A. 休息时取右侧卧位　　B. 每日保持 10h 睡眠　　C. 保持大便 1 次/日
　　D. 减少到公共场所活动　　E. 增加产前检查的次数

47. 在严密监测下,该患者保胎至 38 周临产,分娩期护理措施错误的是(　　)
　　A. 消除产妇紧张情绪　　B. 氧气吸入,必要时半卧位
　　C. 监测心功能、胎心情况　　D. 第二产程鼓励产妇屏气用力
　　E. 产后禁用麦角新碱

(48～49 题共用题干)

患者,32 岁,初次怀孕。孕 16 周后出现心慌、气短,经检查发现心功能 Ⅱ 级。经过增加产前检查次数,严密监测孕期等,目前孕 37 周,自然临产。

48. 该产妇休息时宜取(　　)
　　A. 左侧卧位　　　　B. 右侧卧位　　　　C. 平卧位
　　D. 俯卧位　　　　　E. 头高脚低位

49. 该患者分娩时,护士采取的护理措施中错误的是(　　)
　　A. 常规吸氧　　　　B. 注意保暖　　　　C. 采取产钳助产
　　D. 合理饮食,补充营养　　E. 胎盘娩出后腹部放置沙袋

(50～52 题共用题干)

孕妇,32 岁,孕 1 产 0。现妊娠 33 周,近 10 天自觉头晕、乏力、心悸及食欲减退。查体:面色苍白,心率 100 次/min,胎位、胎心及骨盆测量均正常,血红蛋白 80g/L,红细胞压积 0.25。

50. 最可能的诊断是(　　)
　　A. 妊娠生理性贫血　　B. 再生障碍性贫血　　C. 巨幼细胞性贫血
　　D. 缺铁性贫血　　　　E. 溶血性贫血

51. 首选的药物为(　　)
    A. 口服叶酸　　　　　B. 少量多次输血　　　　C. 肌肉注射右旋糖酐铁
    D. 口服硫酸亚铁　　　E. 肌肉注射维生素 B_{12}

52. 护士遵医嘱在给孕妇服铁剂的同时,要加服(　　)
    A. 维生素 C　　　　　B. 维生素 A　　　　　　C. B族维生素
    D. 维生素 D　　　　　E. 维生素 E

(53～55题共用题干)
妊娠38周产妇,患心脏病,已临产,各产科情况无异常,心功能Ⅱ级。

53. 护理措施中错误的是(　　)
    A. 灌肠　　　　　　　B. 吸氧　　　　　　　　C. 半卧位
    D. 必要时注射哌替啶　E. 观察早期心衰征象

54. 在宫口接近开全时,心功能仍为Ⅱ级,首先要做好的是(　　)
    A. 准备抢救新生儿的物品　　　　B. 准备阴道助产手术的物品
    C. 产后压腹部的沙袋　　　　　　D. 产后注射的缩宫素
    E. 产后注射的吗啡

55. 产后,产妇兴奋地感谢医护人员,此时首先实施的护理措施为(　　)
    A. 测量血压　　　　　B. 记录病情　　　　　　C. 让产妇绝对静卧
    D. 重新评估心功能　　E. 让母婴身体皮肤接触

(56～57题共用题干)
患者女,25岁。孕8周,先天性心脏病。妊娠后表现为一般体力活动受限制,活动后感觉心悸、轻度气短,休息时无症状。

56. 患者现在很紧张,询问是否能继续妊娠,护士应告诉她决定的主要依据是(　　)
    A. 年龄　　　　　　　B. 心功能分级　　　　　C. 胎儿大小
    D. 心脏病种类　　　　E. 病变发生部位

57. 患者整个妊娠期心脏负担最重要的时期是(　　)
    A. 孕12周内　　　　　B. 孕24～26周　　　　　C. 孕28～30周
    D. 孕32～34周　　　　E. 孕36～38周

(58～59题共用题干)
某孕妇,26岁。妊娠30周,测空腹血糖,2次均大于5.8mmol/L,诊断为妊娠期糖尿病。

58. 该患者最适宜的治疗方法是(　　)
    A. 单纯饮食控制　　　B. 运动治疗　　　　　　C. 注射胰岛素
    D. 口服降糖药　　　　E. 饮食治疗+口服降糖药

59. 治疗过程中,患者出现头晕、恶心、出冷汗表现,该患者可能出现了(　　)
   A. 过敏反应　　　　　　B. 酮症酸中毒　　　　　C. 低血糖反应
   D. 晕厥　　　　　　　　E. 高渗透性昏迷

第七章 妊娠合并症妇女的护理

参考答案

1—5. AEBDB	6—10. CEDEB	11—15. CADBC	16—20. EDBDD
21—25. CDAAC	26—30. CADAA	31—35. DEEDD	36—40. BACAC
41—45. CBDCC	46—50. ADAED	51—55. DAABC	56—59. BDCC

答案解析

1. 对心脏病孕妇最危险的时期是妊娠32~34周、分娩期(第一产程、胎儿娩出期及胎盘娩出期)和产后3天内。故答案选A。

2. 应该是在胎儿娩出后,立即在腹部放置1~2kg重沙袋,以防腹压骤降。故答案选E。

3. (2011年真题)对心脏病孕妇最危险的时期是妊娠32~34周、分娩期和产后3天内。故答案选B。

4. (2012年真题)糖尿病患者新生儿护理中,要密切观察有无低血糖、低血钙、高胆红素血症及新生儿呼吸窘迫综合征等症状。新生儿娩出30min后开始定时滴服25%葡萄糖液,预防新生儿低血糖。故答案选D。

5. 妊娠合并心脏病患者,应禁用麦角新碱,以防诱发心衰。故答案选B。

6. 对于妊娠合并糖尿病患者,目前认为,胰岛素对胎儿安全。磺脲类及双胍类降糖药均可通过胎盘,对胎儿有毒性反应,故孕妇不宜口服降糖药物。故答案选C。

7. 妊娠期糖尿病对胎儿的影响:巨大儿、畸形发生率增高,胎儿生长受限,死胎、死产发生率也有所提高。对新生儿的影响:低血糖、低血钙、高胆红素血症及新生儿呼吸窘迫综合征的发生率增高。故答案选E。

8. 妊娠合并糖尿病患者的新生儿应尽早开奶。故答案选D。

9. 糖尿病孕妇可因代谢紊乱、卵巢功能障碍、月经不调及各种急、慢性并发症的影响,导致不孕。所以糖尿病不会增加受孕的概率。故答案选E。

10. 糖尿病会使机体抵抗力下降,孕产妇易发生感染,易致阴道假丝酵母菌生长;羊水过多的发生率较非糖尿病孕妇高10倍以上;糖尿病也会引起巨大儿、畸形儿发生率增高。故答案选B。

11. 患者已经发生心衰,现妊娠11周,根据目前的情况,最佳的处理是控制心衰后终止妊娠。故答案选C。

12. 血容量增加是妊娠期心脏负担加重的原因。故答案选A。

13. 在分娩期严密观察产程进展,防止心力衰竭的发生。给予左侧卧位,上半身抬高,观察子宫收缩,胎头下降及胎儿宫内情况,正确识别早期心力衰竭的症状及体征,持续监护,给予吸氧。故答案选D。

14. (2012年真题)新生儿娩出30min后开始定时滴服25%葡萄糖液,预防新生儿低血糖。故答案选B。

15. 磺脲类及双胍类降糖药均可通过胎盘,对胎儿有毒性反应,故孕妇不宜口服降糖药物。故答案选C。

16. 对心脏病孕妇最危险的时期是妊娠32~34周、分娩期和产后3天内。故答案选E。

17. 因灌肠能通过反射作用刺激宫缩,加速产程进展,从而诱发心衰。故心脏病患者不宜灌肠。故答案选 D。

18. 心脏病孕妇,在分娩过程中,应尽量缩短第二产程,减少产妇体力消耗,宫口开全后应避免产妇屏气用力,以免诱发心衰。继续无痛分娩支持,必要时给予硬膜外麻醉,积极配合医师行会阴切开阴道助产术,并做好新生儿抢救准备。还需要注意的是,正常孕产妇腹压一定在宫口开全后才能配合宫缩使用,过早使用会引起宫颈水肿。故答案选 B。

19. 应提前选择适宜的分娩方式。心功能Ⅰ～Ⅱ级无产科手术指征者,可在严密监护下经阴道分娩,其余可选择剖宫产。该产妇心功能Ⅲ级,应行剖宫产结束分娩。故答案选 D。

20. 胎儿娩出后,立即在腹部放置1～2kg重沙袋,以防腹压骤降,诱发心衰。预防产后出血:给予按摩子宫同时静脉或肌肉注射缩宫素10～20U以减少出血,禁用麦角新碱,出血多者,遵医嘱输血或输液,但应严格控制输液速度。故答案选 D。

21. 心脏病不影响受孕,心功能Ⅰ～Ⅱ级,无心衰史,而且无其他并发症,在密切监护下可以妊娠,必要时给予相应的治疗。故答案选 C。

22. 心功能Ⅰ～Ⅱ级,无心衰史,而且无其他并发症,可选择阴道分娩,应严密监护产程进展,防止心衰发生。遵医嘱给予吸氧;尽量缩短第二产程,避免产妇屏气用力;为避免产后出血发生,给予按摩子宫同时静脉或肌肉注射缩宫素10～20U以减少出血,禁用麦角新碱。故答案选 D。

23. 产褥期的前3天,子宫收缩和缩复使大量血液进入体循环,且产妇体内组织间隙内潴留的液体也回流至体循环,体循环血仍有一定程度增加,而妊娠期心血管系统的变化不能立即恢复至孕期状态,加之产妇伤口和宫缩疼痛、分娩疲劳、新生儿哺乳等负担,仍需预防心衰的发生。产后按医嘱应用广谱抗生素预防感染,产后1周左右无感染征象时停药。答案选 A。

24. 心功能Ⅲ级的初产妇应择期剖宫产,已有心衰时应控制心衰后再行手术。故答案选 A。

25. 糖尿病患者最主要的护理问题就是:营养失调:低于或高于机体需要量(与血糖代谢异常有关)。故答案选 C。

26. 补充铁剂时,同时服维生素 C 可促进铁的吸收。故答案选 C。

27. 糖尿病患者可导致广泛血管病变,易并发妊娠期高血压疾病,羊水过多较非糖尿病孕妇多10倍,而羊水过多又可增加胎膜早破和早产的发生率。糖尿病可引起机体抵抗力下降,易感染,以泌尿系统感染最常见,产后子宫内膜炎和伤口感染也较常见,且感染后易引发酮症酸中毒。故答案选 A。

28. 分娩期是孕妇血流动力学变化最显著的阶段,加之机体能量及氧的消耗增加,是心脏负担最重的时期。故答案选 D。

29. 凡不宜妊娠者,应在妊娠12周前行人工流产术。故答案选 A。

30. 凡不宜妊娠者,应在妊娠12周前行人工流产术。妊娠超过12周者应密切监护,积极预防心力衰竭至妊娠末期。心功能Ⅰ～Ⅱ级,无心衰史,而且无其他并发症,可选择阴道分娩,但应严密监护产程进展,防止心衰发生。心功能Ⅲ～Ⅳ级合并其他并发症者应选择剖宫产终止妊娠;产后3日内,尤其是产后24h内,仍是心力衰竭发生的危险时期,产妇应充分休息且需严密监护。按医嘱应用广谱抗生素预防感染,产后1周左右无感染征象时停药。心功能Ⅲ级或以上者不宜哺乳。故答案选 A。

第七章 妊娠合并症妇女的护理

31. 若心功能在Ⅲ级或以上,有心力衰竭征象者,均应立即入院治疗。心功能Ⅰ~Ⅱ级者,应在妊娠36~38周提前入院待产。故答案选D。

32. 妊娠合并心脏病患者,应禁用麦角新碱,以防诱发心衰。故答案选E。

33. 第一产程中遵医嘱肌注哌替啶以减轻宫缩痛,使产妇保持安静,缩短第二产程,减少产妇屏气用力,协助医生行阴道手术助产。胎儿娩出后,腹部压沙袋,以防腹压突然下降而诱发心衰;若宫缩乏力,可肌注缩宫素,但禁用麦角新碱,以免增加静脉压,引起心衰。产后遵医嘱立即注射镇静剂,如吗啡或苯巴比妥钠等。因此本题选E。

34. 妊娠合并心脏病患者,应禁用麦角新碱,以防增加静脉压,诱发心衰。故答案选D。

35. 本题解析同34题。故答案选D。

36. 宫口开全后需行产钳术或胎头吸引术缩短产程,以免消耗大量体力,同时应做好抢救新生儿的各种准备工作。故答案选B。

37. 糖尿病引起巨大儿的发生率高达25%~40%,因胰岛素不能通过胎盘转运,胎儿长期处于高血糖状态,后者又刺激胎儿胰岛产生大量胰岛素,活化氨基酸转移系统,促进蛋白、脂肪合成和抑制脂解作用,促进胎儿在宫内生长。故答案选A。

38. 新生儿出生时取脐血检测血糖,并在30min后定时滴服25%葡萄糖液防止低血糖。故答案选C。

39. 一般情况下,分娩后24h内胰岛素减少至原剂量的1/2,48h减少到原剂量的1/3,产后1~2周胰岛素用量逐渐恢复至孕前水平。故答案选A。

40. 孕妇骨髓与胎儿在竞争母体血清铁的过程中,一般以胎儿组织占优势,由于铁通过胎盘的转运为单向性运输,因此,一般情况下胎儿缺铁程度不会太严重。故答案选C。

41. 正常成年妇女血清铁为7~27μmol/L,孕妇血清铁<6.5μmol/L,可诊断为缺铁性贫血。故答案选C。

42. 餐后20min服用铁剂,可以减轻对胃肠道的刺激。故答案选B。

43. 铁剂的补充应首选口服制剂,补充铁剂的同时服维生素C及稀盐酸可促进铁的吸收,故A、B正确。为减少胃肠道反应,最好餐后或者餐中服用,C答案正确。因口服铁剂常有胃肠道反应,且可减少肠蠕动,引起便秘,故服用后不宜立即卧床休息,D错误。铁剂在胃肠道内与硫化氢结合会使大便颜色变成黑色,为正常现象不需要就医,E正确。故答案选D。

44. 产后心功能Ⅰ~Ⅱ级者,鼓励并指导母乳喂养;Ⅲ级或以上者,应及时回乳。故正确答案选C。

45. 妊娠后血容量增加30%~40%,至孕32~34周达高峰;心排出量增加;心率加快,再加上子宫增大,使膈肌上升,心脏向上、向左移位,大血管扭曲,这些变化都增加了心脏的负担,容易使心脏病孕妇发生心力衰竭。对心脏病孕妇最危险的时期是妊娠32~34周、分娩期和产后3天内。因此,本题选C。

46. 本题中B、C、D、E均为妊娠合并心脏病的护理措施,只有A,休息时取右侧卧位错误,妊娠合并心脏病应指导患者取左侧卧位,因此,本题选A。

47. 缓解焦虑情绪,第一产程中遵医嘱肌注哌替啶减轻宫缩痛,使产妇保持安静,缩短第二产程,减少产妇屏气用力,协助医生行阴道手术助产。胎儿娩出后,腹部压沙袋,以防腹压骤降诱发心衰,若宫缩乏力,可肌注缩宫素,但禁用麦角新碱,以免增加静脉压引起心衰。产后遵医嘱立即注射镇静剂如吗啡或苯巴比妥钠等。故答案选D。

48. 休息时,采取左侧卧位,避免仰卧,防止仰卧位低血压综合征的发生。分娩时采取半卧位,下肢放低。故答案选 A。

49. 应该是在胎儿娩出后,立即在腹部放置 1~2kg 重沙袋,以防腹压骤降。故答案选 E。

50. WHO 最近资料表明,50%以上孕妇合并贫血,其中以缺铁性贫血最常见,占妊娠期贫血的 95%。故答案选 D。

51. 铁剂的补充应首选口服制剂(口服硫酸亚铁)。故答案选 D。

52. 补充铁剂时,同时服维生素 C 可促进铁的吸收。故答案选 A。

53. 胎膜早破、阴道流血、胎头未衔接、胎位异常、有剖宫产史、宫缩强估计 1h 内即将分娩以及患严重心脏病等,均不宜灌肠。该产妇患心脏病,不能灌肠,故 A 选项错误。患者心功能Ⅱ级,应嘱其半卧位,可减轻心脏负担;必要时注射哌替啶,使患者镇静。故 B、C、D、E 均正确。故答案选 A。

54. 产妇宫口接近开全,估计短时间内可分娩,心功能仍为Ⅱ级,此时应鼓励产妇进行阴道试产,同时做好剖宫产术的准备。因此,首先要做的是准备阴道助产手术的物品。本题正确答案为 B。

55. 心脏病患者产后 3 天仍然是发生心力衰竭的危险时期,要避免患者情绪激动,避免劳累,以免诱发心力衰竭,必要时使用镇静剂。因此选 C。

56. (2015 年真题)主要根据患者心功能的分级来决定是否适宜继续妊娠。故答案选 B。

57. (2015 年真题)对心脏病孕妇最危险的时期是妊娠 32~34 周、分娩期和产后 3 天内。故答案选 D。

58. 该患者需要药物治疗,而磺脲类及双胍类降糖药均能通过胎盘,对胎儿产生毒性反应,因此孕妇不宜口服降糖药物治疗。对通过饮食治疗不能控制的妊娠期糖尿病患者,为避免低血糖或酮症酸中毒的发生,胰岛素是其最主要的治疗药物。本题选 C。其他选项均不能有效降低血糖。故答案选 C。

59. 胰岛素用量过多或病情好转后未及时减少胰岛素容易发生低血糖反应,出现四肢发冷、面色苍白、出冷汗、头晕、心慌等表现,故答案应该选 C。酮症酸中毒是由于体内胰岛素严重不足所致,本患者正在进行胰岛素治疗,应头痛、嗜睡、烦躁、呼吸深快、呼气中有"烂苹果味",严重时出现严重失水,尿量减少,皮肤弹性差,眼球下陷,脉搏细速,血压下降,不符合患者,因此 B 错误。故选 C。

第八章 异常分娩产妇的护理

一、A_1/A_2型题(每一道题下面有 A、B、C、D、E 五个备选答案。请从中选择一个最佳答案)

1. 助产士为李女士行骨盆外测量后,李女士询问:"决定骨盆入口平面大小的主要径线是哪条?"该助产士应该回答是(   )
   A. 入口横径   B. 骶耻外径   C. 髂棘间径
   D. 髂嵴间径   E. 粗隆间径

2. 产检骨盆内测量时发现骨产道狭窄,不会导致产妇发生(   )
   A. 胎膜早破   B. 颅内出血   C. 胎儿窘迫
   D. 新生儿窒息   E. 早产

3. 下列哪一项与宫缩乏力无关(   )
   A. 胎盘早剥   B. 胎盘滞留   C. 产程延长
   D. 产后感染   E. 产后出血

4. 下列哪项与促进宫缩无关(   )
   A. 肌注安定   B. 肌注硫酸镁   C. 静滴缩宫素
   D. 肥皂水灌肠   E. 人工破膜

5. 下列哪项不是宫缩乏力所致(   )
   A. 新生儿窒息   B. 产褥感染   C. 产后出血
   D. 早产   E. 胎儿窘迫

6. 患者,女性,28岁。怀孕30周,为纠正胎位不正采取胸膝卧位,下列做法错误的是(   )
   A. 患者跪卧,两小腿平放床上稍分开   B. 大腿与床面呈45°
   C. 胸贴床面,臀部抬高   D. 头偏向一侧
   E. 两臂屈肘,放于头的两侧

7. 某产妇宫缩20~25s/6min~6min30s,对称性、极性正常,下列哪项错误(   )
   A. 子宫收缩软弱无力   B. 宫缩间歇子宫肌肉不完全放松
   C. 较少出现胎儿窘迫   D. 可导致产程延长
   E. 具有正常节律性

8. 某产妇宫缩 20~25s/6min~6min30s,宫缩间歇子宫肌肉不完全放松,下列哪项错误(　　)
   A. 子宫收缩极性倒置　　　　B. 可导致产程延长
   C. 容易导致胎儿窘迫　　　　D. 不应静滴缩宫素
   E. 产妇多无特殊不适

9. 产妇临产 4h,宫缩 20~25s/6min~6min30s,间歇期子宫肌肉也不完全放松,处理此种类型宫缩乏力,首选的措施是(　　)
   A. 肥皂水灌肠　　　　　　　B. 给予镇静剂,使之变为协调性
   C. 静滴缩宫素　　　　　　　D. 人工破膜
   E. 及时排尿,必要时导尿

10. 护士向产检孕妇解释何为骨盆类型为单纯扁平骨盆时,告知此类型一定小于正常值的径线是(　　)
    A. 髂嵴间径　　　　B. 髂棘间径　　　　C. 坐骨结节间径
    D. 骶耻外径　　　　E. 耻骨弓角度小于 90°

11. 助产士为产妇行阴道检查的结果是:大、小囟门位于骨盆左、右两侧,矢状缝在横径上,耳郭位于骨盆前后两侧考虑为持续性枕横位,请问该孕妇下列哪项动作没有发生障碍(　　)
    A. 衔接　　　　　　B. 下降　　　　　　C. 俯屈
    D. 内旋转　　　　　E. 复位

12. 宫口开全进入第二产程后,不会出现下列哪项并发症(　　)
    A. 胎膜早破　　　　B. 羊水栓塞　　　　C. 软产道裂伤
    D. 子宫破裂　　　　E. 宫缩乏力

13. 王女士临产 10h,宫口开全后至第三产程不会出现下列哪项并发症(　　)
    A. 羊水栓塞　　　　B. 胎盘滞留　　　　C. 胎儿窘迫
    D. 子宫破裂　　　　E. 软产道损伤

14. 临产后胎儿迟迟不入盆,测量哪一条径线最有价值(　　)
    A. 对角径　　　　　B. 坐骨棘间径　　　C. 坐骨结节间径
    D. 髂嵴间径　　　　E. 耻骨弓角度

15. 助产士骨盆外测量结果坐骨结节间径小于 8cm,应进一步测量哪条径线(　　)
    A. 骶耻外径　　　　B. 骨盆出口后矢状径　C. 骨盆出口前矢状径
    D. 粗隆间径　　　　E. 骶耻内径

16. 助产士决定出现下列哪种情况的产妇可以试产(　　)
    A. 头位,入口狭窄　　B. 头位,出口狭窄　　C. 臀位,入口狭窄

D. 跨耻征阳性　　　　　　　　E. 臀位,出口狭窄

17. 初产妇第一产程潜伏期延长,是指潜伏期时间超过(　　)
    A. 4h　　　　　　　　B. 6h　　　　　　　　C. 8h
    D. 12h　　　　　　　E. 16h

18. 急产是指总产程不足(　　)
    A. 2h　　　　　　　　B. 3h　　　　　　　　C. 4h
    D. 6h　　　　　　　　E. 8h

19. 一位准妈妈复述关于急产的知识,正确的描述是(　　)
    A. 多见于有人工流产史的初产妇　　B. 总产程不足 3h
    C. 常发生胎盘剥离不全　　　　　　D. 易发生软产道裂伤
    E. 产妇持续腹痛、烦躁不安、精神疲惫

20. 吴女士,身材娇小,现准备怀孕,非常关心关于均小骨盆的知识。护士告知不正确的是(　　)
    A. 形态属正常女性骨盆　　　　　　B. 多见于身材矮小、体型匀称的妇女
    C. 估计胎儿不大,头盆相称者可给试产机会　　D. 胎儿较大者应及早剖宫产
    E. 骨盆各径线均较正常值小 1cm

21. 28 岁初产妇,临产 16h,肛门检查宫口开全 2h,先露为头,位于坐骨棘水平下 2cm,骨产道正常,枕后位,胎心 122 次/min,此时最恰当的分娩方式是(　　)
    A. 即刻剖宫产　　　　　　　　B. 行会阴侧切,胎头吸引器助产
    C. 静滴缩宫素　　　　　　　　D. 等待胎头自然转正后剖宫产
    E. 静脉高营养,等待自然分娩

22. 25 岁,G1P0,孕 38 周临产,基层医院诊断为臀位急诊入院,检查时相符合的体征是(　　)
    A. 胎体纵轴与母体纵轴垂直
    B. 混合臀位是指胎儿双髋关节屈曲、膝关节伸直
    C. 胎心音在母体脐下听得最清楚
    D. 胎儿骶骨在母体骨盆右前方为骶右后位
    E. 胎儿骶骨在母体骨盆右前方为骶右前位

23. 初产妇,35 岁,G1P0。妊娠 40 周,规律宫缩 18h,宫口开大 3cm,胎头 S-1,查胎头大,囟门位于骨盆右前方,胎心音 108 次/min,下列诊断错误的是(　　)
    A. 枕后位　　　　　　B. 高龄初产　　　　　　C. 胎儿窘迫
    D. 潜伏期延长　　　　E. 胎头下降停滞

24. 初产妇,32岁。妊娠38周,规律宫缩11h。肛门检查:宫口开大8cm,诊断为(   )
    A. 正常活跃期   B. 潜伏期延长   C. 活跃期延长
    D. 正常第二产程   E. 第一产程延长

25. 宫缩乏力对母体的影响,与哪项无关(   )
    A. 影响休息、进食   B. 导致肠胀气   C. 产程缩短
    D. 引起产后出血   E. 易引起产褥感染

26. 协调性子宫收缩乏力的子宫收缩特点不包括(   )
    A. 有正常的节律性和对称性   B. 极性倒置   C. 持续时间短
    D. 间歇期长   E. 收缩力弱

27. 不协调性子宫收缩乏力的子宫收缩特点不包括(   )
    A. 兴奋点来自子宫下段   B. 极性倒置   C. 节律不协调
    D. 宫缩间歇期子宫壁完全松弛   E. 宫腔内压力高,但宫底部不强

28. 某晚期妊娠孕妇即将临盆害怕产后大出血,向护士咨询可能引起子宫收缩乏力的病因不包括(   )
    A. 产妇精神紧张   B. 胎位异常   C. 子宫肌瘤
    D. 大剂量使用镇静药   E. 内分泌失调

29. 子宫收缩乏力对母儿的影响不包括(   )
    A. 形成生殖道瘘   B. 产后出血   C. 感染机会增多
    D. 软产道裂伤   E. 胎儿宫内窘迫

30. 子宫收缩过强对母儿的影响不包括(   )
    A. 子宫破裂   B. 产后出血   C. 软产道组织受压缺血、坏死
    D. 软产道裂伤   E. 新生儿颅内出血

31. 患者,27岁。初产妇,妊娠40周,阵发性腹痛10h,宫缩10~15min一次,持续30s,宫口开大2cm。此临床表现的原因是(   )
    A. 子宫收缩节律性异常   B. 子宫收缩对称型异常   C. 子宫收缩极性异常
    D. 子宫收缩缩复作用异常   E. 腹肌和肠肌缩力异常

32. 潜伏期延长是指(   )
    A. 总产程不超过3h
    B. 总产程超过24h
    C. 宫口开大3cm至宫口开全超过8h者
    D. 宫口开全后初产妇超过2h,经产妇超过1h尚未分娩者

E. 从临产规律宫缩至宫口扩张 3cm,超过 16h 者

33. 病理性缩复环可出现在( )
A. 协调性子宫收缩乏力　B. 不协调性子宫收缩乏力　C. 协调性子宫收缩过强
D. 不协调性子宫收缩过强　E. 正常宫缩

34. 初产妇,孕 39 周,规律宫缩 16h,肛诊宫口开大 6cm,宫缩转弱,每 5～6min 1 次,每次持续 25～30s,2h 后,肛诊宫口仍开大 6cm。该产程曲线属于( )
A. 潜伏期延长　　　　B. 活跃期延长　　　　C. 活跃期停滞
D. 胎头下降延缓　　　E. 第二产程停滞

35. 产妇,李某,孕 38 周,临产 10h,胎心 136 次/min,宫口开大 4cm,2h 后再次肛诊宫口扩张无进展,应考虑为( )
A. 第一产程停滞　　　B. 潜伏期延长　　　　C. 活跃期延长
D. 活跃期停滞　　　　E. 滞产

36. 产妇出现葫芦状腹型,提示下列哪种情况护士应立即报告医生,可能需紧急行剖宫产术,可能发生了( )
A. 不协调性子宫收缩乏力　B. 痉挛性狭窄环　　C. 病理性缩复环
D. 协调性子宫收缩过强　　E. 第二产程延长

37. 孕妇,28 岁,妊娠 38 周入院待产。入院后出现规律性宫缩 18h,宫口开大 2cm。查体:协调性子宫收缩乏力,无头盆不称,最佳的处理措施是( )
A. 静脉点滴催产素　　B. 产钳助产　　　　　C. 使用镇静剂
D. 暂不处理,密切观察　E. 剖宫产

38. 产妇,28 岁,因子宫收缩过强出现急产,产后对于其新生儿的护理措施,最重要的是( )
A. 早吸吮　　　　　　　　　B. 出生后半小时内喂葡萄糖水
C. 按医嘱给维生素 K_1 肌注　　D. 与母亲皮肤接触
E. 新生儿抚触

39. 骨盆入口前后径 9cm,横径 13cm,属于( )
A. 漏斗骨盆　　　　B. 均小骨盆　　　　C. 男性骨盆
D. 扁平骨盆　　　　E. 畸形骨盆

40. 下列哪种情况可行试产( )
A. 漏斗骨盆　　　　B. 均小骨盆　　　　C. 骨盆入口平面轻度狭窄
D. 横位　　　　　　E. 宫颈瘢痕

41. 王女士,30岁,妊娠39周。助产士告知骨盆类型为漏斗形骨盆。下列关于漏斗骨盆的描述,错误的是(　　)
   A. 坐骨棘间径小于10cm　　　　B. 坐骨结节间径小于8cm
   C. 坐骨结节间径与出口后矢状径之和小于15cm
   D. 临产后先露入盆困难
   E. 容易形成持续性枕横位或枕后位

42. 跨耻征可疑阳性,提示可疑头盆不称者,试产时间为(　　)
   A. 2～4h　　　　B. 4～6h　　　　C. 6～8h
   D. 8～10h　　　　E. 12～24h

43. 初产妇,34岁。孕41周,临产10h,检查:胎心130次/min,宫口开大3cm,有肛门坠胀感,S=0,B超示双顶径9.1cm,羊水深度2.5cm,最佳的处理方式是(　　)
   A. 静脉点滴小剂量缩宫素　　B. 肌肉注射哌替啶　　C. 温肥皂水灌肠
   D. 左侧卧位、吸氧、输液　　E. 立即行剖宫产

44. 初产妇,孕40周,阵发性腹痛10h,胎头已入盆,胎心170次/min,子宫处于持续紧张状态,间歇期亦不能放松,孕妇呼痛不已,肛门检查:宫口开大1cm,先露S=0,观察2h产程无进展,诊断为(　　)
   A. 潜伏期延长　　　　B. 活跃期停滞　　　　C. 先兆子宫破裂
   D. 高张性子宫破裂　　E. 子宫强直性收缩

45. 产妇,29岁。孕39周,头位,胎膜未破,宫口开全,S+2,胎心120次/min,宫缩4～5min一次,持续30s,强度稍差,骨盆正常,胎儿估计3200g,下列哪项处理最恰当(　　)
   A. 静滴缩宫素　　　　B. 吸氧　　　　C. 人工破膜
   D. 肌注哌替啶　　　　E. 胎心监护

46. 初产妇,27岁。孕39周,头位,临产12h入院,胎膜未破,宫口开大1cm,S-1,胎心140次/min,不宜进行的处理是(　　)
   A. 继续观察　　　　　　　　B. 行骨盆内外测量
   C. B超检查,判断胎儿大小　　D. 肌注地西泮10mg,让产妇休息
   E. 监测胎心音

47. 初产妇,孕40周,临产10h,产妇烦躁不安,呼痛不已。查:子宫收缩强,间歇期不能放松,胎心140次/min,宫口开大1cm,S-2,此时首选的处理是(　　)
   A. 肥皂水灌肠　　　　B. 人工破膜　　　　C. 静滴小剂量缩宫素
   D. 肌注哌替啶　　　　E. 立即行剖宫产

48. 某产妇,26岁。在分娩过程中,宫口开大2cm,出现协调性宫缩乏力。最恰当的处理措施

是( )
A. 镇静剂
B. 缩宫素静滴
C. 人工破膜
D. 顺其自然,直到分娩
E. 剖宫产

49. 初产妇,28岁。足月妊娠临产,2h前肛门检查宫口开4cm,现肛门检查宫口仍开4cm。检查:宫缩30s/7~8min,胎膜未破,余无异常。从产程图上可以看出,该产妇存在的问题是( )
A. 潜伏期延长
B. 活跃期延长
C. 活跃期停滞
D. 第二产程延长
E. 第二产程停滞

50. 初产妇,24岁,妊娠38周临产,2h前肛门检查宫口开3cm,现肛门检查宫口仍开3cm,检查:30s/7~8min,胎膜未破。正确的处理措施是( )
A. 静滴缩宫素
B. 人工破膜
C. 会阴侧切
D. 给予镇静剂
E. 产钳助产

51. 患者女性,26岁。宫内妊娠41周,G1P0,临产12h入院。骨盆测量正常,估计胎儿体重3400g,宫口开4cm,胎膜未破,LOA,S−1,宫缩34~40s/3min,中强,首选的处理是( )
A. 等待自然分娩
B. 肌注哌替啶
C. 静推地西泮(安定)
D. 人工破膜
E. 静滴缩宫素

52. 患者女性,30岁。宫内妊娠39周,临产10h,骨盆正常,胎心148次/min,LOP,宫缩20s/7~8min,宫口开3cm,S−1,羊水清亮,目前处理正确的是( )
A. 肌注哌替啶
B. 抬高双脚防脐带脱垂
C. 静滴缩宫素
D. 待宫口开全阴道助产
E. 剖宫产

53. 患者女性,宫内妊娠38周,临产2h入院。骨盆外测量,髂嵴间径26cm,髂棘间径24cm,出口横径7.5cm,消毒下行阴道检查,宫口开2cm,坐骨棘较突,坐骨切迹2横指,请问下列诊断正确的是( )
A. 入口狭窄
B. 中骨盆狭窄
C. 出口狭窄
D. 漏斗骨盆
E. 头盆不称

54. 初产妇,临产14h,宫口开大6cm,宫缩规律,胎心正常,胎头已入盆,胎膜未破,可触及前羊水囊。首先考虑的处理措施是( )
A. 肥皂水灌肠
B. 人工破膜
C. 准备阴道助产
D. 静滴缩宫素
E. 针刺三阴交、合谷穴

55. 患者女性,宫内妊娠28周,胎方位LSA,用胸膝卧位纠正胎方位的时间是( )
A. 妊娠早期
B. 妊娠中期
C. 妊娠30周以后
D. 妊娠36周以后
E. 预产期前1周

56. 经产妇,胎方位 LSA。现临产 14h,宫口开大 10cm,宫缩规律,胎心正常,胎臀已入盆。臀位分娩,下列何项正确(　　)
    A. 臀位分娩后,胎头娩后无困难
    B. 宫缩时见胎粪流出考虑为胎儿缺氧
    C. 脐部至胎头娩出不超过 8min
    D. "堵"臀时间过长不好
    E. 阴道口见胎臀拨露,快速结束分娩

57. 经阴道试产的护理中错误的是(　　)
    A. 专人守护
    B. 试产中一般不用镇静、镇痛药
    C. 试产 8h,胎头仍未入盆,停止试产
    D. 试产应注意先兆子宫破裂的征象
    E. 少肛门检查,尽量灌肠

58. 26 岁,初孕妇,第一产程进展顺利,宫口开全已超过 2h,胎头位于坐骨棘下 2cm,宫缩每 3～4min持续 30s,胎心 128 次/min。诊断是(　　)
    A. 原发性宫缩乏力　　B. 滞产　　C. 胎儿宫内窘迫
    D. 第二产程延长　　　E. 正常分娩经过

59. 某孕妇身材矮小,匀称,身高 145cm。骨盆测量数值如下:髂前上棘间径 22cm,髂嵴间径 24cm,骶耻外径 17cm,出口横径 7.5cm,对角径 11.5cm。此孕妇骨盆为(　　)
    A. 扁平骨盆　　　　　B. 畸形骨盆　　　　C. 漏斗骨盆
    D. 横径狭小骨盆　　　E. 均小骨盆

60. 在第三产程中,对产妇的评估最重要的是(　　)
    A. 乳汁分泌的情况　　B. 宫缩情况,阴道流血的量及颜色
    C. 生命体征　　　　　D. 疼痛
    E. 会阴伤口情况

61. 患者,女,36 岁。产前检查为漏斗骨盆。现足月妊娠,胎膜早破来诊。查体:胎头入盆。医嘱:入院行各项检查,拟次日行剖宫产。护士对其进行健康教育,不正确的内容是(　　)
    A. 讲明产道异常对母儿的影响
    B. 说明剖宫产的必要性
    C. 解释剖宫产术前、术后注意事项
    D. 嘱其保持会阴清洁
    E. 鼓励术前适当下床活动

62. 孕妇产前检查时发现胎儿错位,需要给胎位矫治。护士应告知其最佳的干预时间是(　　)
    A. 孕 18 周　　　B. 孕 16 周　　　C. 孕 24 周
    D. 孕 30 周　　　E. 孕 36 周

63. 初产妇,孕 30 周,臀先露,为矫正胎位,可采取的体位(　　)
    A. 膝胸卧位　　　B. 半卧位　　　C. 左侧卧位
    D. 膀胱截石位　　E. 俯卧位

第八章 异常分娩产妇女的护理

64. 初产妇,妊娠40周,产程进展24h,宫口开大4cm。给予静脉滴注缩宫素后,宫缩持续不缓解,胎心率100次/min,耻骨联合处有压痛。应考虑为(　　)
  A. 前置胎盘　　　　　　B. 胎盘早剥　　　　　　C. 痉挛性子宫
  D. 先兆子宫破裂　　　　E. 子宫收缩过强

65. 某产妇,29岁。G1P0,孕39周。因胎儿畸形分娩时子宫破裂行子宫修补术。该患者术后再次妊娠至少需要(　　)
  A. 3个月　　　　　　　　B. 6个月　　　　　　　　C. 1年
  D. 2年　　　　　　　　　E. 3年

66. 某产妇临产3h结束分娩,在她分娩中最不可能发生的情况是(　　)
  A. 子宫破裂　　　　　　B. 产后出血　　　　　　C. 软产道组织受压缺血、坏死
  D. 软产道裂伤　　　　　E. 新生儿颅内出血

67. 助产士为某一晚期妊娠孕妇做产前检查,示跨耻征(+),请找出下列说法中正确的(　　)
  A. 孕妇腹壁紫色妊娠纹,悬垂腹　　　　B. 孕妇骨盆倾斜度<60°
  C. 胎头低于耻骨联合平面　　　　　　　D. 若胎头与耻骨联合在同一平面
  E. 若胎头高于耻骨联合平面

68. 孕妇王女士,G2P1,第一胎3250g,此胎估计3700g。LOA,胎心142次/min,宫口扩张8cm,S=0,宫缩30～35s/4min50s。产科医师诊断为骨盆轻度狭窄。现在不正确的处理是(　　)
  A. 专人守护,严密监护下进行
  B. 宫口扩张<3cm、胎头衔接、头盆相称者行人工破膜
  C. 子宫收缩乏力者静脉滴注缩宫素加强子宫收缩
  D. 试产2～4h,若产程进展顺利,经阴道自然分娩或协助实施阴道助产术
  E. 若胎头仍未入盆或出现胎儿窘迫,做好剖宫产手术和新生儿窒息抢救准备

69. 张女士,停经33周,产检发现LSA,对于这个结果请找出下列说法中不正确的是(　　)
  A. 臀先露是最常见的胎位异常
  B. 占妊娠足月分娩总数的3%～4%
  C. 最常并发胎膜早破
  D. 围生儿死亡率降低
  E. 纠正方法:胸膝卧位、激光照射或艾灸至阴穴、外倒转术

70. 吴女士,28岁。G1P0,妊娠37周,胎位RSA,胎心音148次/min。孕妇担心孕产期发生危险,参加孕期教育培训,课后复述下列说法错误的是(　　)
  A. 臀先露是最常见的胎位异常　　　　B. 分娩时胎臀娩出较困难
  C. 常发生胎膜早破、脐带脱垂、新生儿产伤　　　　D. 矫正失败,提前一周住院待产

E. 纠正胎位常用胸膝卧位的方法

71. 某孕妇,28 岁。G1P0,妊娠 40^{+2} 周,规律宫缩 10h,宫口开大 3cm,胎头 S-1,查宫缩 30s/7～8min,胎心音 148 次/min。医师诊断为协调性宫缩乏力,予静滴催产素促进宫缩。下列处理错误的是(　　)
    A. 多人监护,严密观察宫缩、胎心及血压
    B. 先用 5% 葡萄糖液 500mL 静脉滴注,调节为 6～8 滴/min
    C. 然后加入缩宫素 2.5～5U 摇匀
    D. 根据宫缩调整滴速:不超过 60 滴/min,宫缩维持在间隔 2～3min,持续 40～60s 为宜
    E. 出现宫缩持续 1min 以上或胎心率有变化,应立即停止滴注

72. 孕妇停经 33 周,产检发现 RSA,对此孕妇孕产期做出相应护理,请找出下列说法中不正确的是(　　)
    A. 臀先露多能自行转成头先露,不必处理
    B. 妊娠 30 周以后仍为臀先露者,应采取方法纠正　　C. 胸膝卧位
    D. 激光照射或艾灸至阴穴　　　　　　　　　　　　E. 外转胎位术

73. 孕妇 G1P0,停经 40 周。产检:胎位正,胎心音 132 次/min,发现骨盆狭窄。请找出下列关于狭窄骨盆说法分类中错误的是(　　)
    A. 扁平骨盆　　　　　B. 漏斗骨盆　　　　　C. 单纯出口平面狭窄
    D. 均小骨盆　　　　　E. 畸形骨盆

74. 孕妇 G2P1,停经 40 周。产检胎位正,胎心音 150 次/min,临产 1h,宫缩 60s/1min～1min30s,骨盆正常。请找出下列护理措施中不正确的是(　　)
    A. 预产期前 1～2 周住院待产　　　　B. 宫口开全后做好接生准备
    C. 临产后不宜灌肠　　　　　　　　　D. 临产后宜灌肠卧床休息
    E. 临产后产妇勿屏气用力

75. 孕妇,36 岁。G2P0,停经 40 周,临产 17h 入院。产检胎位正,胎心音 150 次/min,宫缩 20～25s/6min～6min30s,S-2,宫口开全,骨盆正常。请找出下列护理措施中不正确的是(　　)
    A. 密切监测宫缩情况
    B. 做好阴道助产和抢救新生儿的准备
    C. 胎儿后肩娩出后肌肉注射或静滴催产素预防产后出血
    D. 观察胎心及先露下降情况
    E. 破膜超过 12h,抗生素预防感染

76. 某初孕妇,停经 40^{+2} 周,产检:胎位正,胎心音好,骨盆内测量径线狭窄。请找出下列关于狭窄骨盆护理诊断及合作性问题说法中错误的是(　　)

A. 有产妇受伤的危险　　　B. 有围生儿受伤的危险　　　C. 有感染的危险
D. 潜在并发症：胎儿窘迫、胎盘早剥　　　E. 焦虑

77. 某初孕妇,32 岁。妊娠 38 周,腹部触诊,宫底可触及圆而硬的胎儿部分,腹部右侧凹凸不平,左侧相对平坦,胎心音脐周上左侧听的最清楚,该孕妇胎儿胎位可能是（　　）
　　A. 枕左前位　　　B. 枕右前位　　　C. 骶左前位
　　D. 骶右前位　　　E. 肩右前位

78. 骨盆内测量一般在妊娠的什么时候进行（　　）
　　A. 确定妊娠时　　　B. 孕 24～36 周　　　C. 孕 32～37 周
　　D. 先兆临产时　　　E. 预产期

79. 子宫发生病理性缩复环的原因是（　　）
　　A. 胎儿畸形　　　B. 子宫收缩乏力　　　C. 头盆不称
　　D. 臀位　　　E. 软产道异常

80. 以下关于病理性缩复环的描述,错误的是（　　）
　　A. 为克服产道阻力,子宫收缩逐渐增强　　　B. 子宫上段逐渐变厚
　　C. 子宫上段逐渐变薄　　　D. 子宫下段被动拉长变薄
　　E. 子宫下段有压痛

81. 最常见的臀位是（　　）
　　A. 完全臀先露　　　B. 单臀先露　　　C. 单足先露
　　D. 双足先露　　　E. 单膝先露

82. 为预防产后出血,下列正确的是（　　）
　　A. 胎头娩出前肌注催产素　　　B. 胎肩娩出时肌注催产素
　　C. 胎儿娩出后立即手取胎盘　　　D. 合并心脏病者给予麦角新碱
　　E. 胎儿娩出后立即按摩子宫,促使胎盘尽早剥离

83. 为预防宫缩乏力性产后出血,静推催产素最好应在（　　）
　　A. 胎头着冠时　　　B. 胎头娩出时　　　C. 胎肩娩出时
　　D. 胎盘娩出时　　　E. 胎儿娩出时

84. 处理不协调性子宫收缩乏力时,最好应用的是（　　）
　　A. 静推催产素　　　B. 静滴缩宫素　　　C. 肌注催产素
　　D. 安定镇静　　　E. 人工破膜

85. 不协调性子宫收缩乏力,正确的处理应为（　　）

A. 静脉滴注催产素　　　B. 第一产程中可肌注哌替啶
C. 宫口开全准备助产前应再次给予哌替啶
D. 人工破膜术　　　　　E. 即刻剖宫手术

二、A_3/A_4 型题(提供一个案例,下设若干道考题。在每道考题下面的 A、B、C、D、E 五个备选答案中选择一个最佳答案)

(86~88 题共用题干)

初产妇,妊娠 37 周入院待产。查体:枕左前位,胎心 140 次/min,规律宫缩达 18h,宫口开大 2cm,宫缩间歇期长,宫缩持续时间短,宫缩达高峰时子宫体不隆起和变硬,无头盆不称。产妇此时自觉疲乏无力。

86. 应考虑该产妇为( )
　　A. 潜伏期延长　　　　B. 活跃期延长　　　　C. 活跃期停滞
　　D. 胎头下降延缓　　　E. 第二产程延长

87. 针对上述情况,应采取的处理措施是( )
　　A. 静脉点滴催产素　　B. 产钳助产　　　　　C. 使用镇静剂
　　D. 行胎头吸引术　　　E. 立即行剖宫产

88. 针对该产妇的护理措施,错误的是( )
　　A. 鼓励产妇进食　　　B. 指导产妇 6~8h 排尿一次
　　C. 提供心理支持　　　D. 加强胎心监测
　　E. 避免过多使用镇静药物

(89~94 题共用题干)

初产妇,28 岁。足月妊娠临产,2h 前肛门检查宫口开 4cm,现肛门检查宫口仍开 4cm,检查:宫缩 30s/7~8min,胎膜未破,余无异常。

89. 从产程图上可以看出,该产妇存在的问题是( )
　　A. 潜伏期延长　　　　B. 活跃期延长　　　　C. 活跃期停滞
　　D. 第二产程延长　　　E. 第二产程停滞

90. 出现该问题,正确的处理措施是( )
　　A. 静滴缩宫素　　　　B. 人工破膜　　　　　C. 会阴侧切
　　D. 给予镇静剂　　　　E. 产钳助产

91. 若进行人工破膜,应在什么情况下进行( )
　　A. 宫缩时　　　　　　B. 孕妇屏气时　　　　C. 宫缩间歇期
　　D. 孕妇深呼吸时　　　E. 孕妇喊叫时

第八章 异常分娩产妇女的护理

92. 人工破膜后最重要的观察点是（　　）
    A. 胎心的变化　　B. 面色　　C. 体温
    D. 脉搏　　E. 血压

93. 破膜 1h 后需观察的重点是（　　）
    A. 面色　　B. 体温　　C. 脉搏
    D. 血压　　E. 宫缩

94. 破膜 1h 后观察宫缩仍为 30s/7～8min，应采取的措施是（　　）
    A. 静滴缩宫素　　B. 嘱产妇向下用力　　C. 会阴侧切
    D. 给予镇静剂　　E. 产钳助产

（95～97 题共用题干）
第一胎，孕足月，枕左前位，规律宫缩已 17h，宫口开大 3cm，胎心 140 次/min，产妇一般情况良好。宫缩较初期间歇时间长，约 7～8min 一次，持续时间 30s，宫缩高峰时，子宫不硬，经详细检查无头盆不称。

95. 该产妇除有宫缩乏力外，还应诊断（　　）
    A. 第二产程延长　　B. 活跃期延长　　C. 活跃期缩短
    D. 潜伏期延长　　E. 潜伏期缩短

96. 对该产妇正确的处理是（　　）
    A. 剖宫产术　　B. 胎头吸引术　　C. 待其自然分娩
    D. 缩宫素静滴　　E. 立即产钳结束分娩

97. 对该产妇护理不正确的是（　　）
    A. 做好心理护理　　　　B. 注意定时听胎心
    C. 指导产妇 6～8h 排尿 1 次　　D. 严密观察产程进展
    E. 鼓励产妇进食

（98～100 题共用题干）
某护士生在产科见习，在给孕妇做产前检查时，请教带教老师下列问题，老师的回答分别如下。

98. 李女士，胎方位 LOA，头先露胎儿的指示点应该是（　　）
    A. 枕骨　　B. 颏骨　　C. 骶骨
    D. 臀部　　E. 面部

99. 王女士，胎方位 LSA，臀先露胎儿的指示点应该是（　　）
    A. 枕骨　　B. 颏骨　　C. 骶骨
    D. 臀部　　E. 面部

100. 向女士,胎方位 LMP,面先露胎儿的指示点应该是（   ）
    A. 枕骨   B. 颏骨   C. 骶骨
    D. 臀部   E. 面部

(101～103 题共用题干)
某初产妇,26 岁。孕 38 周,因临产由急诊收入产房,护士为其做产前检查时,该产妇因担心出差未归的丈夫,不能及时赶回陪产。

101. 向护士询问："初产妇第一产程约需多久?"护士应回答:（   ）
    A. 6～8h   B. 4～6h   C. 11～12h
    D. 1～2h   E. 5～15min

102. 向护士询问："初产妇第二产程约需多久?"护士应回答:（   ）
    A. 6～8h   B. 4～6h   C. 11～12h
    D. 1～2h   E. 5～15min

103. 向护士询问："初产妇第三产程约需多久?"护士应回答:（   ）
    A. 6～8h   B. 4～6h   C. 1～12h
    D. 1～2h   E. 5～15min

(104～105 题共用题干)
某孕妇产检时 B 超确诊"羊水过少"。

104. 忙向护士咨询羊水的功能,护士回答关于羊水的功能错误的是（   ）
    A. 防止胎儿受压   B. 防止胎儿畸形
    C. 前羊水囊有扩张宫颈口的作用   D. 不利于胎儿体液平衡
    E. 保持羊膜腔内恒温

105. 忙向护士咨询羊水在临产时的作用,护士回答关于羊水在临产时的特殊作用正确的是（   ）
    A. 防止胎儿受压   B. 防止胎儿畸形
    C. 前羊水囊有扩张宫颈口作用   D. 不利于胎儿体液平衡
    E. 保持羊膜腔内恒温

(106～108 题共用题干)
G1P0,孕足月,规律宫缩 16h,2h 前从基层卫生院转院,要求经阴分娩。产检:宫开 6cm,宫缩转弱,25～30s/5～6min,两小时后宫口仍开 6cm,S－1。胎心 140 次/min。

106. 此时产程进展属于何种异常（   ）
    A. 潜伏期延长   B. 活跃期延长   C. 活跃期停滞
    D. 第二产程延长   E. 第二产程停滞

第八章 异常分娩产妇女的护理

107. 此时异常最可能的原因是（　　）
   A. 精神与子宫因素　　B. 产道与胎儿因素　　C. 药物影响
   D. 内分泌失调　　E. 其他

108. 应用缩宫素后,胎心律不规则,106～108 次/min,胎儿电子监测 CST 示"晚期减速",羊水 Ⅱ度粪染。不适宜的处理方法是（　　）
   A. 左侧卧位,予低流量吸氧,每天 3 次,每次 30min。
   B. 每隔 15～30min 听胎心 1 次或给予胎心监护
   C. 药物影响,停止使用缩宫素,纠正脱水及低血压
   D. 终止妊娠
   E. 新生儿抢救和复苏准备

（109～110 题共用题干）
  某初产妇,妊娠 39 周,出现规律宫缩 17h,阴道排液色淡黄,宫缩 25s/6～8min,胎心 152 次/min。肛检:宫口开大 2cm,胎头 S－2,宫颈轻度水肿,骨产道无明显异常。

109. 请问该产妇的产程有何异常（　　）
   A. 潜伏期延长　　B. 活跃期延长　　C. 活跃期停滞
   D. 第二产程延长　　E. 第二产程停滞

110. 如观察半小时后胎心 100 次/min,CST 出现频繁晚期减速,此时不正确的护理措施是（　　）
   A. 左侧卧位,予低流量吸氧,每天 3 次,每次 30min
   B. 每隔 15～30min 听胎心 1 次或给予胎心监护
   C. 药物影响,停止使用缩宫素,纠正脱水及低血压
   D. 经阴道终止妊娠
   E. 新生儿抢救和复苏准备

（111～112 题共用题干）
  初产妇,27 岁。妊娠 39 周,规律宫缩两小时,LOA,胎心 140 次/min。骨盆外测量:坐骨棘间径 9cm,坐骨结节间径 7.5cm,耻骨弓角度 80°。B 超:胎头双顶径 9.8cm。

111. 该孕妇属于何种骨盆类型（　　）
   A. 扁平骨盆　　B. 漏斗骨盆　　C. 类人猿型骨盆
   D. 均小骨盆　　E. 畸形骨盆

112. 此产妇处理没有错误的是（　　）
   A. 阴道试产　　B. 常规镇静、镇痛药,禁忌灌肠　　C. 试产 2～4h
   D. 胎头双顶径未达坐骨棘水平,可经阴道助产
   E. 尽早做好剖宫产术前准备

(113~114题共用题干)

某初产妇,妊娠38周,出现规律宫缩20h,宫缩25s/6~8min,胎心154次/min。肛检:宫口开大3cm,胎头S-2,宫颈轻度水肿,胎膜未破,骨产道无明显异常。膀胱区饱满。

113. 请问为解决该产妇的产程延长,首选的护理措施是(　　)
　　A. 人工破膜　　　　　　B. 静脉滴注缩宫素　　　C. 排空充盈的膀胱
　　D. 刺激乳头　　　　　　E. 准备剖宫产术

114. 若该产妇仍然宫缩弱,下一步的护理措施首选是(　　)
　　A. 人工破膜　　　　　　B. 静脉滴注缩宫素　　　C. 排空充盈的膀胱
　　D. 刺激乳头　　　　　　E. 准备剖宫产术

第八章 异常分娩产妇女的护理

参考答案

1—5. BEABD	6—10. BBEBD	11—15. AABAB	16—20. AEBBE
21—25. BEEAC	26—30. BDCDC	31—35. AECCD	36—40. CACDC
41—45. DAAEC	46—50. BDBCB	51—55. DCDBC	56—60. CCDEB
61—65. EDADE	66—70. CEBDB	71—75. AACDC	76—80. DCBCC
81—85. BBCDB	86—90. ACBCB	91—95. CAEAD	96—100. DCACB
101—105. CDEDC	106—110. CBAAC	111—114. BECA	

答案解析

1. 解析：骨盆外测量主要包括：①髂棘间径：两侧髂前上棘外缘间的距离，正常值为23～26cm；②髂嵴间径：两侧髂嵴外缘间最宽的距离，正常值为25～28cm；③骶耻外径：第5腰椎棘突下至耻骨联合上缘中点的距离，正常值为18～20cm；④坐骨结节间径：两坐骨结节内缘间的距离，正常值为8.5～9.5cm。其中最重要的是骶耻外径的大小，此径线可间接推测骨盆入口平面前后径的长度。故选B。

2. 解析：骨产道狭窄对母儿的影响：(1)对产妇的影响：骨盆狭窄影响胎头衔接和内旋转，容易发生胎膜早破、胎位异常、宫缩乏力和产程延长；胎头长时间压迫，形成生殖道瘘，胎先露下降受阻可能导致子宫破裂。(2)对围生儿的影响：骨盆狭窄和胎位异常容易发生胎膜早破和脐带脱垂，诱发早产、胎儿窘迫甚至死亡；产程延长和手术助产使新生儿窒息和新生儿产伤发生率增加。本题为A1型题，用排除法选出最佳选项，最不相关的为E选项（诱发早产，非直接导致早产）。故选E。

3. 解析：子宫收缩乏力对母儿的影响：(1)对产妇的影响：疲乏无力、肠胀气、排尿困难等，严重时可引起脱水、酸中毒、低血钾症、生殖道瘘、产后持续宫缩乏力致胎盘剥离时间延长甚至滞留，继而发生产后出血、子宫复旧不良与感染。(2)对胎儿的影响：胎儿宫内窘迫、新生儿颅内出血。故选A。

4. 解析：为宫缩乏力产妇提供加强宫缩的。(1)一般护理措施：①首先改善全身情况：鼓励进食高热量、易消化饮食，多饮水。②保证休息，保持体力。③掌握沟通技巧，解释精神因素对分娩的影响。关心体贴安慰产妇，允许家人陪伴，增加心理支持，避免产妇精神焦虑、恐惧、紧张。④使用安定、哌替啶等镇静。(2)加强子宫收缩：①排空充盈的膀胱和直肠：嘱产妇每2～4h排尿一次，初产妇宫颈口开大不足3cm、经产妇宫口开大不足2cm、胎膜未破者可给予温肥皂水灌肠。②刺激乳头。③针刺合谷、三阴交、关元等穴。④人工破膜。⑤静脉滴注缩宫素。而肌注硫酸镁，临床常用于妊娠期高血压患者的解痉降压，且有抑制宫缩的作用。故选B。

5. 解析：子宫收缩乏力对母儿的影响：(1)对产妇的影响：疲乏无力、肠胀气、排尿困难等，严重时可引起脱水、酸中毒、低血钾症、生殖道瘘、产后持续宫缩乏力致胎盘剥离时间延长甚至滞留，继而发生产后、出血子宫复旧不良与感染。(2)对胎儿的影响：胎儿宫内窘迫、新生儿窒息及新生儿颅内出血。故选D。

6. (2011年真题)解析：妊娠30周前，臀先露多能自行转为头先露，不必处理。妊娠30周后仍为臀先露应予矫正。胸膝卧位方法：孕妇排空膀胱，松解裤带，空腹时做胸膝卧位。孕妇跪卧于硬板床上,两小腿平放床上稍分开;大腿与床面呈90°;胸贴床面,臀部抬高;头偏向一侧,两臂屈肘,放于头的两侧,每天2次,每次15 min,连续做1周后复查。故选B。

7. 解析:(1)协调性子宫收缩乏力(低张性)表现为子宫收缩具有正常的节律性、对称性和极性,但收缩力弱,宫腔压力低,宫底部肌壁仍可持续时间短、间歇期长而不规则。当子宫收缩达极期时,子宫体不隆起而变硬,用手指压出现凹陷,产程延长或停滞。(2)不协调性子宫收缩乏力(高张性)表现为子宫收缩的极性倒置,宫缩不是起自两侧子宫角,宫缩的兴奋点来自子宫的一处或多处,节律不协调,宫缩时,宫底部不强,而是中段或下段强,宫缩间歇期子宫壁不能完全松弛,表现为子宫收缩不协调,这种宫缩不能使宫口扩张、先露下降,属无效宫缩。正常临产时出现的规律宫缩,其强度须达到或超过30s,且频率≥5~6min的宫缩。本题条件符合(1)协调性子宫收缩乏力,而B是(2)不协调性子宫收缩乏力的表现。故选B。

8. 解析:正常临产时产妇出现的规律宫缩,其强度须达到或超过30s,且频率≥5~6min的宫缩,如果低于此强度、频率者,则为宫缩乏力。本题条件符合不协调性子宫收缩乏力(高张性)的表现:为子宫收缩的极性倒置,宫缩的兴奋点来自子宫的一处或多处,节律不协调,宫缩时,宫底部不强,而是中段或下段强,宫缩间歇期子宫壁不能完全松弛,故产妇间歇期宫腔内压力达20mmHg,产妇间歇期得不到放松休息,呻吟不已,胎儿也不能恢复完全的供血供氧,容易导致胎儿窘迫。产妇表现为子宫收缩不协调,这种宫缩不能使宫口扩张、先露下降,属无效宫缩,可导致产程延长。错误的是E。

9. 解析:本题考查不协调性子宫收缩乏力的表现及处理措施。(1)不协调性子宫收缩乏力(高张性)的表现:为子宫收缩的极性倒置,宫缩不是起自两侧子宫角,宫缩的兴奋点来自子宫的一处或多处,节律不协调,宫缩时,宫底部不强,而是中段或下段强,宫缩间歇期子宫壁不能完全松弛,产妇间歇期得不到放松休息,容易导致胎儿窘迫。产妇表现为子宫收缩不协调,这种宫缩不能使宫口扩张、先露下降,可导致产程延长。(2)不协调宫缩乏力的处理:指导产妇宫缩时深呼吸、腹部按摩、稳定情绪;遵医嘱给予镇静剂,如哌替啶100mg,让产妇充分休息;在宫缩未恢复协调之前,严禁使用缩宫素;若宫缩仍不协调,或胎儿宫内窘迫、头盆不称,则做好剖宫产术前准备。宫缩恢复协调之后,参考第4题加强宫缩的方法。故选B。

10. 解析:单纯扁平骨盆,骶耻外径<18cm,入口前后径<10cm,对角径<11.5cm。故选D。

11. 解析:胎头双顶径进入骨盆入口平面,胎头颅骨最低点接近或达到坐骨棘水平,称为衔接。持续性枕横位时,产妇的胎头以半俯屈状态以枕额径进入骨盆入口,由于枕额径11.3cm大于骨盆入口前后径11cm,胎头矢状缝坐落在骨盆入口平面横径13cm上,胎头枕骨在骨盆左侧或者右侧方。但由于胎头径线不正,胎头俯屈不良,先露部不易紧贴软产道,继发宫缩乏力。胎儿不利于通过产道:除衔接外,下降、俯屈、内旋转、复位均受到影响,产程延长。故选A。

12. 解析:临产前发生破膜称胎膜早破,也就是时间发生在第一产程之前。题目问的是进入第二产程后不会发生的并发症,那就排除其他选项了。故选A。

13. 解析:临床分为三个产程:第一产程(宫口扩张期):从规律性宫缩开始到宫口开全,初产妇平均需要11~12 h,经产妇平均需要6~8 h。第二产程(胎儿娩出期):从宫口开全到胎儿娩出,初产妇约需1~2 h,经产妇通常数分钟即可完成,也有长达1 h者。第三产程(胎盘娩出期):从胎儿娩出到胎盘娩出,约需5~15 min,一般不超过30min。本题条件设定时间为宫

第八章 异常分娩产妇女的护理

口开全后至第三产程之间,不会出现第三产程的胎盘滞留。故选 B。

14. 解析:入口平面狭窄,影响胎头入盆或衔接。常见于扁平骨盆,骶耻外径<18cm,入口前后径<10cm,对角径<11.5cm。故选 A。

15. 解析:中骨盆及出口平面狭窄:常见于漏斗骨盆,坐骨棘间径<10cm,坐骨结节间径(即出口横径)<8cm,耻骨弓角度<90°。当出口横径<8cm 时应加测出口后矢状径,若两者之和>15cm,估计一般大小的胎儿可以娩出。故选 B。

16. 解析:试产的适应证:骨盆入口平面相对狭窄、胎头跨耻征可疑阳性,或者均小骨盆、胎儿不大、头盆相称者,在严密观察下试产 2~4 h。如产程进展顺利,胎儿可经阴道分娩。如产程进展受阻或出现胎儿窘迫,行剖宫产术。骨盆出口平面狭窄者不能试产。故选 A。

17. 解析:第一产程(宫口扩张期)从规律性宫缩开始到宫口开全,初产妇平均需要 11~12h,经产妇平均需要 6~8h。潜伏期指的是临产规律宫缩开始至宫口扩张达 3cm,此期初产妇约需 8h,如果超过 16h,则为潜伏期延长。活跃期指的是宫口扩张达 3~10cm,此期初产妇约需 4h,若超过 8h,则为活跃期延长。故选 E。

18. 解析:总产程不足 3h 称为急产,经产妇多见。故选 B。

19. 解析:除 B 项外,其他描述均不正确,请参考 18 题解析。故选 B。

20. 解析:三个平面均狭窄:骨盆外形属女型骨盆,但各平面径线均小于正常值 2cm 或以上,称为均小骨盆,见于身材矮小匀称(小于 145cm)的妇女。故选 E。

21. 解析:助产术的适应证:中骨盆平面狭窄可导致持续性枕后位或枕横位,宫口开全后,胎头双顶径达坐骨棘水平或以下者,可经阴道助产。注意防止新生儿窒息和产伤。故选 B。

22. 解析:臀先露是最常见的胎位异常,约占妊娠足月分娩总数的 3%~4%。胎方位:胎先露的指示点与母体骨盆的关系,简称胎位。枕先露以枕骨、面先露以颏骨、臀先露以骶骨、肩先露以肩胛骨为指示点。依指示点与母体骨盆的关系而有不同的胎位。骶左前位是指胎儿的骶骨位于母体骨盆的左侧靠前方。故选 E。

23. 解析:第二产程停滞定义:第二产程后胎头下降无进展达 1h。本题未给出足够条件判断胎头下降无进展达 1h,题中宫缩已 18h,但宫口仅开大 3cm,未进入第二产程,而且只有一次检查胎先露所处的值胎头 S-1,没有两次间隔 1h 的对比,故胎头下降停滞不成立。解题思路也可以运用排除法,排除其他正确选项。故选 E。

24. 解析:第一产程(宫口扩张期)从规律性宫缩开始到宫口开全,初产妇平均需要 11~12h,经产妇平均需要 6~8h。潜伏期指的是规律宫缩开始至宫口扩张达 3cm,此期初产妇约需 8h,如果超过 16h,则为潜伏期延长。活跃期指的是宫口扩张 3~10cm,此期初产妇约需 4h,如果超过 8h,则为活跃期延长。故选 A。

25. 解析:子宫收缩乏力对母儿的影响:①对产妇的影响:宫缩乏力者,因产力弱致产程延长而疲乏无力、肠胀气、排尿困难等,严重时可引起脱水、酸中毒、低血钾症、生殖道瘘,产后持续宫缩乏力致胎盘剥离时间延长甚至滞留,继而发生产后出血、子宫复旧不良与感染。②对胎儿的影响:胎儿宫内窘迫、新生儿窒息及新生儿颅内出血。故选 C。

26. 解析:协调性宫缩乏力的特点具有正常的节律性、对称性和极性,但收缩力弱,宫腔压力低,持续时间短,间歇时间长,使产程延长或停滞。应加强宫缩。由于宫腔压力低,对胎儿的血供影响小,胎儿窘迫的发生率低。故选 B。

27. 解析:不协调性子宫收缩乏力(高张性)表现为子宫收缩的极性倒置,宫缩不是起自两侧子宫角,宫缩的兴奋点来自子宫的一处或多处,节律不协调,宫缩时,宫底部不强,而是中段或下段强,宫缩间歇期子宫壁不能完全松弛,表现为子宫收缩不协调,这种宫缩不能使宫口扩张、先露下降,属无效宫缩。故选 D。

28. 解析:子宫收缩乏力病因:(1)头盆不称或胎位异常;(2)子宫因素:①多胎、多产、巨大儿等使子宫肌纤维过度伸展。②子宫畸形、子宫肌瘤等使子宫收缩力发生异常。③子宫急、慢性炎症,使子宫肌纤维变性影响收缩。(3)精神因素:过度紧张干扰了中枢神经的正常功能,致原发性宫缩乏力。(4)内分泌失调:体内雌激素、缩宫素等分泌不足,孕激素下降缓慢。(5)药物影响:过多使用镇静剂。(6)其他:膀胱充盈、体力过度消耗、疲劳、体质虚弱、贫血等;疼痛也与不协调性子宫收缩有关。故选 C。

29. 解析:宫缩乏力对母儿的影响:①对产妇的影响:疲乏无力、肠胀气、排尿困难等,严重时可引起脱水、酸中毒、低血钾症、软产道水肿、裂伤、生殖道瘘、产后出血。②对胎儿及新生儿的影响:胎儿宫内窘迫、新生儿颅内出血。故选 D。

30. 解析:子宫收缩过强对母儿的影响:①对产妇的影响:子宫收缩过强可能诱发羊水栓塞或发生严重软产道裂伤。如胎先露下降受阻,可能导致子宫破裂。急产来不及消毒者,易发生产褥感染。产后子宫肌纤维缩复不良,容易发生产后出血。②对围生儿的影响:子宫收缩过强影响子宫胎盘循环,容易发生胎儿窘迫和新生儿窒息。急产时可能发生新生儿坠地外伤、颅内出血、破伤风或其他感染。故选 C。

31. (2011年真题)解析:临产时正常宫缩应持续 30s 或以上,间歇期 5~6min,该产妇表现为子宫收缩节律性异常。故选 A。

32. 解析:第一产程(宫口扩张期)从规律性宫缩开始到宫口开全,初产妇平均需要 11~12h,经产妇平均需要 6~8h。潜伏期指的是临产规律宫缩开始至宫口扩张达 3cm,此期初产妇约需 8h,如果超过 16h,则为潜伏期延长。活跃期指的是宫口扩张达 3~10cm,此期初产妇约需 4h,若超过 8h,则为活跃期延长。故选 E。

33. 解析:强直性子宫收缩:几乎均是外界因素引起。宫颈内口以上部分的子宫肌层出现强直性痉挛性收缩,间歇期短或无间歇期。产妇烦躁不安,拒按,持续性腹痛。胎心、胎位不清。子宫下段被拉长,形成一明显环状凹陷,并随宫缩上升达脐部或脐上为病理性缩复环,腹部呈葫芦状,子宫下段有压痛,并有血尿。故选 C。

34. 解析:活跃期停滞:进入活跃期后,宫口不再扩张达 2h 以上。故选 C。

35. 解析:本题解析同 34 题。故选 D。

36. 解析:强直性子宫收缩:宫颈内口以上部分的子宫肌层出现强直性痉挛性收缩,间歇期短或无间歇期。产妇烦躁不安,拒按,持续性腹痛。胎心、胎位不清。子宫下段被拉长,形成一明显环状凹陷,并随宫缩上升达脐部或脐上为病理性缩复环,腹部呈葫芦状,子宫下段有压痛,并有血尿。为避免潜在并发症子宫破裂,需做好急诊剖宫产术准备。故选 C。

37. 解析:为协调性宫缩乏力产妇提供加强宫缩的护理措施,首先改善全身情况,然后加强子宫收缩:①排空充盈的膀胱和直肠。②刺激乳头。③针刺合谷、三阴交、关元等穴。④人工破膜。⑤静脉滴注缩宫素。故选 A。

38. 解析:急产对围生儿的影响:子宫收缩过强影响子宫胎盘循环,容易发生胎儿窘迫和新生儿窒息。急产时可能发生新生儿坠地外伤、颅内出血、破伤风或其他感染。新生儿遵医嘱肌肉注射维生素 K_1,预防颅内出血。故选 C。

第八章　异常分娩产妇女的护理

39. 解析：骨盆入口呈横椭圆形，是女性型骨盆最大的平面。有4条径线：(1)入口前后径：称真结合径。耻骨联合上缘中点至骶岬上缘正中间的距离，正常值平均10cm，其长短与分娩机制关系密切。(2)入口横径：左、右髂耻缘间的最大距离，正常值平均13cm。(3)入口斜径：左、右各一，正常平均12.75cm。题中骨盆入口前后径为9cm，小于正常值10cm，属于扁平型骨盆。

40. 解析：头位，骨盆入口轻度狭窄，头盆相对不称，可以试产。如果头位，骨盆径线大小正常，头盆关系绝对不称者，不予试产。本题除C外，其他选项都不予试产。故选C。

41. 解析：中骨盆及出口平面狭窄：常见于漏斗骨盆，坐骨棘间径<10cm，坐骨结节间径<8cm，耻骨弓角度<90°，出口横径和后矢状径之和<15cm；主要影响胎头俯屈、内旋转，易发生持续性枕横位或枕后位。活跃晚期及第二产程进展缓慢，甚至停滞。一般不发生临产后先露入盆困难现象。故选D。

42. 解析：骨盆入口平面相对狭窄、胎头跨耻征可疑阳性，或者均小骨盆、胎儿不大、头盆相称者，在严密观察下试产2～4h。如产程进展顺利，胎儿经阴道分娩。如产程进展受阻或出现胎儿窘迫，行剖宫产术。骨盆出口平面狭窄者不能试产。故选A。

43. 解析：初产妇足月临产10h，检查：宫口开大3cm，提示产程进展缓慢；有肛门坠胀感，提示可疑枕横位或枕后位；S=0，先露较高；B超示双顶径9.1cm，正常大小；胎心130次/min，提示目前胎儿无缺氧，可以试产。处理原则：第一产程：严密观察产程及胎心，保证产妇营养和休息，嘱产妇向胎背对侧的方向侧卧，宫缩乏力者加强宫缩，如产程无明显进展，或出现胎儿窘迫现象，应考虑行剖宫产结束分娩。选项A可加强宫缩。故选A。

44. 解析：不协调性子宫收缩过强包括两种类型：(1)强直性子宫收缩：宫颈内口以上部分的子宫肌层出现强直性痉挛性收缩，间歇期短或无间歇期。产妇烦躁不安，拒按，持续性腹痛。胎心、胎位不清。子宫下段被拉长，形成一明显环状凹陷，并随宫缩上升达脐部或脐上为病理性缩复环，腹部呈葫芦状，子宫下段有压痛，并有血尿。(2)子宫痉挛性狭窄环。本题符合E。故选E。

45. 解析：题干中提示产妇足月，胎位、胎心、胎儿大小、产道等均在正常范围。题中除"胎膜未破，宫缩4～5min一次，持续30s，强度稍差"有点异常外，其他均正常。分析原因，最大可能性就是胎膜未破，致胎先露部无法直接压迫软产道，从而诱发反射性宫缩加强。遂行人工破膜处理最恰当。故选C。

46. 解析：宫口开大1cm，S-1，提示该产妇目前处于第一产程，不宜多次行阴道内检查，易诱发产褥感染。建议行肛门检查：了解宫颈软硬程度厚薄、宫口扩张程度、是否破膜、盆腔大小、胎头下降程度。不过目前临床也没有绝对禁止，建议必要时严格无菌技术下进行。此题考查行骨盆内外测量的最佳时机，是妊娠24周时。故选B。

47. 解析：本题考查不协调性子宫收缩乏力的表现及处理措施。不协调性子宫收缩过强包括两种类型：强直性子宫收缩和子宫痉挛性收缩。处理原则：(1)协调性子宫收缩过强：①抑制宫缩的同时，迅速做好接生准备，严密监测胎心变化。②如产道狭窄或者出现胎儿窘迫，立即手术结束分娩。③发生急产者，预防新生儿颅内出血和感染，同时预防产后出血和产褥感染。(2)不协调性子宫收缩过强：消除诱因，给予哌替啶或吗啡，协调性宫缩恢复者等待自然分娩。如不协调性宫缩未能纠正、出现胎儿窘迫或者病理性缩复环，立即行剖宫产术。本题给出的条件，虽无法判明宫缩过强类型，但无论是何种类型的宫缩过强，都首选给予哌替啶或吗啡镇静、

· 159 ·

抑制宫缩。故答案选 D。

48. 解析：为协调性宫缩乏力产妇提供加强宫缩的护理措施，先改善全身情况，后加强子宫收缩：①排空充盈的膀胱和直肠。②刺激乳头。③针刺合谷、三阴交、关元等穴。④人工破膜：宫颈口扩张 3cm 或 3cm 以上，无头盆不称，胎头已衔接者，可宫缩间歇期行人工破膜，使先露部紧贴子宫下段及宫颈内口，反射性加强子宫收缩。⑤静脉滴注缩宫素。故选 B。

49. 解析：活跃期停滞：进入活跃期后，宫口不再扩张达 2h 以上。检查：2h 前肛门检查宫口开 4cm，现肛门检查宫口仍开 4cm。故选 C。

50. 解析：为协调性宫缩乏力产妇提供加强宫缩的护理措施，先改善全身情况，后加强子宫收缩。但本题中产妇胎膜未破，宜先行人工破膜，效不佳，再静滴缩宫素。故选 B。

51. 解析：题中 G1P0，临产 12h，宫口开 4cm，正常初产妇此期约需 6～8h，时间稍长，但未超过 16h，还不能诊断为第一产程潜伏期延长；结合骨盆测量正常，估计胎儿体重 3400g 较大，胎膜未破，LOA，S－1，宫缩 34～40s/3min，中强，首先考的是胎膜未破，引起的宫缩较弱。首选的处理是人工破膜。故选 D。

52. 解析：宫缩 20s/7～8min，为协调性子宫收缩乏力；临产 10 小时，胎心 148 次/min，宫缩 20s/7～8min，宫口开 3cm，S－1，首先应寻找原因，骨盆正常，LOP 胎位异常致头盆相对不称。如发现有头盆不称，估计不能从阴道分娩者，应及时行剖宫产术，如判断无头盆不称和胎位异常，估计能从阴道分娩者，则应考虑实施加强宫缩的措施。本题中产妇胎心 148 次/min，羊水清亮，无胎儿宫内窘迫，宜静滴缩宫素。故选 C。

53. 解析：骨盆外测量：①髂棘间径：正常值为 23～26cm；②髂嵴间径：正常值为 25～28cm；③骶耻外径：正常值为 18～20cm；④坐骨结节间径：正常值为 8.5～9.5cm。骨盆外测量有狭窄者，应进一步做骨盆内测量：①骶耻内径（对角径）：正常值为 12.5～13cm；②坐骨棘间径：正常值为 10cm；③坐骨切迹宽度，即骶棘韧带的宽度，为坐骨棘与骶骨下部间距离，正常值为 15.5～16cm，正常约能容纳 3 横指。中骨盆及出口平面狭窄：常见于漏斗骨盆，坐骨棘间径＜10cm，坐骨结节间径＜8cm，耻骨弓角度＜90°，出口横径和后矢状径之和＜15cm。此题阴道检查出口横径 7.5cm，坐骨棘较突，坐骨切迹 2 横指，相当于每个平面都有最重要的一条径线狭窄，属漏斗型骨盆。故选 D。

54. 解析：本题中产妇临产 14h，宫口开大 6cm，胎膜未破，可触及前羊水囊。提示产程时间第一产程初产妇 11～12h 超过正常值，且胎膜未破，宜先行人工破膜。宫口开大＞3cm，宫缩规律，胎心正常，胎头已入盆（头盆相称者），无异常阴道流血、妊娠期合并症及并发症等的，可在宫缩间歇期行人工破膜。故选 B。

55. 解析：妊娠 28～30 周前臀位、横位多能自行转为头先露，过早纠正胎位是无效的。如 30 周后仍为臀位、横位应用胸膝卧位予以纠正。故选 C。

56. 解析：胎儿头大于肩，肩大于臀，所以要"堵"到宫口开全，扩张到使后娩出的胎头通过宫颈口无困难。宫缩时见胎粪流出不一定是胎儿缺氧，臀部挤压有时会胎粪流出，要确定是否胎儿缺氧必须要结合胎心频率等综合考虑。臀位助产阴道分娩：第二产程：①做好新生儿窒息的抢救准备；导尿，做会阴侧切开术，行臀位助产术。②当胎臀自然娩出至脐部后，胎肩和胎头由接生者协助娩出。脐部娩出后，一般应于 2～3 min 内娩出胎头，最长不能超过 8 min。故选 C。

57. 解析：试产 2～4h，胎头仍未入盆，应停止试产。故选 C。

第八章　异常分娩产妇女的护理

58.解析:第二产程正常初产妇约需 1~2h,用时超过 2h 为第二产程延长。故选 D。

59.解析:三个平面均狭窄:骨盆外形属女型骨盆,但各平面径线均小于正常值 2cm 或以上,称为均小骨盆,见于身材矮小匀称(小于 145cm)的妇女。故选 E。

60.(2012 年真题)解析:预防产后出血应注意观察子宫收缩情况,宫底高度,膀胱充盈度,阴道流血量,会阴阴道内有无血肿。每 15~30min 测量一次血压、脉搏,询问产妇有无头晕、乏力等。故选 B。

61.(2013 年真题)解析:采取排除法,患者胎膜已破,禁止下床活动以免引起脐带脱垂。故选 E。

62.(2013 年真题)解析:妊娠 28 周以前,由于羊水相对较多,胎儿在子宫内活动范围大,所以位置不固定,妊娠 32 周后,胎儿已达到入盆状态,很难进行胎位矫正,所以胎位不正最适合的纠正时间为孕 30~32 周之间。故选 D。

63.(2013 年真题)解析:矫正胎位时可采取膝胸卧位。故选 A。

64.(2014 年真题)解析:本题考查先兆子宫破裂的临床表现及病因。先兆子宫破裂的四大临床表现是子宫形成病理性缩复环,下腹部压痛,胎心率改变及血尿出现;在分娩前肌内注射缩宫素或静脉滴注缩宫素及其他子宫收缩药物使用不当或子宫对宫缩剂过于敏感,均可引起宫缩过强,易发生子宫破裂。故选 D。

65.(2015 年真题)解析:临床上子宫破裂后修复时间一般为 3 年,子宫破裂行子宫修补术。该患者术后再次妊娠至少需要 3 年。故选 E。

66.解析:(1)预防宫缩过强对母儿的损伤:有急产史的孕妇,预产期前 1~2 周住院待产,提前做好接生准备,临产后不宜灌肠,卧床休息,嘱产妇不要屏气。(2)宫缩过强的护理:①消除宫缩过强的诱因,停止阴道内操作、停用缩宫素等。②宫缩协调,产程进展迅速者,遵医嘱用硫酸镁抑制子宫收缩的同时,迅速做好接生准备。③不协调性宫缩过强,遵医嘱肌内注射哌替啶 100mg 调整宫缩。④如伴产道狭窄或出现胎儿窘迫,或不协调性宫缩未能纠正者,遵医嘱做好手术和新生儿窒息抢救准备。⑤宫口开全后,尽量会阴侧切,指导产妇宫缩时张嘴哈气,勿屏气,协助胎儿缓慢娩出,防止软产道严重裂伤。⑥新生儿遵医嘱肌肉注射维生素 K_1,预防颅内出血。最不可能发生的情况是 C。故选 C。

67.解析:跨耻征检查方法:产妇排空膀胱后仰卧,松解衣裤,两腿伸直,两手自然放于身体两侧,检查者将手放在耻骨联合上方,向骨盆腔方向推压浮动的胎头。(1)胎头低于耻骨联合平面,为跨耻征阴性,表示头盆相称。(2)若胎头与耻骨联合在同一平面,为跨耻征可疑阳性,表示头盆可能不称。(3)若胎头高于耻骨联合平面,为胎头跨耻征阳性,表示头盆明显不称。A 项说法也没错,但跨耻征(+)的意思胎头高于耻骨联合平面,且 A1 型题是只选一个最佳选项。故选 E。

68.解析:骨盆轻度狭窄阴道试产的护理:(1)有明显头盆不称,骶耻外径≤16cm,入口前后径≤8.0cm,对角径<11.5cm,跨耻征阳性者,足月活胎不能经阴道分娩。确定可试产者,需有专人守护,在严密监护下进行。(2)密切观察胎儿情况及产程进展,若发现胎儿窘迫,子宫先兆破裂征象,应及时通知医生,停止试产。(3)宫口扩张>3cm、胎头衔接、头盆相称者行人工破膜,子宫收缩乏力者静脉滴注缩宫素加强子宫收缩,一般不用镇静、镇痛药,禁忌灌肠。(4)试产 2~4h,若产程进展顺利,经阴道自然分娩或协助实施阴道助产术。(5)若胎头仍未入盆或出现胎儿窘迫,做好剖宫产手术和新生儿窒息抢救准备。故选 B。

69. 解析:臀先露是最常见的胎位异常,约占妊娠足月分娩总数的3‰~4‰。因胎头比胎臀大,且分娩时后出胎头无明显颅骨变形,往往造成娩出困难,加之常发生胎膜早破、脐带脱垂、新生儿产伤等,使围生儿死亡率增高。故选D。

70. 解析:臀先露是最常见的胎位异常,约占妊娠足月分娩总数的3‰~4‰。因胎头比胎臀大,且分娩时后出胎头无明显颅骨变形,往往造成娩出困难,加之脐带脱垂较多见,使围生儿死亡率增高。处理原则:纠正胎位,使其变为头先露。方法:胸膝卧位、激光照射或艾灸至阴穴、外倒转术。若矫正失败,提前一周住院待产。故选B。

71. 解析:静脉滴注缩宫素注意事项:必须专人监护,严密观察宫缩、胎心及血压。先用5%葡萄糖液500mL静脉滴注,调节为6~8滴/min,然后加入缩宫素2.5~5U摇匀,根据宫缩调整滴速,通常不超过60滴/min,以宫缩维持在间隔2~3min,持续40~60s为宜。如出现宫缩持续1min以上或胎心率有变化,应立即停止滴注。经以上处理后产程无进展,出现胎儿宫内窘迫,或产妇体力衰竭,则立即做好剖宫产的术前准备。故选A。

72. 解析:妊娠30周前,臀先露多能自行转为头先露,不必处理。妊娠30周后仍为臀先露应予下列方法矫正。(1)胸膝卧位:孕妇排空膀胱,松解裤带,空腹时做胸膝卧位。每天2次,每次15 min,连续1周后复查。(2)激光照射或艾灸至阴穴:激光照射或艾灸两侧至阴穴,每天1次,每次15~20 min,5次为一疗程。(3)外转胎位术:一般在妊娠32~34周进行。该方法有胎盘早剥、脐带缠绕的危险,应慎重使用。本题妊娠33周>30周,仍为臀先露应予矫正。故选A。

73. 解析:狭窄骨盆常见四种类型:①入口平面狭窄:常见于扁平骨盆,骶耻外径<18cm,入口前后径<10cm,对角径<11.5cm。影响胎头入盆或衔接。②中骨盆及出口平面狭窄:常见于漏斗骨盆,坐骨棘间径<10cm,坐骨结节间径<8cm,耻骨弓角度<90°,出口横径和后矢状径之和<15cm,主要见于男性型骨盆和类人猿型骨盆,中骨盆狭窄常与出口平面狭窄并存。③三个平面均狭窄:骨盆外形属女型骨盆,但各平面径线均小于正常值2cm或以上,称为均小骨盆,见于身材矮小匀称(小于145cm)的妇女。④畸形骨盆:骨盆失去对称性,如骨软化症骨盆和偏斜骨盆,较少见。故选C。

74. 解析:宫缩过强及急产护理措施:(1)预防宫缩过强对母儿的损伤:有急产史的孕妇,预产期前1~2周住院待产,提前做好接生准备,临产后不宜灌肠,卧床休息,嘱产妇不要屏气。(2)宫缩过强的护理:①消除宫缩过强的诱因:停止阴道内操作、停用缩宫素等。②宫缩协调,产程进展迅速者,遵医嘱用硫酸镁抑制子宫收缩的同时,迅速做好接生准备。③不协调性宫缩过强:遵医嘱肌内注射哌替啶100mg调整宫缩。④如伴产道狭窄或出现胎儿窘迫,或不协调性宫缩未能纠正者,遵医嘱做好剖宫产手术和新生儿窒息抢救准备。⑤宫口开全后,尽量会阴侧切,指导产妇宫缩时张嘴哈气,勿屏气,协助胎儿缓慢娩出,防止软产道严重裂伤。⑥新生儿遵医嘱肌肉注射维生素K_1,预防颅内出血。故选D。

75. 解析:本题宫缩20~25s/6min~6min30s,提示宫缩乏力;胎心音150次/min,提示协调性宫缩乏力。协调性宫缩乏力产妇,骨盆正常情况下可试产。宫口开全,已进入第二产程,第二产程的护理要点:观察宫缩、胎心及先露下降情况,做好阴道助产和抢救新生儿的准备;第三产程的护理:胎儿前肩娩出后肌肉注射或静滴催产素预防产后出血;破膜12h,总产程超过24h,抗生素预防感染。故选C。

76. 解析:骨盆狭窄护理诊断及合作性问题:①有产妇受伤的危险:与难产、手术产有关。

第八章　异常分娩产妇女的护理

②有围生儿受伤的危险:与胎膜早破、脐带脱垂、新生儿产伤有关。③有感染的危险:与胎膜早破、产程延长、手术操作有关。④潜在并发症:胎儿窘迫、子宫破裂。⑤焦虑:与畏惧手术、担心母儿安危有关。故选D。

77.(2016真题)解析:腹部检查:宫底触及圆而硬的胎头,耻骨联合上方为宽而软的胎臀,胎心音在脐上一侧最清晰。肛门检查或阴道检查:盆腔内空虚,触及胎臀或胎足。臀位孕产妇自觉肋下或上腹部有圆而硬的胎头。胎心听诊部位在胎背处近头端的腹壁听诊最响亮,推导胎位为骶左前。故选C。

78.(2017护考模拟试题)解析:产前骨盆测量分为骨盆外测量和骨盆内测量两项,测量的时间也有所不同。①骨盆外测量时间:骨盆外测量应该在第一次产检时候做,也就是孕12周左右。首次产检进行骨盆外测量,主要通过骨盆出口测量器测量孕妇的出口后矢状径,以间接了解骨盆的大小及形态。②盆骨内测量时间:按照规定,骨盆内测量应该有两次,检查过早的话,会因为盆腔内软组织不够松弛,从而影响操作和准确性。孕早期和晚期不宜做骨盆内测。第一次骨盆内测量在妊娠孕24~36周;第二次是在临产时,同时会检查宫颈成熟度。孕晚期进行骨盆内测量主要通过中骨盆测量器依靠阴道测量坐骨棘间径,若坐骨棘间径过小会影响分娩过程中胎头的下降。故选B。

79.(2017护考模拟试题)解析:当子宫收缩过强,加上胎位不正、头盆不称或骨盆狭窄,发生梗阻性难产时,宫颈内口以上部分的子宫肌层出现强直性、痉挛性收缩,间歇期短或无间歇期。产妇烦躁不安,拒按,持续性腹痛。胎心、胎位不清。子宫下段被拉长,形成一明显环状凹陷,并随宫缩上升达脐部或脐上为病理性缩复环,腹部呈葫芦状,子宫下段有压痛,并血尿。故选C。

80.(2017护考模拟试题)解析:强直性子宫收缩时宫颈内口以上部分的子宫肌层出现强直性痉挛性收缩,间歇期短或无间歇期。产妇烦躁不安,拒按,持续性腹痛。胎心、胎位不清。子宫下段被拉长,形成一明显环状凹陷,并随宫缩上升达脐部或脐上为病理性缩复环,腹部呈葫芦状,子宫下段有压痛,并血尿。此题运用排除法,B、C项互相矛盾必有一个是错误的,再根据子宫缩复作用子宫上段逐渐变厚,下段被动拉长变薄,找出C错误项。故选C。

81.(2017护考模拟试题)解析:臀位是最常见的异常胎位,根据胎儿两下肢所取的姿势,臀位又可分为三类:单臀:臀先露或腿直臀先露最为常见,胎儿双髋关节屈曲,双膝关节伸直,以臀部为先露部。完全臀先露或混合先露:较为常见,胎儿双髋关节及膝关节屈曲,犹如盘膝而坐,以臀部和双足为先露部。不完全臀先露:较为少见,胎儿以一足或双足、一膝或双膝,或一足一膝为先露部位。故选B。

82.(2017护考模拟试题)解析:宫缩乏力的护理:①胎儿前肩娩出后肌肉注射或静滴催产素预防产后出血。②破膜12h,总产程超过24h,抗生素预防感染。故选B。

83.(2017护考模拟试题)解析:同83题。故选C。

84.解析:不协调性子宫收缩乏力的处理原则是恢复子宫收缩的协调性,可酌情给镇静剂,禁用缩宫素。故选D。

85.解析:不协调性子宫收缩乏力的处理,主要是调节子宫收缩,使之恢复协调性。停止一切刺激,精神上给予安慰;使用镇静剂,如哌替啶100mg肌注,使产妇充分休息后可恢复协调性宫缩,恢复后如宫缩仍乏力时,可按协调性宫缩乏力处理。如不能纠正成协调性宫缩,或出现胎儿窘迫,应立即剖宫产。故选B。

86. 解析:第一产程(宫口扩张期)从规律性宫缩开始到宫口开全,初产妇平均需要 11～12h,经产妇平均需要 6～8h。潜伏期指的是临产规律宫缩开始至宫口扩张达 3cm,此期初产妇约需 8h,如果超过 16h,则为潜伏期延长。故选 A。

87. 解析:协调性宫缩乏力产妇提供加强宫缩的护理措施,先改善全身情况,后加强子宫收缩:①排空充盈的膀胱和直肠。②刺激乳头。③针刺合谷、三阴交、关元等穴。④人工破膜。⑤静脉滴注缩宫素。本题中产妇宫缩乏力,第一产程潜伏期延长达 18h,自觉疲乏无力,宜先使用镇静剂。故选 C。

88. 解析:可能因宫缩乏力导致潜伏期延长,因正常潜伏期平均 8h,该产妇规律宫缩已 18h,宫口开大仅 3cm。正确的处理是先改善全身状况,后加强宫缩。协调性宫缩乏力:第一产程的护理:①改善全身情况。②保证休息,保持体力。③掌握沟通技巧,解释精神因素对分娩的影响。关心体贴安慰产妇,允许家人陪伴,增加心理支持,避免产妇精神焦虑、恐惧、紧张。④避免过多使用镇静剂。⑤加强子宫收缩。故选 B。

89. 解析:活跃期停滞:进入活跃期后,宫口不再扩张达 2h 以上。本题出现的是肛门检查宫口开 4cm,现在 2h 后宫口仍开 4cm,符合 C。故选 C。

90. 解析:宫缩 30s/7～8min,因宫缩乏力导致产程延长,分析原因胎膜未破,余无异常。故行人工破膜,多可改善宫缩乏力。故选 B。

91. 解析:人工破膜适应证:宫颈口扩张 3cm 或 3cm 以上、无头盆不称,胎头已衔接者,可宫缩间歇期行人工破膜,使先露部紧贴子宫下段及宫颈内口,反射性加强子宫收缩。故选 C。

92. 解析:一旦破膜,嘱孕妇平卧,立即听胎心音,同时注意观察羊水的性质、颜色和流出量,并记录破膜的时间。若胎头未入盆,则应抬高臀部,防止脐带脱垂。故选 A。

93. 解析:破膜,立即听胎心音,定时监测宫缩变化。故选 E。

94. 解析:加强子宫收缩方法:①排空充盈的膀胱和直肠。②刺激乳头。③针刺合谷、三阴交、关元等穴。④人工破膜。⑤静脉滴注缩宫素。故选 A。

95. 解析:潜伏期延长:潜伏期超过 16h。潜伏期指从临产出现规律宫缩开始至宫口开大 3cm 所需的时间。本题规律宫缩已 17 小时,宫口开大 3cm。故选 D。

96. 解析:宫缩较初期间歇时间长,约 7～8min 一次,持续时间 30s,宫缩高峰时,子宫不硬。符合协调性子宫收缩乏力。首先应寻找原因,如发现有头盆不称,估计不能从阴道分娩者,应及时行剖宫产术;如判断无头盆不称和胎位异常,估计能从阴道分娩者,则应考虑实施加强宫缩的措施。本题是经详细检查无头盆不称而实施加强宫缩的。故选 D。

97. 解析:临产后护理措施:(1)提供护理支持,促进有效地适应。(2)观察产程进展:①观察胎心及宫缩:潜伏期每隔 1～2h 听一次,活跃期每隔 15～30min 听一次胎心,每隔 1～2h 观察一次宫缩;②观察胎心音的变化;③观察宫口扩张及胎先露下降;④观察破膜的时间,羊水的性质、颜色和流出量;⑤测血压。(3)促进舒适:①提供休息与放松的环境;②补充液体和热量;③活动和休息;④更换床单,维持身体舒适;⑤鼓励排尿和排便;临产后每隔 2～4h 鼓励产妇排尿一次。⑥肛门检查:了解宫颈软硬程度、厚薄,宫口扩张程度,是否破膜,盆腔大小,胎头下降程度。故选 C。

98. 解析:胎方位是胎先露的指示点与母体骨盆的关系,简称胎位。枕先露以枕骨、面先露以颏骨、臀先露以骶骨、肩先露以肩胛骨为指示点。故选 A。

99. 解析:同 98 题。故选 C。

第八章　异常分娩产妇女的护理

100. 解析:同98题。故选B。
101. 解析:临床上分为三个产程:第一产程(宫口扩张期)从规律性宫缩开始到宫口开全,初产妇平均需要11~12h,经产妇平均需要6~8h。第二产程(胎儿娩出期)从宫口开全到胎儿娩出,初产妇约需1~2h,经产妇通常数分钟即可完成,也有长达1h者。第三产程(胎盘娩出期)从胎儿娩出到胎盘娩出,约需5~15 min,一般不超过30min。故选C。
102. 解析:同101题。故选D。
103. 解析:同101题。故选E。
104. 解析:羊水在胎儿的发育过程中起到保护性作用,主要包括:恒温恒压,避免胎儿受压,防止胎体粘连、畸形,减少胎动给母体带来的不适。临产后前羊水囊可以扩张宫颈口及阴道。故选D。
105. 解析:羊水在胎儿的发育过程中起到保护胎儿及母体的作用,主要包括:恒温恒压,避免胎儿受压,防止胎体粘连、畸形,减少胎动给母体带来的不适。临产后前羊水囊可以扩张宫颈口及阴道,破膜后冲洗产道,减少感染的机会。故选C。
106. 解析:本题考查产程曲线异常概念:(1)潜伏期延长:潜伏期超过16h。(2)活跃期延长:活跃期超过8h。(3)活跃期停滞:进入活跃期后,宫口不再扩张达2h以上。(4)第二产程延长:第二产程初产妇超过2h,经产妇超过1h。(5)第二产程停滞:第二产程后胎头下降无进展达1h。(6)胎头下降缓慢。(7)滞产从宫口开大3cm至宫口开全,为活跃期。对比符合C活跃期停滞。故选C。
107. 解析:宫缩乏力又分协调性子宫收缩和不协调性子宫收缩。子宫收缩乏力病因:(1)头盆不称或胎位异常。入口平面狭窄常导致原发性宫缩乏力,中骨盆及出口平面狭窄常导致继发性宫缩乏力。(2)子宫因素:①多胎、多产、巨大儿等。②子宫畸形、子宫肌瘤等。③子宫急、慢性炎症。(3)精神因素。(4)内分泌失调。(4)药物影响:过多使用镇静剂。(6)其他:膀胱充盈、体力过度消耗、疲劳、体质虚弱、贫血等。本题产妇临产16h,发生宫缩减弱,为继发性宫缩乏力,多因中骨盆及出口平面狭窄常导致继发性宫缩乏力。故选B。
108. 解析:本题考查综合分析处理能力。(1)胎心电子监护一过性变化:减速:①早期减速(ED)临床意义不大;②变异减速(VD)提示脐带受压;③晚期减速(LD)通常提示胎盘功能不良,胎儿宫内缺氧。(2)缩宫素激惹试验(OCT)亦称宫缩应激试验(CST):是了解胎盘一过性缺氧的负荷变化,测定胎盘功能和胎儿的储备能力。(3)羊水浑浊度分为四度。Ⅰ度:正常;Ⅱ度:为可疑异常;Ⅲ度:提示胎粪污染;Ⅳ度:提示胎儿严重宫内窘迫。(4)胎儿窘迫护理措施:①一般护理:急性胎儿窘迫,应配合医师采取果断措施,迅速改善缺氧,停止使用缩宫素,纠正脱水及低血压。慢性胎儿缺氧者,嘱孕妇卧床休息,取左侧卧位,予低流量吸氧,每天3次,每次30min。严密监测胎心变化,注意胎动变化,积极配合医生治疗并发症,促进胎盘供血改善。②终止妊娠准备:宫口未开全,估计短时间内不能结束分娩,胎心率<110次/min,OCT出现晚期减速,重度变异减速,应以剖宫产为宜。若胎头双顶径已达坐骨棘平面以下,应尽快结束分娩。③新生儿抢救和复苏准备。④心理护理。题中之前胎心音正常,产程延长,宫缩乏力,估计有相对性头盆不称,已试产2h,使用缩宫素后出现急性胎儿窘迫体征,应尽快以剖宫产为宜。上述处理方法均可应用,A型题只选最佳答案。比较而言其中最不适宜的是A,其为慢性胎儿缺氧者的处理方法。故选A。
109. 解析:参考产程曲线异常概念。从规律宫缩至宫口开大3cm为潜伏期。潜伏期延长:潜伏期超过16h。对比符合潜伏期延长。故选A。

110.解析:此孕妇已破膜,宫颈水肿,羊水淡黄色,结合胎心<110次/min,宜取臀高左侧卧位。该孕妇没有使用缩宫素,更无脱水及低血压。故选C。

111.解析:中骨盆及出口平面狭窄:常见于漏斗骨盆(男性型骨盆,耻骨弓角度<80°),坐骨棘间径<10cm,坐骨结节间径<8cm,耻骨弓角度<90°,出口横径和后矢状径之和<15cm;本题坐骨棘间径9cm,坐骨结节间径7.5cm,耻骨弓角度80°,符合漏斗骨盆(男性型骨盆)。故选B。

112.解析:中骨盆及出口平面狭窄:常见于漏斗骨盆(男性型骨盆,耻骨弓角度<80°),坐骨棘间径<10cm,坐骨结节间径<8cm,耻骨弓角度<90°,出口横径和后矢状径之和<15cm;本题坐骨棘间径9cm,坐骨结节间径7.5cm,耻骨弓角度80°,符合漏斗骨盆(男性型骨盆)。本题中孕妇出口横径是7.5cm,中骨盆及出口平面狭窄,胎头双顶径9.8cm,耻骨弓角度80°,足月胎儿难以娩出,建议因明显头盆不称,尽早剖宫产术前准备。故选E。

113.解析:本题考查综合分析处理能力。(1)胎心电子监护一过性变化:减速:①早期减速(ED)临床意义不大;②变异减速(VD):提示脐带受压;③晚期减速(LD)通常提示胎盘功能不良,胎儿宫内缺氧。(2)缩宫素激惹试验(OCT)亦称宫缩应激试验(CST):是了解胎盘一过性缺氧的负荷变化,测定胎盘功能和胎儿的储备能力。(3)羊水浑浊度分为四度。Ⅰ度:正常;Ⅱ度:为可疑异常;Ⅲ度:提示胎粪污染;Ⅳ度:提示胎儿严重宫内窘迫。(4)胎儿窘迫护理措施:①一般护理:急性胎儿窘迫,应配合医师采取果断措施,迅速改善缺氧,停止使用缩宫素,纠正脱水及低血压。慢性胎儿缺氧者,嘱孕妇卧床休息,取左侧卧位,予低流量吸氧,每天3次,每次30min。严密监测胎心变化,注意胎动变化,积极配合医生治疗并发症,促进胎盘供血改善。②终止妊娠准备:宫口未开全,估计短时间内不能结束分娩,胎心率<110次/min,OCT出现晚期减速,重度变异减速,应以剖宫产为宜。若胎头双顶径已达坐骨棘平面以下,应尽快结束分娩。③新生儿抢救和复苏准备。④心理护理。题中之前胎心音正常,产程延长,宫缩乏力,估计有相对性头盆不称,已试产2h,使用缩宫素后出现急性胎儿窘迫体征,应尽快以剖宫产为宜。上述处理方法均可应用,A型题只选最佳答案。比较而言其中最不适宜的是A,其为慢性胎儿缺氧者的处理方法。故选C。

114.解析:人工破膜:宫颈口扩张3cm或3cm以上,无头盆不称,胎头已衔接者,可宫缩间歇期行人工破膜,使先露部紧贴子宫下段及宫颈内口,反射性加强子宫收缩。故选A。

第九章 分娩并发症妇女的护理

一、A_1/A_2型题（每一道题下面有 A、B、C、D、E 五个备选答案。请从中选择一个最佳答案）

1. 胎膜早破指（　　）
   A. 胎膜在第二产程破裂　　B. 胎膜在临产前破裂　　C. 胎膜在宫缩开始破裂
   D. 胎膜在第一产程破裂　　E. 胎膜在胎儿娩出中破裂

2. 初产妇，孕35周，有液体自阴道内流出入院，无腹痛。肛门检查：触不到羊膜囊，上推胎先露部可见流液量增多，胎心音正常。最可能的诊断是（　　）
   A. 先兆流产　　B. 先兆早产　　C. 临产
   D. 胎膜早破　　E. 胎盘早剥

3. 孕妇，32岁。在家阴道有液体流出，无腹痛，到医院医生诊断为"胎膜早破"，孕妇下床小便，护士发现脐带脱垂，必须采取的措施是（　　）
   A. 数分钟内结束分娩　　B. 顺其自然　　C. 保持外阴清洁
   D. 定时观察羊水性状　　E. 定时听胎心音

4. 胎膜早破最主要的临床表现是（　　）
   A. 阴道流液　　B. 阴道流血　　C. 腹痛
   D. 停经　　E. 休克与晕厥

5. 胎膜早破的护理，下列哪项错误（　　）
   A. 立即听胎心并记录破膜时间　　B. 卧床休息，抬高臀部
   C. 注意羊水的性状和颜色　　D. 超过12h尚未临产遵医嘱给抗生素
   E. 一旦脐带脱垂，可等待自然分娩

6. 胎膜早破孕妇最重要的辅助检查方法是（　　）
   A. 听胎心音　　B. 测阴道液酸碱度　　C. 阴道液涂片检查
   D. B超　　E. 查胎方位

7. 下列哪项不是胎膜早破对母儿的影响（　　）
   A. 容易导致宫内感染　　B. 容易导致产褥感染　　C. 容易诱发早产
   D. 容易导致子宫破裂　　E. 容易引发胎儿窘迫

8. 患者,女,31岁。妊娠38周,因阴道持续性流液2h入院。医生诊断为胎膜早破。护士协助其采用的卧位应为( )
   A. 平卧位　　　　　　B. 头低足高位　　　　C. 头高足低位
   D. 截石位　　　　　　E. 膝胸卧位

9. 下列关于胎膜早破的护理措施,错误的是( )
   A. 休息时取半卧位　　B. 绝对卧床休息,禁灌肠　　C. 严密观察流出羊水的性状
   D. 严密观察胎心音　　E. 指导孕妇自测胎动

10. 宫颈内口松弛的孕妇行宫颈环扎术的时间是( )
    A. 妊娠10～12周　　 B. 妊娠12～14周　　　C. 妊娠14～18周
    D. 妊娠16～18周　　 E. 妊娠18～20周

11. 32岁孕妇,孕32周。因阴道不自主流液3h入院。指导孕妇预防感染的正确措施是( )
    A. 坐浴　　　　　　　B. 外阴热敷　　　　　C. 外阴湿敷
    D. 保持外阴清洁干燥　E. 外阴红外线照射

12. 产后出血是指胎儿娩出后24h出血量超过( )
    A. 100mL　　　　　　B. 200mL　　　　　　C. 300mL
    D. 400mL　　　　　　E. 500mL

13. 产后出血最常见的原因是( )
    A. 胎盘残留　　　　　B. 软产道损伤　　　　C. 子宫收缩乏力
    D. 胎盘嵌顿　　　　　E. 弥漫性血管内凝血

14. 孕妇,25岁。妊娠足月临产,胎盘娩出后,产妇出现持续性阴道流血,量达800mL。查体:子宫体柔软。其出血原因最可能是( )
    A. 子宫收缩乏力　　　B. 软产道损伤　　　　C. 胎盘剥离不全
    D. 子宫破裂　　　　　E. 凝血功能障碍

15. 孕妇,28岁。妊娠足月产,巨大儿。当胎儿娩出后,产妇阴道流出大量鲜红色血液但很快凝集成块。查体:子宫收缩良好,胎盘完全剥离,胎膜完整。该产妇出血的可能原因为( )
    A. 胎盘残留　　　　　B. 软产道损伤　　　　C. 子宫收缩乏力
    D. 胎盘嵌顿　　　　　E. 弥漫性血管内凝血

16. 子宫收缩乏力引起的大出血可采取的止血措施是( )
    A. 按摩子宫　　　　　B. 缝合止血　　　　　C. 刮匙刮取残留组织
    D. 子宫切除　　　　　E. 麻醉松弛狭窄环

第九章 分娩并发症妇女的护理

17. 胎盘部分残留引起的大出血可采取的止血措施是（　　）
    A. 按摩子宫　　　　　B. 缝合止血　　　　　C. 刮匙刮取残留组织
    D. 子宫切除　　　　　E. 麻醉松弛狭窄环

18. 胎盘嵌顿引起的大出血可采取的止血措施是（　　）
    A. 按摩子宫　　　　　B. 缝合止血　　　　　C. 刮匙刮取残留组织
    D. 子宫切除　　　　　E. 麻醉松弛狭窄环

19. 产妇，G3P1，因怀疑前置胎盘行剖宫产，胎儿娩出后行人工剥离胎盘很困难，发现胎盘部分绒毛植入子宫肌层，出血不止。下面恰当的处理是（　　）
    A. 立即用力将胎盘拉出　　B. 刮宫术　　　　C. 按摩子宫
    D. 立即给予缩宫素　　　　E. 子宫切除

20. 30岁，初产妇。妊娠40周顺产，胎儿经阴道娩出后，护士立即为其按摩子宫协助胎盘娩出，这一行为可能导致的不良后果是（　　）
    A. 胎盘粘连　　　　　B. 胎盘卒中　　　　　C. 胎盘嵌顿
    D. 胎盘植入　　　　　E. 胎盘剥离不全

21. 产妇，宫缩过强，胎儿娩出迅速，新生儿体重4000g，产后阴道流血较多，为持续性，色鲜红，能凝固，出血原因最可能是（　　）
    A. 胎盘剥离不全　　　B. 胎盘植入　　　　　C. 软产道裂伤
    D. 产后宫缩乏力　　　E. 凝血功能障碍

22. 产妇，双胎妊娠，产前合并有妊娠高血压疾病，产后阴道出血，胎儿娩出后24h出血量达600mL，检查子宫软，按摩后子宫变硬，阴道流血减少，该产妇诊断为产后出血。造成该产妇产后出血最可能的原因为（　　）
    A. 子宫收缩乏力　　　B. 胎盘残留　　　　　C. 软产道裂伤
    D. 凝血功能障碍　　　E. 胎膜残留

23. 某产妇，自然分娩一女婴，产后阴道持续出血，胎儿娩出后24h出血量达800mL，检查子宫软，按摩后子宫变硬，阴道流血量减少，该产妇诊断为产后出血，该产妇最不可能出现的护理问题是（　　）
    A. 组织灌注量改变的危险　B. 有感染的危险　　C. 疲乏
    D. 有受伤的危险　　　　　E. 潜在并发症——休克

24. 产妇，28岁。自然分娩一女婴，产后3h出血约800mL。为处理产后出血，使用宫腔填塞纱布条的情形是（　　）
    A. 软产道裂伤　　　　　B. 胎盘因素导致的产后出血
    C. 凝血功能障碍　　　　D. 子宫全部松弛无力，缺乏输血条件，病情危急时

E. 按摩子宫无效时

25. 产妇,32岁。自然分娩一男婴,30min后,胎盘未娩出,发现因子宫狭窄环所致的胎盘嵌顿,正确的处理措施是(　　)
　　A. 牵拉脐带,协助胎盘娩出　　　　B. 徒手伸入宫腔剥离胎盘
　　C. 用刮匙取出残留胎盘　　　　　　D. 按压宫底,协助胎盘娩出
　　E. 使用麻醉药后,用手取出胎盘

26. 孕足月,初产妇,24岁。第二产程两个半小时,胎盘娩出后,有间歇性阴道流血并有血块排出,量超500mL,查:子宫轮廓不清,首先应考虑为(　　)
　　A. 阴道静脉破裂　　　　B. 凝血机制障碍　　　　C. 胎盘残留
　　D. 宫颈裂伤　　　　　　E. 子宫收缩乏力

27. 产妇,G1P0,28岁。妊娠29周,胎膜早破,在医院保胎治疗过程中,突发寒战、恶心、呕吐和气急等症状,继而出现呛咳、呼吸困难、发绀,进入昏迷状态,继而皮肤上出现血斑,应是(　　)
　　A. 胎盘早剥　　　　　　B. 胎膜早破　　　　　　C. 羊水栓塞
　　D. 先兆子宫破裂　　　　E. 早产

28. 孕妇,妊娠32周,因"胎膜早破"14h入院,检查发现胎心正常,无腹痛,错误的处理措施是(　　)
　　A. 给予抗生素　　　　　B. 严密观察孕妇生命体征　　　　C. 监测白细胞计数
　　D. 监测胎儿宫内安危　　E. 无须使用抗生素

29. 为了预防产后出血,静脉滴注缩宫素的时间是(　　)
　　A. 胎膜破裂时　　　　　B. 胎头娩出后　　　　　C. 胎肩娩出后
　　D. 胎盘娩出后　　　　　E. 胎儿娩出后

30. 产妇,李某,28岁。双胎妊娠,37周分娩。产后1h阴道出血达200mL。查体:子宫轮廓不清,血压100/60mmHg,首要的处理措施是(　　)
　　A. 快速输液　　　　　　B. 检查软产道　　　　　C. 阴道填塞纱布条
　　D. 应用子宫收缩剂　　　E. 查血小板和出凝血时间

31. 患者,24岁,初孕妇。妊娠38周,在临产过程中,出现烦躁不安,疼痛难忍,下腹部拒按,排尿困难。考虑的诊断为(　　)
　　A. 妊娠合并阑尾炎　　　B. 先兆子宫破裂　　　　C. 前置胎盘
　　D. 胎盘早剥　　　　　　E. 先兆早产

32. 羊水栓塞最早出现的症状是(　　)

第九章　分娩并发症妇女的护理

　　A. 弥散性血管内凝血　　　B. 急性肾衰竭　　　C. 急性呼吸衰竭
　　D. 急性心力衰竭　　　　　E. 消化道出血

33. 某产妇,26岁。宫口开全,胎膜破裂后突然出现呛咳、烦躁、呼吸困难,随即昏迷,血压50/30mmHg。应考虑为(　　)
　　A. 胎盘早破　　　　　　B. 子宫破裂　　　　　C. 产时子痫
　　D. 胎儿窘迫　　　　　　E. 羊水栓塞

34. 产妇发生羊水栓塞时,首要的处理措施是(　　)
　　A. 纠正酸中毒　　　　　B. 解除肺动脉高压　　C. 加压给氧
　　D. 抗休克　　　　　　　E. 抗过敏

35. 产妇,32岁。孕40周,待产过程中突然出现烦躁不安,呼吸、心率加快,下腹剧痛难忍。查体:下腹部压痛,出现病理性缩复环。应考虑为(　　)
　　A. 潜伏期延长　　　　　B. 活跃期停滞　　　　C. 先兆子宫破裂
　　D. 子宫收缩乏力　　　　E. 子宫强直性收缩

36. 分娩期产妇一旦发生子宫先兆破裂,首选的措施是(　　)
　　A. 抗休克,静脉输血输液　　B. 停止一切操作,抑制宫缩
　　C. 阴道助产尽快结束分娩　　D. 大量抗生素预防感染　　E. 以上全正确

37. 下列哪种情况不是先兆子宫破裂的表现(　　)
　　A. 子宫强直性收缩　　　B. 病理性缩复环　　　C. 呼吸急促、脉搏加快
　　D. 血尿　　　　　　　　E. 血压下降

38. 初产妇,孕38周,临产10h,产妇突感腹部撕裂样剧烈疼痛,随即出现面色苍白,出冷汗,呼吸急促。查体:全腹有压痛和反跳痛,腹壁可扪及胎体,胎动和胎心消失。应首选哪项处理(　　)
　　A. 肥皂水灌肠　　　　　B. 人工破膜　　　　　C. 静脉滴注小剂量缩宫素
　　D. 肌内注射哌替啶　　　E. 立即行剖宫产

39. 子宫破裂的护理措施下列哪项是不正确的(　　)
　　A. 加强预防工作　　　　B. 加强监测宫缩及胎心率　　C. 一旦破裂紧急抢救
　　D. 提供护理支持　　　　E. 必要时灌肠

40. 吴女士,妊娠35周,胎膜早破入院,检查先露入盆。护理措施中错误的是(　　)
　　A. 嘱绝对卧床休息　　　B. 加强监测宫缩及胎心率　　C. 一旦破膜紧急抢救
　　D. 提供心理支持　　　　E. 必要时灌肠

171

41. 初产妇,孕 40 周,产程进展 24h,宫口开大 4cm,静滴缩宫素 10U,宫缩持续不缓解,胎心 160 次/min。耻上有压痛,腹部一环状凹陷,应考虑为( )
   A. 胎盘早剥   B. 先兆子宫破裂   C. 高张性宫缩乏力
   D. 宫缩过强   E. 痉挛性子宫收缩

42. 某产妇,25 岁。足月顺产,当胎儿娩出后即发生阴道持续性出血,量约 500mL,呈鲜红色,很快凝成块,查宫缩良好,此出血原因为( )
   A. 胎盘残留   B. 胎盘剥离不全   C. 子宫收缩乏力
   D. 软产道裂伤   E. 凝血功能障碍

43. 胎儿娩出后,即大量阴道出血,下列哪项是恰当的( )
   A. 立即设法使胎盘娩出,并注射宫缩剂   B. 立即检查阴道有无软产道损伤
   C. 抽血交叉备血   D. 检查凝血功能
   E. 立即静脉输入葡萄糖水

44. 足月分娩,胎盘娩出后,阴道出血量达 500mL 以上,经诊断为宫缩乏力引起的出血,出血在继续,此患者应急处理哪项不妥( )
   A. 先通知医生并在医生指导下处理   B. 立即按摩子宫
   C. 压出宫腔内积血   D. 输液,做好输血准备
   E. 注射宫缩剂

45. 胎盘娩出后,持续阴道出血,检查胎盘完整,子宫软,轮廓不清。首选措施为( )
   A. 按摩子宫,止住出血   B. 按摩子宫,同时肌内注射缩宫素
   C. 监测生命体征,注意观察尿量   D. 宫腔检查
   E. 阴道内填塞纱条止血

46. 某产妇,29 岁。G1P0,孕 39 周。因胎儿畸形分娩时子宫破裂行子宫修补术。该患者术后再次妊娠至少需要( )
   A. 3 个月   B. 6 个月   C. 1 年
   D. 2 年   E. 3 年

47. 羊水栓塞的紧急处理是( )
   A. 剖宫产   B. 输血、输液   C. 改善呼吸循环功能
   D. 速尿和甘露醇   E. 大量抗生素

48. 患者,27 岁。急产,胎儿娩出后产妇突然发生呼吸困难,紧张,迅速出现循环衰竭、休克及昏迷,该产妇最大可能是( )
   A. 休克   B. 子痫   C. 虚脱
   D. 羊水栓塞   E. 心衰

第九章 分娩并发症妇女的护理

49. 产妇发生羊水栓塞时,首要的护理问题是(   )
    A. 组织灌注不足   B. 恐惧   C. 气体交换受损
    D. 知识缺乏   E. 潜在并发症:DIC

50. 产后出血应急护理哪项不妥(   )
    A. 应迅速而又有条不紊地抢救
    B. 医生到后,方可采取止血措施
    C. 宫缩乏力引起的出血立即按摩子宫
    D. 压出宫腔积血可促进宫缩
    E. 注射子宫收缩剂

51. 下述哪项不是产后出血的病因(   )
    A. 胎盘滞留   B. 产后宫缩乏力
    C. 凝血功能障碍   D. 软产道裂伤
    E. 胎儿窘迫

二、A_3/A_4 型题(提供一个案例,下设若干道考题。在每道考题下面的 A、B、C、D、E 五个备选答案中选择一个最佳答案)

(52～53 题共用题干)
某初产妇,妊娠 36 周,2 天来阴道持续流液,阴道检查触不到前羊水囊,液体不断从宫腔流出,临床诊断为胎膜早破。

52. 此孕妇不可能出现的并发症是(   )
    A. 胎儿窘迫   B. 早产   C. 流产
    D. 宫腔感染   E. 脐带脱垂

53. 下列哪一项不能预防该孕妇胎膜早破的发生(   )
    A. 妊娠最后 2 个月禁止性生活   B. 及时纠正宫颈内口松弛
    C. 孕期活动适度   D. 及时纠正异常胎位
    E. 胎位异常应休息,不予灌肠

(54～56 题共用题干)
初产妇,26 岁。孕足月出现规律宫缩,1h 后来院,由于宫缩过强,立即将产妇放在产床上,未来得及消毒及保护会阴,胎儿急速娩出,正处理婴儿时,见阴道有较多血流出,腹部检查:子宫收缩良好。

54. 本病例出血原因可能是(   )
    A. 会阴、阴道裂伤   B. 尿道、膀胱损伤   C. 子宫收缩乏力
    D. 子宫破裂   E. 凝血功能障碍

55. 采取以下哪项措施,可以预防产后出血( )
   A. 胎儿娩出后肌内注射缩宫素
   B. 胎肩娩出后,立即肌内注射缩宫素
   C. 胎儿娩出后,立即徒手取出胎盘
   D. 注意保护会阴
   E. 胎头娩出后,立即注射缩宫素,加强宫缩

56. 此产妇于胎盘娩出后,持续阴道出血,检查发现胎盘不完整,那么首先措施是( )
   A. 按摩子宫,止住出血
   B. 按摩子宫,同时肌内注射缩宫素
   C. 监测生命体征,注意观察尿量
   D. 宫腔探查
   E. 阴道内填塞纱布止血

(57~60题共用题干)

初产妇,30岁。妊娠38周,侧切自然娩出一健康男婴,胎盘正常娩出。产后1h发现产妇面色苍白,出冷汗,阴道流血量较多,主诉头晕、心慌、口渴。血压 90/50mmHg,脉搏 120次/min,既往有血小板减少症,无高血压及低血压,无贫血史。

57. 最有可能的诊断为( )
   A. 产后出血
   B. 胎膜早破
   C. 贫血
   D. 先兆子宫破裂
   E. 羊水栓塞

58. 导致该种疾病最有可能的诱因是( )
   A. 低血压
   B. 贫血
   C. 阴道裂伤
   D. 血小板减少
   E. 妊娠高血压疾病

59. 该种疾病80%以上发生于( )
   A. 分娩过程中
   B. 产后1h内
   C. 产后2h内
   D. 产后4h内
   E. 产后24h内

60. 下面不属于该疾病的主要处理原则的是( )
   A. 抑制子宫收缩
   B. 止血
   C. 补充血容量
   D. 纠正休克
   E. 防治感染

(61~65题共用题干)

某产妇,妊娠38周,产前合并妊娠高血压疾病,产后阴道持续出血,胎儿娩出后24h出血量达 600mL。检查子宫软,按摩后子宫变硬,阴道流血减少,该产妇诊断为产后出血。

61. 造成该产妇产后出血的最可能原因是( )
   A. 子宫收缩乏力
   B. 胎盘残留
   C. 软产道裂伤
   D. 凝血功能障碍
   E. 胎膜残留

62. 该产妇给药首选( )
   A. 麦角新碱
   B. 硫酸镁
   C. 酚磺乙胺

D. 维生素 K E. 缩宫素

63. 用药时注意观察的是( )
 A. 体温 B. 呼吸 C. 尿量
 D. 膝腱反射 E. 宫缩情况

64. 若产妇次日又出血约 200mL,下列措施中不是必须实施的是( )
 A. 按摩子宫 B. 应用宫缩剂 C. 输血
 D. 抗感染 E. 取血查血常规

65. 该产妇最不可能出现的护理问题是( )
 A. 组织灌注量改变的危险 B. 有感染的危险 C. 有受伤的危险
 D. 皮肤完整性受损 E. 疲乏

(66~67题共用题干)

张某,28 岁。经产妇,第二胎足月临产。因产程进展缓慢,当地医生给予肌肉注射缩宫素 20U,随后患者出现烦躁不安,大呼小叫,呼吸急促。此时进行腹部体格检查,可见其脐下有一凹陷,呈葫芦状,且压痛明显。1h 以后,患者出现面色苍白、脉搏细数、四肢冰冷、血压下降。此时腹部可以明显触及胎体,宫口开大 3 横指,触不到胎先露,有暗红色血液自阴道流出。

66. 此产妇最可能的诊断为( )
 A. 产后出血 B. 子宫破裂 C. 软产道损伤
 D. 羊水栓塞 E. 胎膜早破

67. 此时下列哪项处理为首选( )
 A. 立即抗休克治疗 B. 暂时给予观察
 C. 立即进行子宫破口修补术或子宫切除术
 D. 立即输库存血 E. 禁止应用缩宫素

参考答案

1—5. BDAAE	6—10. CDBAC	11—15. DECAB	16—20. ACEEE
21—25. CADDE	26—30. ECECD	31—35. BCECC	36—40. BEEEE
41—45. BDBAB	46—50. DCDCB	51—55. ECCAB	56—60. DADCA
61—65. AEECD	66—67. BC		

答案解析

1. 此题考查的是胎膜早破的概念。胎膜早破是指在临产前胎膜自然破裂,是常见的分娩期并发症。故选 B。

2. 此题考查的是胎膜早破的临床表现。该患者有液体自阴道流出,且行肛诊检查,触不到羊膜囊,考虑胎膜早破导致的羊水流出。故选 D。

3. 该孕妇已经出现了脐带脱垂,严重威胁到胎儿生命安全,需数分钟内结束分娩。故选 A。

4. 此题考查胎膜早破的临床表现。典型临床表现为孕妇突感有较多液体自阴道流出,继而少量间断性排出。当咳嗽、打喷嚏、负重等腹压增加时,羊水即流出。行肛诊检查,触不到羊膜囊,上推胎儿先露部可见到流液量增多。故选 A。

5. (2011年真题)考查的是关于脐带脱垂的处理。脐带脱垂可导致胎儿窘迫,一旦发生,不可等待自然分娩。故选 E。

6. 胎膜早破的辅助检查包括阴道液酸碱度检查、阴道液涂片检查、羊膜镜检查、超声检查等。其中最重要的辅助检查为阴道液涂片检查,可见羊齿状结晶。故选 C。

7. 胎膜早破可诱发早产、胎儿窘迫、宫内感染与产褥感染等,不易导致子宫破裂。故选 D。

8. (2012年真题)胎膜早破患者应绝对卧床休息,抬高臀部,以防脐带脱垂。故选 B。

9. 胎膜早破患者应绝对卧床休息,抬高臀部,以防脐带脱垂。所以取半卧位是错误的。故选 A。

10. 宫颈内口松弛者,应卧床休息,并于妊娠14～18周行宫颈环扎术。故选 C。

11. (2014年真题)该患者出现了胎膜早破,为了预防感染应保持外阴清洁干燥。故选 D。

12. (2014年真题)考查产后出血的概念。产后出血指胎儿娩出后24h内出血量超过500mL,剖宫产时超过1000mL。故选 E。

13. 产后出血的病因包括子宫收缩乏力、软产道裂伤、胎盘因素、凝血功能障碍。其中子宫收缩乏力是产后出血的最主要原因,占产后出血总数的70%～80%。故选 C。

14. 此题考查产后出血的病因。题目提示查体:子宫体柔软。应考虑为子宫收缩乏力导致的产后出血。故选 A。

15. 此题考查产后出血的病因。题目提示产妇阴道流出大量鲜红色血液易凝集成块。应考虑为软产道损伤导致的产后出血。故选 B。

16. 因产后子宫收缩乏力造成的大出血,可以通过使用宫缩剂、按摩子宫、宫腔内填塞纱布条或结扎血管等方法达到止血的目的。故选 A。

17. 胎盘因素导致的大出血:要及时将胎盘取出,并作好必要的刮宫准备。故选 C。

第九章　分娩并发症妇女的护理

18. 胎盘嵌顿是因为子宫痉挛性狭窄环所导致,解除狭窄环即可。故选 E。
19. 胎盘为部分性植入胎盘,不宜强行剥离,应行子宫切除,防止大出血。故选 E。
20. (2013年真题)护士在操作过程中过早的按摩子宫,易导致胎盘剥离不全。故选 E。
21. 此题考查产后出血的病因。题目提示产妇阴道流血色鲜红、能凝固。应考虑为软产道损伤导致的产后出血。故选 C。
22. 此题考查产后出血的病因。题目提示检查子宫软,按摩后子宫变硬。应考虑为子宫收缩乏力导致的产后出血。故选 A。
23. 此题考查产后出血的护理问题。产后出血可出现感染的危险、休克、组织灌注量改变等。而有受伤的危险不是产后出血的护理问题。故选 D。
24. 产后出血时,当缺乏输血条件,病情危急时可用纱布条填塞子宫腔等方法达到止血的目的。故选 D。
25. 胎盘未娩出,是因为子宫痉挛性狭窄环所导致,可通过使用麻醉药解除狭窄环即可。故选 E。
26. 子宫收缩乏力导致的产后出血主要表现为检查腹部时往往感到子宫轮廓不清,松软如袋状,摸不到宫底或宫底升高。故选 E。
27. 此题考查的是羊水栓塞的临床表现。此题患者有胎膜早破,且出现了典型的突发性呛咳、呼吸困难、发绀。故选 C。
28. 患者破膜时间已经超过12h,故应抗生素预防感染。故选 E。
29. 此题考查预防产后出血。应在胎肩娩出时给予缩宫素。故选 C。
30. 此题患者出现了子宫轮廓不清,应考虑为子宫收缩乏力。故应加强宫缩,使用子宫收缩剂。故选 D。
31. 先兆子宫破裂的四大主要临床表现:子宫形成病理性缩复环、下腹部压痛、胎心率改变及血尿出现。产妇表现为烦躁不安,呼吸、心率加快,下腹剧痛难忍;膀胱受压充血,出现排尿困难、血尿;胎心率改变或听不清。故选 B。
32. 羊水栓塞是指在分娩过程中羊水进入母体血循环后引起的肺栓塞、休克、弥散性血管内凝血(DIC)、肾衰竭或猝死的严重分娩并发症。故选 C。
33. 患者在破膜后突发性呛咳、烦躁、呼吸困难,应考虑为羊水栓塞。故选 E。
34. 羊水栓塞的处理原则包括纠正缺氧;解除肺动脉高压;防止心衰;抗过敏;抗休克。其中首要的处理是纠正缺氧。故选 C。
35. 先兆子宫破裂的四大主要临床表现:子宫形成病理性缩复环、下腹部压痛、胎心率改变及血尿出现。故选 C。
36. 先兆子宫破裂的处理原则是立即采取措施抑制子宫收缩,吸氧,立即备血的同时,尽快行剖宫产术,防止子宫破裂。故选 B。
37. 先兆子宫破裂的四大主要临床表现:子宫形成病理性缩复环、下腹部压痛、胎心率改变及血尿出现。故选 E。
38. 该产妇腹部撕裂样剧烈疼痛,且腹壁可扪及胎体,胎动和胎心消失。可考虑完全性子宫破裂,应立即行剖宫产。故选 E。
39. 灌肠会加重子宫破裂。故选 E。
40. 灌肠禁忌证之一就是胎膜早破,所以胎膜早破不宜灌肠。故选 E。

41. 该患者耻上有压痛,腹部一环状凹陷,应考虑为病理性缩复环。故选 B。

42. 此题考查产后出血的病因。题目提示产妇阴道持续性出血,色鲜红,能凝固。应考虑为软产道损伤导致的产后出血。故选 D。

43. 胎儿娩出后,立即检查阴道有无软产道损伤。故选 B。

44. 因产后子宫收缩乏力造成的大出血,可以通过使用宫缩剂、按摩子宫、宫腔内填塞纱布条或结扎血管等方法达到止血的目的。故选 A。

45. 检查胎盘完整,子宫软,轮廓不清。应考虑为子宫收缩乏力导致的产后出血。所以应加强宫缩,按摩子宫,注射缩宫素。故选 B。

46. (2015年真题)瘢痕子宫再次妊娠至少需要 2 年。故选 D。

47. 羊水栓塞首要处理是纠正缺氧,改善呼吸循环功能。故选 C。

48. 羊水栓塞是指在分娩过程中羊水进入母体血循环后引起的肺栓塞、休克、弥散性血管内凝血(DIC)、肾衰竭或猝死的严重分娩并发症。临床表现为破膜不久,产妇突然发生寒战、呛咳、气急、烦躁不安等症状,随后出现发绀、呼吸困难、心率加快、抽搐、昏迷、血压下降,而后出现循环衰竭和休克状态。故选 D。

49. 羊水栓塞主要导致肺栓塞,使肺动脉高压导致肺血管阻力增加,所以出现气体交换受损。故选 C。

50. 产后出血急救状态下,若等医生到后再采取止血措施,会错过最佳救治时间。故选 B。

51. 产后出血的病因包括子宫收缩乏力、软产道裂伤、胎盘因素、凝血功能障碍。其中最主要的是子宫收缩乏力。故选 E。

52. 胎膜早破常见并发症有早产、脐带脱垂、宫腔感染、胎儿窘迫等。流产是指妊娠不满28周终止妊娠者。满28周,不满37周终止妊娠者为早产。该患者已经妊娠36周,故不可能是流产。故选 C。

53. A、B、D、E 都能预防孕妇胎膜早破,C 属于孕期正常活动。故选 C。

54. 该患者有宫缩过强,且胎儿急速娩出,易导致急产使得软产道裂伤。故选 A。

55. 预防产后出血,一般是胎肩娩出后,立即肌内注射缩宫素。故选 B。

56. 检查发现胎盘不完整,应考虑胎盘剥离不全,可行宫腔探查。故选 D。

57. 产妇阴道流血量较多,且面色苍白,出冷汗,主诉头晕、心慌、口渴,血压 90/50mmHg。应考虑产后出血导致的失血过多。故选 A。

58. 该患者既往有血小板减少症,应考虑凝血功能障碍导致的产后出血。故选 D。

59. 产后出血多发生在产后 2h 内。故产后需在产房观察 2h。故选 C。

60. 抑制子宫收缩会加重出血。故选 A。

61. 该患者检查子宫软,按摩后子宫变硬,阴道流血减少。应考虑子宫收缩乏力导致的产后出血。故选 A。

62. 子宫收缩乏力造成的大出血,可以通过使用宫缩剂、按摩子宫、宫腔内填塞纱布条或结扎血管等方法达到止血的目的。而该患者合并妊娠高血压疾病,应禁用麦角新碱。故选 E。

63. 使用宫缩剂时,应密切观察宫缩情况。故选 E。

64. 患者次日又出血 200mL,可以继续加强宫缩、抗感染治疗。没有指征需要立即输血。故选 C。

65. 产后出血不会有皮肤完整性受损问题。故选 D。

第九章　分娩并发症妇女的护理

66.该患者出现了宫缩过强,先兆子宫破裂,继而腹部可明显触及胎体,考虑完全性子宫破裂。故选 B。

67.子宫破裂的处理是在输液、输血、吸氧和抢救休克的同时,一旦确诊,无论胎儿是否存活,均应尽快手术治疗。故选 C。

第十章 产后并发症妇女的护理

一、A_1/A_2 型题（每一道题下面有 A、B、C、D、E 五个备选答案。请从中选择一个最佳答案）

1. 引起产褥感染最常见的病原菌是（　　）
   A. 产气荚膜杆菌　　　　B. 厌氧性链球菌　　　　C. 金黄色葡萄球菌
   D. 阴道杆菌　　　　　　E. 大肠杆菌

2. 产褥感染的诱因不包括（　　）
   A. 生殖系统的自然防御能力降低　　B. 产程延长　　　　C. 器械助产
   D. 使用缩宫素　　　　　　　　　　E. 产道损伤

3. 患者，女性，26岁。分娩后第2天起，连续3天体温持续在38℃左右。查体：子宫硬、无压痛，会阴侧切口红肿、疼痛，恶露淡红色，无臭味，双乳软，无红肿。该产妇发热的原因可能是（　　）
   A. 产褥病率　　　　　　B. 急性乳腺炎　　　　　C. 上呼吸道感染
   D. 急性子宫内膜炎　　　E. 会阴侧切口感染

4. 产妇，31岁。产后3天出现低热，下腹痛，恶露增多伴臭味。查体：子宫体软，子宫底脐上1指。应考虑为（　　）
   A. 子宫内膜炎　　　　　B. 下肢血栓性静脉炎　　　C. 急性盆腔结缔组织炎
   D. 急性盆腔腹膜炎　　　E. 急性宫颈炎

5. 产妇，21岁。产后1周出现寒战、弛张热，下肢持续性疼痛、水肿，皮肤发白。最可能的诊断是（　　）
   A. 子宫内膜炎　　　　　B. 下肢血栓性静脉炎　　　C. 急性盆腔结缔组织炎
   D. 急性盆腔腹膜炎　　　E. 急性宫颈炎

6. 产妇，24岁。产后第3天出现畏寒、高热，体温高达40℃，伴有恶心、呕吐，下腹部压痛、反跳痛。妇科检查，子宫后穹隆饱满，最可能的诊断是（　　）
   A. 子宫内膜炎　　　　　B. 下肢血栓性静脉炎　　　C. 急性盆腔结缔组织炎
   D. 急性盆腔腹膜炎　　　E. 急性宫颈炎

7. 关于产褥感染的治疗原则，错误的是（　　）
   A. 加强营养和休息

B. 根据细菌培养和药物敏感试验选择抗生素
C. 感染严重者,不宜加用肾上腺糖皮质激素
D. 清除子宫残留物
E. 血栓性静脉炎患者可加用肝素

8. 外源性感染主要的、致病力最强的病原体是(　　)
   A. 产气荚膜杆菌　　　B. 溶血性链球菌　　　C. 金黄色葡萄球菌
   D. 阴道杆菌　　　　　E. 大肠杆菌

9. 下列关于产褥感染的护理措施,错误的是(　　)
   A. 取平卧位　　　　　　　　　B. 保证充分休息和睡眠
   C. 给予高蛋白、高热量、高维生素饮食　　D. 及时更换会阴垫
   E. 出现高热时给予物理降温

10. 对青霉素易产生耐药性的病原体是(　　)
    A. 产气荚膜杆菌　　　B. 溶血性链球菌　　　C. 金黄色葡萄球菌
    D. 阴道杆菌　　　　　E. 大肠杆菌

11. 关于产褥感染的防治,下述哪项不妥(　　)
    A. 加强孕期保健　　　B. 产时尽量少做肛门检查　　　C. 产前、产时常规用抗生素
    D. 产褥期保持外阴清洁　　E. 掌握阴道检查适应证

12. 产褥感染体温过高的护理措施,错误的是(　　)
    A. 嘱患者卧床休息　　　B. 体温超过39℃不给予物理降温
    C. 鼓励患者多饮水　　　D. 病房定时通风换气
    E. 给予易消化的半流质饮食

13. 产妇,29岁。产后10天,血性恶露持续1周以后,反复阴道流血,导致该患者晚期产后出血的原因可能是(　　)
    A. 子宫复旧不全　　　B. 子宫胎盘附着面感染　　　C. 蜕膜残留
    D. 剖宫产术后伤口裂开　　E. 胎盘、胎膜残留

14. 患者,女性,25岁。生理产后1周,突然大量阴道流血,检查发现子宫大而软,宫口松弛,阴道及宫口有血块堵塞,正确的处理措施是(　　)
    A. 子宫切除　　　　　B. 行刮宫术,刮出物送病检明确诊断
    C. 开腹探查　　　　　D. 左侧卧位,吸氧
    E. 子宫动脉结扎

15. 晚期产后出血多发生在产后(　　)

A. 24h B. 48h C. 1~2周
D. 2~3周 E. 3~4周

16. 下列不属于产褥病率的是(　　)
    A. 急性膀胱炎 B. 高血压 C. 急性子宫内膜炎
    D. 上呼吸道感染 E. 急性乳腺炎

17. 晚期产后出血临床表现的特点不包括(　　)
    A. 产后 2~3 周,剖宫产切口裂开 B. 胎盘残留,血性恶露延长且反复出血
    C. 胎盘附着面复旧不全或感染 D. 宫腔刮出物病理检查可见坏死蜕膜
    E. 蜕膜残留,病理检查见绒毛组织

18. 产妇,分娩后 7 天,浆液性恶露,量少,发现侧切伤口局部硬结,对于该伤口,不正确的护理措施是(　　)
    A. 保持会阴清洁干燥 B. 局部红外线照射
    C. 分娩后 7~10 天给予温水坐浴 D. 勤换会阴垫
    E. 硫酸镁湿热敷

19. 女性,28 岁。发生晚期产后出血,不正确的处理是(　　)
    A. 少量阴道流血,可给予抗生素、子宫收缩剂
    B. 中等量阴道流血,可给予抗生素、子宫收缩剂、支持疗法
    C. 剖宫产术后阴道流血,用刮匙取出宫腔残留组织
    D. 剖宫产术后阴道流血量多,必要时应开腹探查
    E. 剖宫产术后阴道流血量多,有时需切除子宫

20. 初产妇,35 岁。自然分娩。因产程延长,手取胎盘。出院时,责任护士告知其预防产褥感染的措施,错误的内容是(　　)
    A. 加强营养 B. 不能外出 C. 注意卫生
    D. 禁止盆浴 E. 防止感染

21. 患者,女性,产后 2 周出现弛张热,下腹疼痛并且压痛明显,下肢肿胀疼痛,皮肤紧张,诊断为血栓性静脉炎,下列的护理措施中哪项不妥(　　)
    A. 遵医嘱使用抗凝药物 B. 给患肢按摩 C. 遵医嘱使用抗生素
    D. 卧床时抬高下肢 E. 观察药物不良反应

22. 产褥感染,最常见的病变是(　　)
    A. 急性输卵管炎 B. 急性子宫内膜炎 C. 急性盆腔结缔组织炎
    D. 盆腔腹膜炎 E. 血栓性下肢静脉炎

第十章 产后并发症妇女的护理

23. 厌氧菌感染的特点,下述哪项不妥(　　)
   A. 多为外源性感染　　B. 多为内源性感染
   C. 易引起化脓　　D. 大多为体内正常菌群
   E. 与大肠杆菌混合感染易引起恶臭

24. 初产妇,产后第 6 天,发热 40℃,恶露多而浑浊、有臭味,子宫复旧不佳,有压痛,下述哪项护理不妥(　　)
   A. 每日观察恶露的性状　　B. 坐浴 2 次/日　　C. 床边隔离,半卧位
   D. 抗感染治疗　　E. 物理降温

25. 导致产褥病率的主要原因是(　　)
   A. 手术切口感染　　B. 乳腺炎　　C. 上呼吸道感染
   D. 泌尿系统感染　　E. 产褥感染

26. 下列关于产褥感染说法,不正确的是(　　)
   A. 一般在产后 3~7 天出现症状
   B. 血栓性静脉炎(股白肿)多在产后 1~2 周出现症状
   C. 股白肿是最常见的炎症反应
   D. 急性宫颈炎主要表现为局部伤口感染
   E. 急性外阴炎主要表现为局部伤口感染

27. 关于产褥感染的护理,下述不正确的是(　　)
   A. 产妇出院后严格消毒所用卧具和用具　　B. 进行床边隔离
   C. 高热患者,可物理降温　　D. 产妇取半卧位
   E. 产妇体温达 39℃时,应暂停哺乳

28. 产褥感染的概念是(　　)
   A. 是指分娩时生殖道受病原体感染,引起局部和全身的炎性变化
   B. 是指产褥期生殖道受病原体感染,引起局部和全身的炎性变化
   C. 是指分娩时及产褥期生殖道受病原体感染,引起局部和全身的炎性变化
   D. 是指分娩时及产褥期生殖道受病原体感染,引起局部炎性变化
   E. 是指分娩时生殖道受病原体感染,引起全身的炎性变化

29. 35 岁产妇,因胎儿宫内窘迫行低位产钳助产术娩出一活婴。产后 3 天诉会阴部疼痛难忍。查体:会阴部肿胀,左侧切口红肿,有触痛。以下处理不正确的是(　　)
   A. 红外线照射　　B. 50%硫酸镁湿敷切口　　C. 每日冲洗外阴
   D. 取健侧卧位　　E. 1∶5000 高锰酸钾溶液坐浴

30. 患者,女,30 岁。分娩后 2 周发生阴道大量出血入院。护士对患者进行健康评估时,与病

情最不相关的是( )
A. 了解患者的分娩史　　　　　　B. 评估患者的血压、脉搏、呼吸、神志情况
C. 观察患者阴道出血量　　　　　　D. 了解宫底的大小及有无压痛
E. 母乳喂养情况

31. 下列哪项不是产褥感染的原因( )
A. 产道本身存在细菌　　　　　　B. 妊娠末期性交、盆浴
C. 医务人员的手、呼吸道以及各种手术器械的接触
D. 认真洗手　　　　　　　　　　E. 产程延长及手术助产

32. 产后如会阴切口处疼痛剧烈或有肛门坠感应怀疑( )
A. 会阴部伤口血肿　　B. 会阴部伤口水肿　　C. 产后出血
D. 胎盘残留　　　　　E. 体位不妥

二、A_3/A_4 型题(提供一个案例,下设若干道考题。在每道考题下面的 A、B、C、D、E 五个备选答案中选择一个最佳答案)

(33~36 题共用题干)
产妇,28 岁。产后第 5 天出现高热,体温达 38.5℃,恶露增多,有臭味。查体:子宫体软,子宫底脐上 1 指,腹部压痛不明显,余无明显异常。

33. 应考虑该产妇为( )
A. 子宫内膜炎　　　B. 下肢血栓性静脉炎　　C. 急性盆腔结缔组织炎
D. 急性盆腔腹膜炎　　E. 急性宫颈炎

34. 针对该产妇的护理措施,错误的是( )
A. 及时更换会阴垫,保持会阴部清洁　　　　B. 给予物理降温
C. 遵医嘱给予抗生素　　D. 盆浴　　E. 取半卧位

35. 在护理中,告知产妇取哪种卧位最为恰当( )
A. 俯卧位　　　B. 平卧位　　　C. 半卧位
D. 头低足高位　　E. 侧卧位

36. 在护理中,应采取哪种隔离( )
A. 保护　　　B. 床边　　　C. 呼吸道
D. 严密　　　E. 消化道

(37~38 题共用题干)
某产妇,产后 3 天,出现一侧腰痛伴高热、寒战、恶心、呕吐,同时伴有尿频、尿急、尿痛。
37. 该产妇可能出现了什么( )

A. 子宫内膜炎、子宫肌炎 B. 下肢血栓性静脉炎
C. 急性盆腔结缔组织炎 D. 急性肾盂肾炎
E. 急性腹膜炎

38. 下列护理措施中哪项不妥(　　)
    A. 急性期卧床休息 B. 每日饮水 3000~4000mL
    C. 加强营养,保持会阴清洁 D. 限制饮水量
    E. 遵医嘱使用敏感的抗生素

(39~40 题共用题干)

初产妇,25 岁。产后 2 周出现情绪低落,对周围事物缺乏兴趣,反应缓慢,注意力不集中,睡眠障碍,易醒。

39. 请问该产妇可能出现了什么(　　)
    A. 失眠症 B. 神经衰弱 C. 抑郁症
    D. 精神分裂 E. 焦虑症

40. 该病程通常可持续多长时间(　　)
    A. 1~2 个月 B. 2~3 个月 C. 3~4 个月
    D. 4~5 个月 E. 3~6 个月

(41~42 题共用题干)

患者,25 岁。产后 10 天,出现高热,体温达 38.8℃,持续血性恶露,有臭味,会阴伤口平整,无红肿。双乳软,无硬结。B 超提示宫腔内有残留物。

41. 该患者引起体温升高的原因是(　　)
    A. 胎盘、胎膜残留 B. 乳腺炎 C. 会阴伤口感染
    D. 感冒 E. 卧床

42. 处理方式中正确的是(　　)
    A. 立即清宫 B. 抗生素预防,无须清宫
    C. 待控制感染后清宫 D. 温水坐浴
    E. 切除子宫

三、B 型题(标准配伍题。提供若干道考题,每组考题共用在考题前列出的 A、B、C、D、E 五个备选答案,请从中选择一个与问题关系最密切的答案。某个备选答案可以被选择一次、多次或不被选择)

(43~46 题共用备选答案)
A. 为晚期产后出血最常见的原因,多发生在产后 10 日左右
B. 多发生在产后 2 周,表现为突然阴道大量流血,子宫大而软,宫口松弛

C. 多为子宫切口裂开,发生在产后2～3周,突然大量出血,可导致失血性休克

D. 清宫后组织病理检查只见蜕膜,不见绒毛

E. 多发生于产妇产后的独立-依赖期

43. 蜕膜残留引起的晚期产后出血(　　)
44. 胎盘、胎膜残留引起的晚期产后出血(　　)
45. 剖宫产术后晚期出血(　　)
46. 子宫胎盘附着面复旧不全(　　)

第十章 产后并发症妇女的护理

参考答案

1—5. BDEAB	6—10. DCBAC	11—15. CBEBC	16—20. BECCB
21—25. BBABE	26—30. CECEE	31—35. DAADC	36—40. BDDCE
41—45. ACDAC	46. B		

答案解析

1. 产褥感染包括外源性感染（病原体由外界入侵）和内源性感染（寄居在体内的病原体在机体抵抗力下降时感染），内源性感染更常见。产妇生殖道内有大量的病原体，包括需氧菌、厌氧菌、真菌、衣原体和支原体等，以厌氧菌占优势，而厌氧菌中又以消化链球菌多见。因此选 B。

2. 正常女性阴道对外界有一定的防御能力，妊娠和正常分娩通常不会给产妇增加感染的机会。只有当机体免疫力、细菌毒力、细菌数量三者之间的平衡失调时，才会导致感染。如产妇体质虚弱、贫血、营养不良、胎膜早破、慢性疾病、产科手术操作、产程延长、产前产后出血过多、频繁宫颈检查、产道损伤、卫生不良等均可成为产褥感染的诱因。缩宫素的作用是促进子宫收缩，与产后感染无关。故选 D。

3. 会阴侧切口红肿痛表明伤口已经感染。恶露淡红色，无臭味，双乳软说明子宫内膜、乳房无异常。而产褥病率涵盖的内容更广，不仅包括生殖系统的感染，还包括生殖系统以外的器官感染。因此 E 更准确。

4. 恶露增多有臭味表明病原体已侵犯子宫内膜；子宫体软、子宫脐上 1 指，表明子宫复旧不良。因此选 A。

5. 下肢血栓性静脉炎多于产后 1~2 周出现，下肢持续性疼痛，因血液回流受阻，出现水肿，皮肤发白（股白肿）。故选 B。

6. 此题主要考查同学对急性盆腔结缔组织炎与急性盆腔腹膜炎临床表现的鉴别，它们均可引起全身中毒症状，并引起下腹压痛、反跳痛、肌紧张，但急性盆腔结缔组织炎妇科检查时，宫旁结缔组织增厚，可触及炎性包块，严重时可出现冰冻样骨盆；急性盆腔腹膜炎是炎症的进一步发展，已扩散到子宫浆膜层及腹腔。子宫后穹隆饱满，说明子宫直肠陷凹有大量脓液，因此选 D。

7. 感染严重者，短期加用肾上腺糖皮质激素，提高机体应激能力。故选 C。

8. 链球菌是是外源性感染的主要致病菌，其中溶血性链球菌致病力最强，可以使病变迅速扩散，引起严重感染。故选 B。

9. 产褥感染患者应采取半卧位，利于引流，促进炎症局限于盆腔，或促进恶露排出。故选 A。

10. 外源性感染中，金黄色葡萄球菌和表皮葡萄球菌易引起伤口严重感染，因能产生青霉素酶，对青霉素易产生耐药性。故选 C。

11. 预防产褥感染，应加强对致病因素的防范。没有感染迹象，一般不能常规使用抗生素预防感染。故选 C。

12. 产褥期高热的护理：嘱患者卧床休息，减少消耗；鼓励患者多饮水，促进体内毒素的排出,并补充丢失的水分;病房定时通风换气,防止细菌在室内滋生繁殖;给予易消化的半流质饮食;体温超过38.5℃应给予物理降温,遵医嘱使用抗生素。故选B。

13.胎盘、胎膜残留是晚期产后出血最常见的原因,多发生于产后10天左右。故选E。

14.产后1周考虑晚期产后出血,晚期出血的主要原因为胎盘、胎膜残留。患者宫口松弛,宫口有堵塞,考虑宫腔内有残留物,如无感染,应立即行刮宫术,并将刮出物送病检明确诊断。故选B。

15.晚期产后出血是指分娩24h后,在产褥期内发生的子宫大量出血,以产后1~2周最常见。因此选C。

16.产褥病率包括生殖器官感染及生殖器官以外部位的感染。高血压不是感染。故选B。

17.若蜕膜残留引起晚期产后出血,宫腔刮出物病检可见坏死蜕膜,但没有绒毛。故选E。

18.侧切伤口局部硬结表明伤口感染,应注意会阴清洁,给予50%硫酸镁湿热敷,红外光照射,7~10天后用1∶5000高锰酸钾坐浴,而不是温水。故选C。

19.剖宫产后出血通常因切口裂开引起。若有组织残留,亦不应刮宫,否则易引起子宫穿孔。故选C。

20.(2014年真题)预防产褥感染的措施:加强营养,增强机体抵抗力;注意卫生,禁止盆浴,防止逆行感染;外出时注意保暖,避免受凉,避免劳累。故选B。

21.下肢血栓性静脉炎患者避免按摩患肢,以免引起血栓脱落,导致重要器官栓塞。故选B。

22.产褥感染包括外阴、阴道、宫颈炎、急性子宫内膜炎、子宫肌炎、急性盆腔结缔组织炎、血栓性下肢静脉炎、盆腔腹膜炎、急性输卵管炎等,其中子宫内膜炎最常见。故选B。

23.厌氧菌大多为体内正常菌群,正常情况下不发病,当机体抵抗力下降,细菌数量增多,毒力增强时才发病。所以厌氧菌引起的感染多为内源性感染。故选A。

24.正常产褥期禁止盆浴、坐浴,应采取淋浴或擦浴,防止感染。本患者已经产褥期感染,禁止坐浴,防止感染扩散。如果有会阴伤口感染,宜在产后7~10天后用1∶5000高锰酸钾坐浴,因此B不妥。

25.产褥病率是指分娩24h后的10天内,用口表测量体温,每天4次,间隔4h以上,有两次达到或超过38℃。导致产褥病率的主要原因是产褥感染。故选E。

26.子宫内膜炎是产褥感染最常见的病理类型。故选C。

27.体温达38℃时,应暂停哺乳。故选E。

28.产褥感染是指分娩时及产褥期生殖道受病原体感染,在产褥期引起生殖器官局部或全身的炎性变化。故选C。

29.(2012年真题)子宫颈内口在产后1周闭合,因此坐浴需在产后7~10后进行。故选E。

30.(2013年真题)此题为晚期产后出血,晚期出血的主要原因为胎盘、胎膜残留。应了解分娩史,观察生命体征,判断有无休克征象;观察阴道出血量,了解宫底大小,判断是否有宫腔积血;了解子宫收缩情况,判断病情。母乳喂养与晚期产后出血无关。故选E。

31.产褥感染的原因:产道本身存在细菌,当机体抵抗力下降时,易引起感染;妊娠末期性交、盆浴;通过医务人员的手、呼吸道以及各种手术器械的接触;产程延长及手术助产等;洗手是清除手上的病原体,可以有效预防感染。因此选D。

第十章 产后并发症妇女的护理

32. 阴道后壁血肿压迫直肠,引起肛门坠胀感。因此选 A。

33. 恶露多,有臭味,提示子宫内膜炎。因此选 A。

34. 产褥期禁止盆浴,以防逆行感染。因此选 D。

35. 半卧位可促进炎症局限及恶露排出。因此选 C。

36. 产褥感染要严格做好床边隔离,防止交叉感染。因此选 B。

37. 肾盂肾炎通常发生在产后 2～3 天,表现为一侧或双侧腰痛,伴寒战、高热、恶心、呕吐,同时伴尿频、尿急、尿痛。故选 D。

38. 肾盂肾炎患者应鼓励多饮水,加速毒素的排泄,起到自我冲洗膀胱的目的。故选 D。

39～40. 产后抑郁症多发生在产后 2 周内,产后 4～6 周症状明显,病程可持续 3～6 个月,典型的症状是情绪低落,思维迟缓,反应缓慢,注意力不集中,对周围事物缺乏兴趣,亦可伴有自主神经功能紊乱症状。故选 C、E。

41. 产后 10 天血性恶露增多,有臭味,提示晚期产后出血并宫腔内有感染,B 超提示宫腔内有残留物,应考虑胎盘、胎膜残留,影响了子宫收缩,并引起了宫腔内感染;会阴伤口平整无红肿表明伤口愈合好,无感染;双乳软,无硬结提示无乳腺炎症。所以本患者应为胎盘、胎膜残留引起感染致体温升高。故选 A。

42. 胎盘、胎膜残留患者,若急性感染伴发热,应在有效控制感染和体温下降后,再彻底清宫,避免刮宫引起感染扩散和子宫穿孔。故选 C。

43. 蜕膜残留引起的晚期产后出血,清宫后组织病理检查只见蜕膜,不见绒毛。故选 D。

44. 胎盘、胎膜残留为晚期产后出血最常见的原因,多发生在产后 10 日左右。故选 A。

45. 剖宫产术后晚期出血多为子宫切口裂开引起,常发生在产后 2～3 周,突然大量出血,可导致失血性休克。故选 C。

46. 子宫胎盘附着面复旧不全,多发生在产后 2 周,表现为突然阴道大量流血,子宫大而软,宫口松弛。故选 B。

第十一章 妇科护理病历

一、A_1/A_2 型题（每一道题下面有 A、B、C、D、E 五个备选答案。请从中选择一个最佳答案）

1. 某护士生实习时协助医生门诊诊疗，有关妇科双合诊检查，注意事项哪项是错误的（　　）
   A. 先排空膀胱　　　　B. 取膀胱截石位　　　　C. 适于所有妇科患者
   D. 用具消毒，防止交叉感染　　E. 是妇科最常用检查方法

2. 有关妇科检查准备和注意事项，下述哪项不妥（　　）
   A. 检查时应认真、仔细　　　B. 防止交叉感染
   C. 男医生进行妇科检查，必须有其他女医务人员在场
   D. 检查前应导尿　　　E. 未婚妇女做外阴视诊和肛腹诊

3. 妇科检查注意事项不妥的是（　　）
   A. 做好心理护理　　　B. 检查前排尿　　　C. 台垫应每人更换
   D. 阴道出血照常检查　　E. 未婚者用肛腹诊

4. 妇科检查中下列不正确的是（　　）
   A. 检查前先排空膀胱　　　　B. 阴道出血者暂不检查
   C. 未婚女子应做三合诊检查　　D. 使用窥阴器应涂润滑油
   E. 未婚者用肛腹诊

5. 临床常用观察阴道壁、子宫颈情况所用的检查方法是（　　）
   A. 外阴检查　　　B. 阴道窥器检查　　　C. 双合诊检查
   D. 三合诊检查　　E. 肛腹诊检查

6. 拟做宫颈刮片或取分泌物做涂片检查时，可用的润滑剂是（　　）
   A. 液体石蜡　　　B. 乙醇　　　C. 生理盐水
   D. 苯扎溴铵溶液　　E. 肥皂水

7. 护士指导某女行基础体温测定，请问基础体温测定常用于下列症状或疾病的辅助检查，除外哪一项（　　）
   A. 宫颈癌　　　B. 功血的分类　　　C. 黄体功能
   D. 排卵日期　　E. 早孕

第十一章 妇科护理病历

8. B超是妇产科常用辅助检查,请指出下列哪项不是超声检查的内容(　　)
   A. 子宫肿瘤　　　　　B. 输卵管积水　　　　　C. 卵巢肿瘤
   D. 宫颈糜烂　　　　　E. 葡萄胎

9. 关于宫颈管活组织检查说法错误的是(　　)
   A. 术后1个月内禁止盆浴和性生活
   B. 是确诊宫颈癌的常用方法
   C. 取材一般在鳞柱状上皮交界处3、6、9、12四点
   D. 取下的组织放在同一标本瓶内
   E. 术后注意阴道流血情况

10. 妇科检查床的台垫更换应(　　)
    A. 按人　　　　　　　B. 每天　　　　　　　C. 隔天
    D. 每周　　　　　　　E. 必要时

11. 病史采集方法,不包括(　　)
    A. 观察　　　　　　　B. 限制性询问会谈　　　C. 对患者进行身体检查
    D. 心理测试　　　　　E. 阅读检查报告

12. 月经史:初潮12岁,月经周期28～30日,经期持续3～5日,末次月经2016年8月10日,正确的记录为(　　)
    A. $12\dfrac{3\sim5}{28\sim30}2016.8.10$　　B. $12\dfrac{28\sim30}{3\sim5}2016.8.10$　　C. $2016.8.10\dfrac{3\sim5}{28\sim30}12$
    D. $12\dfrac{2016.8.10}{28\sim30}3\sim5$　　E. $3\sim5\dfrac{12}{28\sim30}2016.8.10$

13. 肖女士因子宫肌瘤住院,护士询问婚育史怀孕3次,流产2次,足月产1次,无早产,现存子女1人,可简写为(　　)
    A. 1—0—1—1　　　　B. 1—0—2—1　　　　C. 3—2—1—0
    D. 2—0—1—1　　　　E. 1—0—1—2

14. 妇科检查护理配合内容,不包括(　　)
    A. 热情接待患者,做到态度和蔼,语言亲切
    B. 耐心向患者解释检查方法、目的及注意事项
    C. 消除患者紧张、羞怯心理,做好屏风遮挡
    D. 注意保护患者的隐私,但对亲戚朋友无须保密
    E. 冬季应注意保暖,保证检查室内温度适宜

15. 妇科患者的常见主诉,不包括(　　)

A. 阴道流血 B. 白带异常 C. 转移性下腹痛
D. 腹部包块 E. 外阴瘙痒

16. 妇科患者妇科检查时的常见用物,不包括(　　)
    A. 照明灯 B. 窥阴器 C. 无齿长镊子
    D. 臀垫 E. 止血钳

17. 询问48岁某女,月经史:初潮13岁,月经周期28～31日,经期持续4～5日,45岁绝经,正确的记录为(　　)
    A. $13 \frac{4～5}{28～31} 3$
    B. $13 \frac{4～5}{28～31} 45$
    C. $45 \frac{4～5}{28～31} 13$
    D. $13 \frac{45}{28～31} 4～5$
    E. $4～5 \frac{13}{28～31} 45$

18. 某女士因卵巢囊肿住院,护士询问婚育情况如下:怀孕3次,流产2次,足月产1次,无早产,现存子女1人,正确的简写为(　　)
    A. 1-0-1-1
    B. 孕3产1或 G_3P_1
    C. 3-2-1-0
    D. 2-0-1-1
    E. 1-0-1-2

19. 妇科患者妇科检查时的记录内容,顺序依次为(　　)
    A. 阴道、外阴、子宫颈、子宫、附件
    B. 外阴、子宫颈、阴道、子宫、附件
    C. 外阴、阴道、子宫颈、子宫、附件
    D. 子宫、外阴、阴道、子宫颈、附件
    E. 附件、外阴、阴道、子宫颈、子宫

20. 妇科患者妇科检查注意事项,错误的是(　　)
    A. 月经期不做阴道检查
    B. 有异常阴道流血必须检查者,也禁行阴道检查
    C. 未婚女子禁行阴道检查
    D. 未婚女子禁行阴道检查,禁用窥阴器
    E. 未婚女子确须检查应向患者及家属说明情况并征得本人和家属签字同意后方可用

21. 阴道分泌物悬滴检查可诊断的疾病,不包括(　　)
    A. 滴虫性阴道炎 B. 外阴阴道假丝酵母菌病 C. 霉菌性阴道炎
    D. 前庭大腺炎 E. 念珠菌阴道炎

22. 阴道侧壁刮片阴道脱落细胞学检查可诊断的疾病是(　　)
    A. 滴虫性阴道炎 B. 了解卵巢功能 C. 宫颈癌筛查
    D. 子宫内膜癌 E. 外阴癌

23. 宫颈刮片脱落细胞学检查可诊断的疾病是(　　)
    A. 滴虫性阴道炎 B. 外阴阴道假丝酵母菌病 C. 宫颈癌筛查

D. 子宫内膜癌　　　　　　E. 了解卵巢功能

24. 子宫腔及宫颈管涂片检查可诊断的疾病是(　　)
　　A. 滴虫性阴道炎　　　B. 外阴阴道假丝酵母菌病　　C. 宫颈癌筛查
　　D. 子宫内膜癌　　　　E. 了解卵巢功能

25. 目前国际公认最先进的一种诊断宫颈癌的细胞学检查技术是(　　)
　　A. 阴道分泌物悬滴法　　　B. 阴道侧壁刮片阴道脱落细胞学检查
　　C. 宫颈刮片　　　　　　　D. 薄层液基细胞学检查(TCT 检查)
　　E. 外阴局部印片

26. 阴道分泌物及生殖道脱落细胞学检查标本采集,取材注意事项不包括(　　)
　　A. 取材前 24h 避免阴道冲洗　　　B. 取材前 24h 避免腹部 B 超检查
　　C. 取材前 24h 避免阴道上药　　　D. 取材前 24h 避免性交
　　E. 取材前 24h 避免盆浴

27. 巴氏五级分类法,下列说法正确的不包括(　　)
　　A. 巴氏Ⅰ级:正常　　　B. 巴氏Ⅱ级:癌症　　　C. 巴氏Ⅲ级:可疑癌
　　D. 巴氏Ⅳ级:高度可疑癌　　E. 巴氏Ⅴ级:癌

28. 宫颈活检临床常用于确诊宫颈癌,下列说法正确的不包括(　　)
　　A. 为提高阳性率,取材钳取方法:宫颈内口鳞-柱上皮交界处
　　B. 宫颈外口 3、6、9、12 点处钳取组织
　　C. 碘试验可疑处
　　D. 近月经期或月经期不宜行活检
　　E. 适应证:宫颈脱落细胞学涂片检查巴氏Ⅲ级或Ⅲ级以上者

29. 某妇科医生门诊诊疗协助患者取好体位,以便进行妇科双合诊检查,正确体位是(　　)
　　A. 左侧卧位　　　　　B. 膀胱截石位　　　　C. 左侧卧位
　　D. 中凹位　　　　　　E. 臀高头低位

30. 妇科医生要对某中年妇女行诊刮术,患者有思想顾虑,未消除顾虑前向患者说明检查的意义和步骤,错误的说法是(　　)
　　A. 刮取子宫内膜和宫腔内组织行病理检查
　　B. 刮出组织装入标本瓶中送检
　　C. 采取分段诊断性刮宫,应先刮子宫颈腔,后刮子宫颈管
　　D. 用于诊断月经失调、不孕症、子宫内膜结核、子宫内膜癌等
　　E. 刮出组织分装入盛有 10% 福尔马林或 95% 乙醇的小瓶中标记送病理检查

31. 妇科医生要对某不孕女施行输卵管通液术,患者有思想顾虑,为消除顾虑前向患者说明检查的意义和步骤,错误的说法是(　　)
    A. 检查输卵管是否通畅,并兼有一定的治疗作用
    B. 不孕症妇女疑有输精管阻塞者
    C. 输卵管通畅检查有输卵管通液术、输卵管造影术
    D. 评价输卵管绝育术、输卵管复通术后、输卵管成形术的效果
    E. 输卵管轻度粘连者的有疏通作用

32. 有关妇科检查,下述哪项说法不正确(　　)
    A. 检查者右手示指和中指伸入阴道内,左手放在腹部配合检查
    B. 右手示指伸入直肠,左手在腹部配合检查
    C. 检查者右手示指在阴道内、中指在直肠内,左手在腹部配合
    D. 检查前应导尿　　　　E. 未婚妇女做外阴视诊和肛腹诊

33. BBT 常用于诊断的包括(　　)
    A. 有无排卵　　　　B. 推测排卵日期　　　　C. 黄体功能
    D. 早孕　　　　　　E. 以上均是

34. 诊刮常用于诊断的不包括(　　)
    A. 月经失调　　　　B. 子宫内膜结核　　　　C. 子宫内膜癌
    D. 不孕症　　　　　E. 以上均不是

35. 关于阴道后穹隆穿刺,说法不正确的是(　　)
    A. 明确子宫直肠陷凹内积液性质及子宫直肠陷凹处肿块的性质
    B. 子宫后壁有炎性粘连者慎用,如有肠管粘连应禁用
    C. 穿刺前取膀胱截石位,常规消毒外阴、阴道
    D. 抽出暗红色不凝血液,应考虑宫外孕或卵巢黄体、滤泡破裂所致出血
    E. 抽出脓液应禁做细菌涂片检查及培养

36. B型超声检查,在临床应用最广泛,常用于辅助诊断的包括(　　)
    A. 妊娠时宫内情况　　　　B. 探测子宫及附件、盆腔有无异常,如肿瘤、炎症
    C. 监测卵泡发育　　　　　D. 探查宫内节育器情况
    E. 以上均是

二、A_3/A_4型题(提供一个案例,下设若干道考题。在每道考题下面的 A、B、C、D、E 五个备选答案中选择一个最佳答案)

(37~38 题共用答案)
李女士,32 岁。G2P0,结婚第一年曾怀孕。第一次为人流,后一次为自然流产,以后一直

未避孕而未受孕。目前诊断为:继发性不孕。

37. 为进一步确定病因,打算行诊断性刮宫,选择刮宫的合适时间在( )
    A. 检查于月经来潮前 14 天进行　　　　B. 检查于月经来潮 6h 内进行
    C. 检查于月经干净当天进行　　　　　　D. 检查于月经干净后 3~7 天进行
    E. 检查于月经的任何时间进行

38. 诊断性刮宫结果显示:宫腔形态、子宫内膜无明显异常。为继续寻找病因,欲行输卵管通畅检查,选择输卵管通畅检查的时间在( )
    A. 检查于月经来潮前 14 天进行　　　　B. 检查于月经来潮前 12h 内进行
    C. 检查于月经干净当天进行　　　　　　D. 检查于月经干净后 3~7 天进行(无性交)
    E. 检查于月经的任何时间进行

参考答案

1—5. CDDCB   6—10. C ADDA   11—15. BABDC   16—20. EBBCB
21—25. DBCDD   26—30. BBABC   31—35. BDEDE   36—38. EBD

答案解析

1. 解析:双合诊检查通常指阴-腹诊双合诊,先天性阴道闭锁、无性生活史、月经期者禁用。故选 C。

2. 解析:检查前嘱咐患者排空膀胱,必要时先导尿。大便充盈者应在排便或灌肠后进行。故选 D。

3. 解析:月经期或有阴道流血者一般不做阴道检查,必须检查者应严格消毒外阴阴道,使用无菌手套,以防感染。故选 D。

4. 解析:直肠-腹部诊适用于未婚、阴道闭锁或经期不宜阴道检查者。故选 C。

5. 解析:窥器检查包括阴道、宫颈视诊。故选 B。

6. 解析:因用液体石蜡作滑润剂要影响涂片质量,所以用生理盐水。故选 C。

7. 解析:基础体温测定(BBT):妇女每日清晨(至少睡眠 6~8h)醒来时,不做任何活动,先在床上用口表测体温 5min,然后记录,连续 3 个月不间断。依据排卵期使体温上升 0.3~0.5℃原理,若女性在一个月经周期中,既有低温相,又有高温相,凡具有双相型体温的女性,是具有排卵功能的女性。以此 BBT 用于了解有无排卵、排卵日期、黄体功能和早孕等。故选 A。

8. 解析:目前临床最常用的是 B 超。可测定妊娠时胎儿发育情况,有无畸形,胎盘位置及成熟度、羊水量;探测子宫及附件、盆腔有无异常,如肿瘤、炎症等;监测卵泡发育,探查宫内节育器情况等。故选 D。

9. 解析:3、6、9、12 四点处,取下的组织分别放在四个标本瓶内。故选 D。

10. 解析:每检查完一人,及时更换置于臀下垫单(或塑料布、纸单)、无菌手套和检查器械,以防交叉感染。故选 A。

11. 解析:病史采集方法:通过观察、开放式询问会谈、对患者进行身体检查、心理测试等方法获取妇女生理、心理、社会、精神、文化等方面的信息,并加以整理、综合、判断收集到有关患者的全面资料。故选 B。

12. 解析:初潮年龄,月经周期及经期持续时间,末次月经。按照代分数的写法,分别是整数部分、分母、分子,最后接简写的末次月经,省略年、月、日字样。故选 A。

13. 解析:婚育史足月产、早产、流产及现存子女数(可用数字简写表达,依次为:足—早—流—存或孕 X 产 X),如足月产 1 次,无早产,流产 2 次,现存子女 1 人,可简写为"1—0—2—1"或以孕 3 产 1(G3P1)表示。故选 B。

14. 解析:妇科检查护理配合:(1)护理人员要热情接待患者,做到态度和蔼,语言亲切,关心体贴,使其尽量放松。耐心向患者解释检查方法、目的及注意事项。消除患者紧张、羞怯心理,做好屏风遮挡,注意保护患者的隐私,取得患者的信任和配合,未征得患者本人同意不得向他人公开其病情。冬季应注意保暖,保证检查室温度适宜。(2)准备用物:照明灯、无菌手套、窥阴器、无齿长镊子、无菌持物钳、臀垫、消毒敷料、生理盐水、液体石蜡、污物桶、内盛消毒液的器具、浸泡盆等。(3)检查前嘱咐患者排空膀胱,必要时先导尿。大便充盈者应在排便或灌肠后进行。(4)每检查完一人,及时更换置于臀下垫单、无菌手套和检查器械,以防交叉感染。对于检查、使用过物品及时消毒处理。故选 D。

15. 解析:妇科患者的主诉常有阴道流血、白带异常、下腹疼痛、腹部包块、外阴瘙痒等。故选 C。

16. 解析:准备用物:照明灯、无菌手套、窥阴器、无齿长镊子、无菌持物钳、臀垫、消毒敷料、生理盐水、液体石蜡、污物桶、内盛消毒液的器具、浸泡盆等。故选 E。

17. 解析:初潮年龄,月经周期及经期持续时间,末次月经。按照代分数的写法,分别是整数部分、分母、分子,最后记录简写的末次月经,省略年、月、日字样。如已绝经,则写上绝经的年龄。故选 B。

18. 解析:婚育史足月产、早产、流产及现存子女数(可用数字简写表达,依次为:足—早—流—存或孕 X 产 X),如足月产 1 次,无早产,流产 2 次,现存子女 1 人,可简写为"1—0—2—1"或以孕 3 产 1(G3P1)表示。故选 B。

19. 解析:妇科检查记录内容包括:(1)外阴:发育情况、阴毛分布形态、婚产类型,有无异常。(2)阴道:是否通畅,黏膜情况,分泌物的量、色、性状、有无臭味。(3)子宫颈:大小、硬度,有无糜烂、息肉、腺囊肿,有无接触性出血、举痛等。(4)子宫:位置、大小、形状、硬度、活动度及有无压痛。(5)附件:有无肿块、增厚、压痛,以及肿块的位置、大小、形状、硬度、表面光滑与否、活动度、有无压痛、与子宫的关系。左、右两侧分别记录。故选 C。

20. 解析:妇科检查注意事项:(1)月经期或有阴道流血者一般不做阴道检查,必须检查者应严格消毒外阴阴道,使用无菌手套,以防感染。(2)对未婚女子禁行阴道检查,禁用窥阴器。如确须检查应向患者及家属说明情况并征得本人和家属签字同意后方可示指放入阴道扪诊。(3)男性医务人员检查时,必须有其他医务人员在场,以避免患者紧张心理和发生不必要的误会。(4)检查时采集的标本如阴道分泌物、宫颈刮片等应及时送检以免影响结果。(5)对年龄大、体质虚弱者应协助其上下床避免摔伤,遇危重患者检查时应观察其血压、脉搏、呼吸。故选 B。

21. 解析:阴道分泌物悬滴检查主要用于:检查阴道内有无滴虫或假丝酵母菌。其中霉菌性阴道炎和念珠菌阴道炎均是外阴阴道假丝酵母菌病的旧称。故选 D。

22. 解析:阴道脱落细胞学检查:阴道侧壁刮片用于了解卵巢功能。宫颈刮片用于宫颈癌筛查。子宫腔及宫颈管涂片主要用于子宫内膜癌检查。外阴局部印片主要用于诊断外阴癌。故选 B。

23. 解析:同 22 题。故选 C。

24. 解析:阴道分泌物悬滴检查:检查阴道内有无滴虫或假丝酵母菌。阴道脱落细胞学检查:阴道侧壁刮片用于了解卵巢功能。宫颈刮片用于宫颈癌筛查。薄层液基细胞学检查(TCT)宫颈管涂片主要用于子宫颈炎症及癌症检查。宫腔吸片用于对疑有颈管癌或子宫内膜癌者的诊断。外阴局部印片主要用于诊断外阴癌。故选 D。

25. 解析:同 24 题。故选 D。

26. 解析:阴道分泌物及生殖道脱落细胞学标本取材注意事项:取材前 24h 避免阴道冲洗、检查、局部上药、性交,以免影响检查结果。向患者说明检查的意义和步骤,消除思想顾虑,取得患者的配合。故选 B。

27. 解析:巴氏分类法,主要观察细胞核的改变。巴氏五级分类法主观因素较多,各级之间无严格的客观标准。因此目前正逐渐被 TBS 分类法替代,后者比较准确,灵敏度高。巴氏Ⅰ级:正常;巴氏Ⅱ级:炎症;巴氏Ⅲ级:可疑癌;巴氏Ⅳ级:高度可疑癌;巴氏Ⅴ级:癌。故选 B。

28. 解析:宫颈活体组织检查(简称宫颈活检)可确定宫颈病变性质,是确诊宫颈癌的主要方法。常在宫颈外口鳞-柱上皮交界处或宫颈外口 3、6、9、12 点处钳取组织,将所取组织分别放置于装有 10%福尔马林固定液的标本瓶内,并做好部位标记送病理检查。故选 A。

29. 解析:双合诊:检查前嘱咐患者排尿。被检者脱去右侧裤腿,取膀胱截石位仰卧于检查床上,腹部放松。检查者一手示指和中指伸入阴道内,另一手放在腹部配合检查,为双合诊检查。故选 B。

30. 解析:诊断性刮宫(简称诊刮):刮取子宫内膜和宫腔内组织行病理检查。将刮出组织装入标本瓶中送检。采取分段诊断性刮宫时,应先刮子宫颈管,后刮子宫腔,将刮出组织分装入盛有 10%福尔马林(甲醛)或 95%乙醇(酒精)的小瓶中标记送病理检查。术前向患者说明检查的意义和步骤,消除思想顾虑,取得患者的配合。用于诊断月经失调、不孕症、子宫内膜结核、子宫内膜癌等。故选 C。

31. 解析:输卵管通畅检查:可检查输卵管是否通畅,并兼有一定的治疗作用。输卵管通畅检查有输卵管通液术、输卵管造影术两种。适用于不孕症妇女疑有输卵管阻塞者;评价输卵管绝育术、输卵管复通术后、输卵管成形术的效果;输卵管轻度粘连者的检查、诊断和治疗。故选 B。

32. 解析:双合诊:检查者一手示指和中指伸入阴道内,另一手放在腹部配合检查,为双合诊检查。目的:扪清阴道、宫颈、宫体、输卵管、卵巢、宫旁结缔组织、子宫韧带及盆腔内壁情况。三合诊:将双合诊时的中指退出,进入直肠,即一手示指在阴道内,中指在直肠内,另一手在腹部配合,此为三合诊检查。可弥补双合诊的不足,主要查清盆腔后部的情况。直肠-腹部诊(肛腹诊):一手示指伸入直肠,另一手在腹部配合检查。适用于未婚、阴道闭锁或经期不宜阴道检查者。妇科检查前嘱患者排空膀胱。故选 D。

33. 解析:基础体温测定(BBT):妇女每日清晨(至少睡眠 6h)醒来时,不做任何活动,先在床上用口表测体温 5min,然后记录,连续 3 个月不间断。用于了解有无排卵、排卵日期、黄体功能和早孕等。故选 E。

34. 解析:诊断性刮宫(简称诊刮):刮取子宫内膜和宫腔内组织行病理检查。将刮出组织装入标本瓶中送检。采取分段诊断性刮宫时,应先刮子宫颈管,后刮子宫腔,将刮出组织分装入盛有 10%福尔马林的小瓶中标记送病理检查。用于诊断月经失调、不孕症、子宫内膜结核、子宫内膜癌等。故选 E。

35. 解析:阴道后穹隆穿刺:通过阴道后穹隆穿刺吸取直肠子宫陷凹处积存物进行肉眼观察、化验和病理检查,主要用于明确盆腔积液及子宫直肠陷凹处肿块的性质。后穹隆穿刺注意事项:(1)穿刺深度及方向要适宜,避免损伤直肠、子宫。误穿入子宫时,应有实性组织内穿入感,此时亦可能抽出少许血液。应为鲜红色且易凝。(2)抽出暗红色不凝血液,应考虑宫外孕或卵巢黄体、滤泡破裂所致出血,根据病情给予相应处理。抽出咖啡色黏稠液应考虑子宫内膜异位囊肿破裂。(3)抽出脓液应做细菌涂片检查及培养。抽出腹水按腹水常规送检,并做细胞学检查。(4)子宫后壁有炎性粘连者慎用,如有肠管粘连应禁用。(5)严重后倾后屈子宫时,应尽量将子宫体纠正为前位或牵引宫颈前唇使子宫呈水平位,以免误入子宫肌壁。拔出针头后以纱球压迫止血。故选 E。

36. 解析：超声检查：目前临床最常用的是 B 超。可测定妊娠时胎儿发育情况、有无畸形、胎盘位置及成熟度、羊水量；探测子宫及附件、盆腔有无异常，如肿瘤、炎症等；监测卵泡发育，探查宫内节育器情况等。故选 E。

37. 解析：诊刮术护理配合：诊刮指导选择合适的检查时间，术前禁用激素类药物。术前 5 日禁止性生活；对不孕症或功能失调性子宫出血内膜增生者，应选择月经前 1~2 日或月经来潮 6h 内进行；疑为子宫内膜不规则脱落时，则于月经第 5~7 日取材。故选 B。

38. 解析：输卵管通畅术指导患者选择在月经干净后 3~7 天，无性交者方可进行检查。故选 D。

第十二章　女性生殖系统炎症患者的护理

一、A_1/A_2 型题(每一道题下面有 A、B、C、D、E 五个备选答案。请从中选择一个最佳答案)

1. 患者,女,18 岁。高考期间天气炎热未及时清洗外阴,加之穿紧身牛仔裤。针对该女生所患外阴炎健康教育,正确的是(　　)
   A. 勤用沐浴露清洗外阴,以保持局部清洁　　B. 勤换内裤,保持外阴清洁干燥
   C. 适量饮酒,以促进局部血液循环　　D. 局部瘙痒难忍时可用手搔抓
   E. 产褥期不要每天清洗外阴,以免受凉

2. 易感染外阴阴道假丝酵母菌病的妇女不包括(　　)
   A. 孕妇　　B. 高血压患者　　C. 糖尿病患者
   D. 大量用雌激素者　　E. 长期用抗生素者

3. 滴虫性阴道炎最主要的直接传播途径是(　　)
   A. 血液　　B. 性交　　C. 污染的器械
   D. 游泳池　　E. 衣服、浴巾

4. 肖女士,白带增多 3 天,伴外阴不适,护士护理指导需要夫妇同时治疗的生殖系统炎症是(　　)
   A. 盆腔炎　　B. 宫颈炎　　C. 滴虫性阴道炎
   D. 念珠菌性阴道炎　　E. 前庭大腺炎

5. 李女士,36 岁,白带增多 3 天伴外阴瘙痒。询问:外阴阴道假丝酵母菌病的白带特点是(　　)
   A. 泡沫性　　B. 血性　　C. 白色豆渣样
   D. 黄色水性　　E. 脓性

6. 子宫颈炎症的主要症状是(　　)
   A. 外阴皮肤瘙痒　　B. 阴道分泌物稀薄　　C. 白带增加
   D. 泡沫状白带　　E. 腹痛

7. 张女士,患滴虫性阴道炎,治疗 1 周,白带增多伴外阴瘙痒症状缓解。询问:滴虫性阴道炎的治愈标准是(　　)
   A. 连续 3 次月经期后检查滴虫阴性　　B. 连续 3 次月经期前检查未找到滴虫

第十二章 女性生殖系统炎症患者的护理

C. 全身及局部用药3个疗程可治愈　　D. 白带悬滴法检查滴虫转阴性
E. 临床症状消失

8. 张女士,患滴虫性阴道炎,白带增多伴外阴瘙痒症状缓解。护士护理指导错误的是(　　)
   A. 已婚患者应行阴道上药　　B. 已婚患者的丈夫应口服甲硝唑
   C. 未婚患者应口服甲硝唑　　D. 已婚患者用酸性药液行阴道灌洗
   E. 未婚患者用酸性溶液行阴道灌洗

9. 念珠菌阴道炎行阴道灌洗的药液(　　)
   A. 0.5%醋酸　　　　　　B. 1%乳酸　　　　　　C. 2%～4%碳酸氢钠
   D. 1/5000 PP粉　　　　E. 食醋

10. 张女士,白带增多伴外阴瘙痒,白带常规检查见阴道毛滴虫,此阴道炎典型体征是(　　)
    A. 阴道壁充血　　　　　　B. 阴道壁黏膜溃疡
    C. 阴道黏膜附着白色片状物　　D. 阴道黏膜有散在性出血斑点
    E. 阴道黏膜萎缩

11. 林女士,62岁,糖尿病史。最近外阴瘙痒化验为念珠菌阴道炎,其典型体征是(　　)
    A. 阴道黏膜充血　　　　　　B. 阴道黏膜附着白色片状物
    C. 阴道黏膜有散在性红色斑点　　D. 阴道黏膜萎缩
    E. 阴道口缩窄

12. 有关慢性宫颈炎的治疗,不妥的是(　　)
    A. 子宫颈锥形切除是常用方法
    B. 治疗原则是使糜烂面柱状上皮脱落,由新生鳞状上皮替代
    C. 物理疗法是目前疗效好、疗程短的方法
    D. 糜烂面小,可用硝酸银局部腐蚀
    E. 宫颈息肉,可用手术治疗

13. 某患者,患滴虫性阴道炎,准备用自助冲洗器灌洗阴道,护士应告诉她冲洗的醋酸溶液的浓度为(　　)
    A. 0.5%　　　　　　B. 1%　　　　　　C. 2%
    D. 3%　　　　　　　E. 4%

14. 患者,女,37岁。G2P1。3天前发现"性生活后阴道有血性白带"。子宫颈刮片细胞学检查患者结果为巴氏Ⅲ级。患者询问检查结果的意义,正确的解释是(　　)
    A. 轻度炎症　　　　　　B. 重度炎症　　　　　　C. 可疑癌症
    D. 高度可疑癌症　　　　E. 癌症

15. 关于老年性阴道炎错误的说法是（　　）
    A. 阴道上皮变薄,糖原含量减少　　　　B. 常为一般化脓性细菌的混合感染
    C. 可用碱性溶液冲洗阴道　　　　　　　D. 可加用己烯雌酚局部治疗
    E. 如有血性白带需做防癌检查

16. 患者,女,25 岁。因"白带增多 7 天"就诊。妇科检查:外阴阴道正常,宫颈糜烂,糜烂面积占宫颈面积的 1/2。护士评论该患者宫颈糜烂的程度是（　　）
    A. 轻度　　　　　　　　B. 中度　　　　　　　　C. 中重度
    D. 重度　　　　　　　　E. 特重度

17. 女性,52 岁。外阴瘙痒 5 年,双侧大小阴唇及其外周皮肤充血肿胀,局部呈点片状湿疹样变。阴道分泌物无异常。医嘱高锰酸钾坐浴,其溶度应是（　　）
    A. 1∶20　　　　　　　　B. 1∶100　　　　　　　C. 1∶500
    D. 1∶1000　　　　　　　E. 1∶5000

18. 急性盆腔炎患者宜取（　　）
    A. 平卧位　　　　　　　B. 半坐卧　　　　　　　C. 俯卧位
    D. 头低脚高位　　　　　E. 侧卧位

19. 患者,女,主诉外阴部瘙痒,入院后诊断为外阴炎,医生建议其坐浴。坐浴液应选择（　　）
    A. 温水　　　　　　　　B. 盐水　　　　　　　　C. 2% 碳酸氢钠溶液
    D. 0.02% 呋喃西林溶液　E. 用 1∶5000 高锰酸钾溶液

20. 李女士,50 岁。白带增多,偶有接触性出血,检查结果为重度宫颈糜烂,以下治疗护理措施哪项错误（　　）
    A. 首先做宫颈刮片细胞学检查　　　B. 物理治疗效果好
    C. 月经干净后 15 天做电烫、激光治疗　D. 理疗、中西药及手术综合治疗
    E. 术后 2 个月避免盆浴、性生活

21. 26 岁,已婚妇女,主诉白带多,外阴瘙痒,阴道内可见质稀薄的灰黄色泡沫状白带,合适的辅助检查是（　　）
    A. 宫颈刮片　　　　　　B. 悬滴法　　　　　　　C. B 超
    D. 阴道镜　　　　　　　E. 宫颈活检

22. 62 岁,阴道分泌物增多约一周,伴外阴痒。妇科检查,阴道壁充血,有小出血点,阴道分泌物呈脓性,经检查排除恶性肿瘤,该患者考虑是（　　）
    A. 滴虫性阴道炎　　　　B. 假丝酵母菌性阴道炎　C. 宫颈糜烂
    D. 老年性阴道炎　　　　E. 宫颈息肉

第十二章 女性生殖系统炎症患者的护理

23. 35岁,已产妇女,外阴奇痒,坐卧不安。妇科检查,阴道内白带多,呈白色豆渣样,外阴及阴道口有白色膜状物,可能的论断是( )
    A. 滴虫性阴道炎　　　　　B. 外阴阴道假丝酵母菌病　　C. 老年性阴道炎
    D. 淋病　　　　　　　　　E. 非特异性阴道炎

24. 女,47岁,自述白带增多,伴外阴瘙痒,白带稀薄,有时呈脓性。妇科检查:阴道宫颈充血,内有稀薄泡沫白带,其最可能的诊断是( )
    A. 滴虫性阴道炎　　　　　B. 霉菌性阴道炎　　　　　　C. 糖尿病性阴道炎
    D. 老年性阴道炎　　　　　E. 以上都不对

25. 女性患者,自述3天来稀薄泡沫状白带增多并有外阴瘙痒、灼痛,并伴尿频、尿痛。妇科检查:阴道黏膜充血,有散在的出血点,后穹隆见多量白带,呈黄色泡沫状,阴道分泌物悬滴法有阳性表现,应诊断为( )
    A. 淋菌性阴道炎　　　　　B. 外阴尖锐湿疣　　　　　　C. 前庭大腺炎
    D. 滴虫性阴道炎　　　　　E. 假丝酵母菌性阴道炎

26. 滴虫性阴道炎分泌物的典型特征是( )
    A. 白色,豆渣样　　　　　B. 呈黄水状　　　　　　　　C. 稀薄,泡沫状
    D. 乳白色,黏稠状　　　　E. 血性分泌物

27. 某患者,女,36岁。近几天感到外阴瘙痒,白带增多,呈稀薄状泡沫,应建议她到医院做( )
    A. 阴道分泌物悬滴法　　　B. 宫颈刮片　　　　　　　　C. 宫颈管涂片
    D. 阴道侧壁涂片　　　　　E. 阴道窥器检查

28. 患者,女,38岁。自诉3天来外阴奇痒,灼痛,坐卧不宁,并伴有尿频、尿痛。妇科检查:阴道黏膜红肿并附有白色膜状物,皮肤有抓痕,阴道分泌物呈豆渣样,应诊断( )
    A. 淋病　　　　　　　　　B. 尖锐湿疣　　　　　　　　C. 前庭大腺炎
    D. 滴虫性阴道炎　　　　　E. 外阴阴道假丝酵母菌病

29. 患者,女性,28岁。门诊诊断为"外阴阴道念珠菌病"。护士指导患者应选择下列哪种阴道灌洗液( )
    A. 0.5%醋酸　　　　　　　B. 1%乳酸　　　　　　　　　C. 2%～4%碳酸氢钠溶液
    D. 0.02%呋喃西林溶液　　 E. 用1∶5000高锰酸钾溶液

30. 患者,女,56岁。卵巢癌术后,近几天出现外阴瘙痒,灼热感,白带增多伴血性,呈淡黄色,最有可能的诊断是( )
    A. 卵巢癌复发　　　　　　B. 外阴炎　　　　　　　　　C. 外阴阴道假丝酵母菌病
    D. 萎缩性阴道炎　　　　　E. 滴虫性阴道炎

31. 患者,女性,1年前患急性子宫内膜炎,未接受正规治疗。本次体检发现子宫一侧可触及条索状肿物。应考虑为(   )
    A. 慢性子宫内膜炎　　　B. 慢性输卵管炎　　　C. 慢性盆腔结缔组织炎
    D. 慢性腹膜炎　　　　　E. 输卵管卵巢囊肿

32. 治疗外阴炎时,使用1∶5000高锰酸钾溶液坐浴的主要作用是(   )
    A. 杀菌　　　　　　　　B. 止痒　　　　　　　C. 止痛
    D. 消肿　　　　　　　　E. 除臭

33. 患者,女,28岁,已婚。因白带增多,腰骶部疼痛、性交后出血就诊。体检轻度宫颈糜烂。此病最佳治疗方法不包括(   )
    A. 电烙　　　　　　　　B. 电熨　　　　　　　C. 激光
    D. 冷冻　　　　　　　　E. 宫颈锥形切除术及Leep刀电切术

34. 某女,23岁,已婚。因急性盆腔炎白带增多、腰骶部疼痛、下腹疼痛入院。妇科检查宫颈触痛,腹肌紧张,子宫及双附件压痛及反跳痛。患者向护士咨询可能的病因,不包括(   )
    A. 经期卫生不良
    B. 不洁的性生活
    C. 性生活过于频繁的人以及同性恋者容易患盆腔炎
    D. 及时、彻底治愈生殖器炎症
    E. 各种妇科手术及计划生育手术均可以因为患者的防御能力下降

35. 患者,女,32岁。因白带增多伴下腹坠痛3个月就诊,诊断为宫颈柱状上皮异位,两日前行宫颈锥形切除术。护士指导患者出院后禁止性生活及盆浴的时间应是(   )
    A. 1个月　　　　　　　B. 2个月　　　　　　　C. 3个月
    D. 4个月　　　　　　　E. 5个月

36. 滴虫性阴道炎最常见的直接传播途径是(   )
    A. 污染医疗器械　　　　B. 游泳池　　　　　　C. 公共浴具
    D. 不洁性生活　　　　　E. 不洁衣物

37. 慢性宫颈炎最常见的病理改变有(   )
    A. 子宫颈糜烂　　　　　B. 宫颈管炎　　　　　C. 子宫颈腺体囊肿
    D. 子宫颈息肉　　　　　E. 子宫颈肥大

38. 女性,30岁,已婚,外阴瘙痒伴白带增多2周。妇科检查:阴道内见大量脓性黄绿色泡沫状分泌物,最常见的疾病为(   )
    A. 滴虫性阴道炎　　　　B. 外阴阴道假丝酵母菌病　　　C. 细菌性阴道炎
    D. 萎缩性阴道炎　　　　E. 以上均是

39. 女性生殖系统有自然防御功能,但病原体是通过某种途径蔓延的,传染途径不包括( )
   A. 沿黏膜上行蔓延　　　　B. 经血液循环播散　　　　C. 直接蔓延
   D. 经淋巴系统蔓延　　　　E. 以上均不是

二、A_3/A_4 型题(提供一个案例,下设若干道考题。在每道考题下面的 A、B、C、D、E 五个备选答案中选择一个最佳答案)

(40~41题共用题干)
患者,女,25岁,已婚。5天前行人工流产术后出现下腹痛,伴里急后重感。查体:腹部压痛、反跳痛,宫颈举痛。

40. 该患者最可能的诊断是( )
   A. 异位妊娠　　　　　　　B. 急性盆腔炎　　　　　　C. 急性宫颈炎
   D. 急性阑尾炎　　　　　　E. 卵巢囊肿蒂扭转

41. 上述疾病最主要的治疗手段是( )
   A. 后穹隆切开引流　　　　B. 取半卧位　　　　　　　C. 剖腹探查
   D. 抗生素治疗　　　　　　E. 阴道灌洗

(42~43题共用题干)
患者,女性,35岁,已婚。因白带增多,腰骶部疼痛,性交后出血就诊。妇科检查:宫颈重度糜烂。

42. 上述疾病最好的治疗方法是( )
   A. 物理治疗　　　　　　　B. 药物治疗　　　　　　　C. 手术疗法
   D. 化学疗法　　　　　　　E. 阴道灌洗

43. 上述治疗最佳的时间是( )
   A. 月经来潮前3~7天　　　B. 月经来潮前1~2天　　　C. 月经期
   D. 月经干净后1~2天　　　E. 月经干净后3~7天(无性交)

(44~48题共用题干)
患者,女,26岁。已婚,一年半一直未孕,未采取避孕措施。白带增加1年,近几天加重伴瘙痒,出现稀薄、泡沫状,呈淡黄色。

44. 最有可能的诊断是( )
   A. 外阴炎　　　　　　　　B. 前庭大腺炎　　　　　　C. 阴道炎
   D. 急性盆腔炎　　　　　　E. 慢性盆腔炎

45. 体查:阴道黏膜充血,严重时散在出血点,宫颈"草莓样"。最有可能的诊断是( )
   A. 滴虫性阴道炎　　　　　B. 霉菌性阴道炎　　　　　C. 细菌性阴道炎
   D. 萎缩性阴道炎　　　　　E. 婴幼儿阴道炎

46. 为进一步确诊,最常选择做的辅助检查是(   )
    A. 阴道分泌物悬滴法　　　B. 阴道分泌物培养法　　　C. 阴道侧壁脱落细胞学检查
    D. 宫颈刮片脱落细胞学检查　E. 宫腔诊刮

47. 医生建议常用的护理措施中错误的是(   )
    A. 局部用甲硝唑,药效最佳,适用于所有患者
    B. 全身用药药效最佳　　　C. 内裤、毛巾应煮沸消毒
    D. 0.5%醋酸溶液、1%乳酸溶液阴道灌洗或坐浴
    E. 夫妻双方同时治疗

48. 患者夫妇双方同时治疗,用药3个疗程,治疗期间禁止性生活。患者白带量减少,均质,色正常,无异味,外阴瘙痒消失。但月经过后病情反复复发,苦恼无助。导致该患者病情复发,下列叙述错误的原因是(   )
    A. 性伴侣需同时治疗
    B. 全身用药,内裤、毛巾煮沸消毒
    C. 选用酸性药液坐浴(月经期除外)
    D. 治愈标准为月经前3~7天复查白带,并且需要连续3次均为阴性即为治愈
    E. 治愈标准为月经后3~7天复查白带,并且需要连续3次均为阴性即为治愈

第十二章 女性生殖系统炎症患者的护理

参考答案

1—5. BBBCC 6—10. C AECD 11—15. BAACC 16—20. BEBEC
21—25. BDBAD 26—30. CAECD 31—35. BAEDB 36—40. DAAEB
41—45. DAECA 46—48. AAD

答案解析

1.解析：外阴炎健康教育：去除病因，积极治疗阴道炎、生殖道瘘、糖尿病。消除物理刺激，注意个人卫生，每天清洗外阴，保持外阴清洁、干燥。局部用1：5000高锰酸钾溶液或其他外阴消毒洗液坐浴。水温约39～42℃，15～20min，2次/天。月经期禁止坐浴。急性期禁止性生活，嘱患者不要搔抓皮肤，勿用刺激性药物或肥皂清洗外阴，应使用柔软消毒会阴垫。不穿化纤内衣和紧身衣，勤换内裤。不饮酒，限制辛辣食物的摄入。故选B。

2.(2011年真题)解析：A、C、D、E选项所述均可使阴道酸性环境增强，导致外阴阴道假丝酵母菌病的发生。故选B。

3.解析：此题主要考查的是滴虫性阴道炎的传播途径。由于滴虫性阴道炎主要经性行为传播，男性感染滴虫后常无症状，易成为感染源，因此夫妇双方应同时治疗，以提高疗效。故选B。

4.解析：此题主要考查的是滴虫性阴道炎的传播途径。由于滴虫性阴道炎主要经性行为传播，男性感染滴虫后常无症状，易成为感染源，因此夫妇双方应同时治疗，切断交叉感染途径，以提高疗效。故选C。

5.解析：此题主要考查的是外阴阴道假丝酵母菌病的典型阴道分泌物特点，呈现的是干酪样白带或豆腐渣样白带。此阴道炎需要与滴虫性阴道炎白带特点进行鉴别，滴虫性阴道炎呈现的是稀薄泡沫状白带。故选C。

6.(2012年真题)解析：子宫颈炎的临床表现：白带增多，性交后出血，盆腔部下坠痛或者不孕，尿路刺激征。故选C。

7.解析：月经干净后3～7天复查，连续3个月滴虫检查阴性者为治愈。故选A。

8.解析：滴虫性阴道炎处理原则：(1)局部治疗：不适宜全身用药者可选择局部用药，但疗效低于口服用药。常用0.5%醋酸溶液或1%乳酸溶液阴道灌洗后，在阴道深部放置甲硝唑泡腾片。(2)全身治疗：甲硝唑2g单次口服，或替硝唑2g单次口服，性伴侣需同时治疗。故选E。

9.解析：外阴阴道假丝酵母菌病又称念珠菌病，通常阴道pH值<4.5，为恢复阴道自净作用，患者上药前可用碱性溶液如2%～4%碳酸氢钠阴道灌洗，提高阴道pH值，造成不利于念珠菌生长的环境，以提高疗效。故选C。

10.解析：滴虫性阴道炎的典型特点：外阴瘙痒，阴道分泌物呈稀薄、泡沫状白带。妇科检查：阴道黏膜充血，有散在的出血点。故选D。

11.解析：念珠菌阴道炎(外阴阴道假丝酵母菌病)典型特点：外阴奇痒，阴道分泌物呈干酪样白带或豆腐渣样白带。窥阴器检查：阴道壁上有白色膜状物附着，不易擦去。其典型体征是阴道黏膜附着白色片状物。故选B。

12. 解析：慢性宫颈炎以局部治疗为主。在治疗前先做宫颈刮片细胞学检查。(1)物理治疗方法：电烙、电熨、激光、冷冻等，治疗时间为月经干净后3~7天。物理治疗是慢性宫颈炎目前疗效好、疗程短的方法。(2)手术疗法：常用宫颈锥形切除术、宫颈息肉摘除术。(3)药物疗法：局部涂硝酸银、铬酸、中药等，有一定疗效。故选A。

13. 解析：适宜滴虫生长的pH值为5.2~6.6，滴虫能吞噬阴道上皮内的糖原，阻碍乳酸生成，改变阴道酸碱度。局部治疗先用0.5%醋酸或1%乳酸溶液阴道灌洗，均可提高疗效。故选A。

14. (2015年真题)解析：巴氏分级分为五级：Ⅰ级正常、Ⅱ级炎症、Ⅲ级可疑癌、Ⅳ级高度可疑癌、Ⅴ级癌变。故选C。

15. 解析：萎缩性阴道炎，又称老年性阴道炎。(1)病因：常见于妇女绝经后，手术切除卵巢或盆腔放射治疗后，雌激素水平降低，阴道上皮萎缩，黏膜变薄，上皮细胞糖原含量减少，阴道自净作用减弱，致病菌侵入繁殖引起炎症。(2)临床表现：①症状：主要症状为阴道分泌物增多及外阴瘙痒、灼热感。阴道分泌物稀薄，呈淡黄色，严重者呈血样或脓性白带。②体征：阴道皱襞消失，上皮菲薄，黏膜出血。(3)处理原则：①增加阴道内酸度：0.5%醋酸液或者1%乳酸液阴道灌洗，每日1次。②局部上药：己烯雌酚、磺胺噻唑、氯霉素、鱼肝油等制成的栓剂或粉剂。③在排除癌症后可口服小剂量雌激素。故选C。

16. (2015年真题)解析：糜烂面积分度：根据宫颈糜烂面积大小将宫颈糜烂分成3度，糜烂面积小于宫颈面积的1/3为轻度糜烂；糜烂面积占宫颈面积的1/3~2/3为中度糜烂；糜烂面积大于宫颈面积的2/3为重度糜烂。治疗以物理治疗为主，临床目前不主张过度治疗，以随访筛查为主。故选B。

17. (2014年真题)解析：本题考查外阴炎的治疗原则之局部治疗：使用1∶5000高锰酸钾坐浴，每日两次，每次20min。故选E。

18. 解析：急性盆腔炎治疗的一般治疗：取半卧位休息，以利炎症局限。故选B。

19. 解析：局部用1∶5000高锰酸钾溶液或其他外阴消毒洗液温水坐浴。故选E。

20. 解析：宫颈糜烂治疗前应首先做宫颈刮片细胞学检查以排除宫颈癌，最有效的是物理治疗，近年来多采取LEEP刀治疗。治疗时间是月经干净后3~7天，术后2个月内禁止盆浴和性生活。轻度糜烂也可进行理疗、中西药及手术综合治疗。因此选项C是错误的。

21. 解析：滴虫性阴道炎阴道分泌物(白带)增加伴瘙痒；典型白带为灰黄色、稀薄、泡沫状。滴虫性阴道炎辅助检查采用阴道分泌物悬滴法。故选B。

22. 解析：根据患者特点，属老年妇女，临床表现也符合老年性(萎缩性)阴道炎的特点：有白带增多，分泌物稀薄，呈淡黄色，伴严重感染时白带可呈脓性，有臭味。黏膜有表浅溃疡时分泌物可呈血性，且排除了恶性肿瘤，故考虑老年性阴道炎可能性大。但在治疗前，应先进行排癌检查。故选D。

23. 解析：念珠菌阴道炎典型特点：外阴奇痒，阴道分泌物呈干酪样白带或豆腐渣样白带。窥阴器检查：阴道壁上有白色膜状物附着，不易擦去。其典型体征是阴道黏膜附着白色片状物。故选B。

24. 解析：滴虫性阴道炎的典型特点：外阴瘙痒，阴道分泌物呈稀薄泡沫状白带。妇科检查：阴道黏膜充血，有散在的出血点。故选A。

25. 解析：同24题。故选D。

第十二章　女性生殖系统炎症患者的护理

26.（2013年真题）解析：滴虫性阴道炎由阴道毛滴虫引起，可经性交直接传播，也可经浴室、衣物、坐便、游泳池间接传播，主要症状为分泌物稀薄泡沫样和外阴瘙痒。故选C。

27.解析：患者表现符合滴虫性阴道炎的典型特点，应做阴道分泌物悬滴法检查寻找滴虫以确诊。故选A。

28.解析：念珠菌阴道炎典型特点：外阴奇痒，阴道分泌物呈干酪样白带或豆腐渣样白带。窥阴器检查：阴道壁上有白色膜状物附着，不易擦去。其典型体征是阴道黏膜附着白色片状物。故选E。

29.解析：外阴阴道念珠菌病改变阴道酸碱度：首选2%～4%碳酸氢钠阴道灌洗。故选C。

30.解析：萎缩性阴道炎：(1)病因：曾被称为老年性阴道炎。妇女绝经后，手术切除卵巢或盆腔放射治疗后，雌激素水平降低，阴道上皮萎缩，黏膜变薄，上皮细胞糖原含量减少，阴道自净作用减弱，致病菌侵入繁殖引起炎症。(2)临床表现：主要症状为阴道分泌物增多及外阴瘙痒、灼热感。阴道分泌物稀薄，呈淡黄色，严重者呈血样或脓性白带。故选D。

31.解析：慢性盆腔炎指的是女性内生殖器官（子宫、输卵管、阔韧带）周围结缔组织及盆腔腹膜发生慢性炎症，是常见的妇科炎症。常因为急性炎症治疗不彻底或因患者体质差，病情迁移所致。慢性输卵管炎与输卵管积水：呈硬条索状，似腊肠状；慢性盆腔结缔组织炎：冰冻骨盆。故选B。

32.（2013年真题）解析：治疗外阴炎时，使用1∶5000高锰酸钾溶液坐浴的主要作用是杀菌。故选A。

33.解析：慢性宫颈炎以局部治疗为主。在治疗前先做宫颈刮片细胞学检查。(1)物理治疗方法：电烙、电熨、激光、冷冻等，治疗时间为月经干净后3～7天。物理治疗慢性宫颈炎是最常用而有效的方法。(2)手术疗法：常用宫颈锥形切除术及环形电切除（Leep刀电切）术、宫颈息肉摘除术。(3)药物疗法：局部涂硝酸银、铬酸、中药等，有一定疗效。故选E。

34.解析：急性盆腔炎病因：(1)当女性生殖器官受到破坏，月经期、分娩、妇科手术、过度而不洁的性活动、不良的卫生习惯等因素影响时，病原体可直接或间接上行感染而引发盆腔炎。(2)性生活过于频繁的人以及同性恋者容易患盆腔炎。(3)医源性感染：广谱抗生素的大量或长期使用，皮质激素、抗代谢药物的应用，放、化疗的强度增加，各种妇科手术及计划生育手术均可以因为患者的防御能力下降而使盆腔内受到感染。(4)其他因素：如结核病、阑尾炎、外科手术、子宫内膜异位症、妇科肿瘤等疾病和因素也容易导致盆腔炎的发生。不包括D。故选D。

35.（2016年真题）解析：常用宫颈锥形切除术，治疗时间选择在月经干净后3～7天内进行，有急性生殖器炎症者暂时禁忌。患者术后均有阴道分泌物增多，甚至有大量水样排液，应每天清洗外阴2次，勤换会阴垫，保持外阴清洁。禁止性交和盆浴2个月，于下次月经干净后3～7日复查。故选B。

36.（2014年护考模拟题）解析：滴虫性阴道炎传播途径：(1)直接传播：经性交传播。(2)间接传播：经公共游泳池、浴盆、衣物等传播。故选D。

37.解析：慢性宫颈炎病理表现包括子宫颈腺体囊肿、子宫颈息肉、子宫颈肥大、子宫颈糜烂、宫颈管炎。其中最常见的是子宫颈糜烂。故选A。

38.解析：滴虫性阴道炎患者临床表现：阴道分泌物（白带）增加伴瘙痒；典型白带为灰黄

色、稀薄、泡沫状。故选 A。

39.解析:女性生殖系统有自然防御功能,但病原体种类众多,如细菌、原虫、真菌、病毒螺旋体等。其传染途径包括:(1)沿黏膜上行蔓延。(2)经血液循环播散。(3)经淋巴系统蔓延。(4)直接蔓延。故选 E。

40.解析:急性盆腔炎的临床表现:(1)症状:患者常有高热、寒战、头痛、食欲不振、下腹坠胀或剧烈疼痛。疼痛可向两侧,排尿困难、大便困难等。白带往往增多,有臭味。毒力强的细菌感染可出现感染性休克。(2)患者呈急性病容,测体温多在 39~40℃,脉搏快,下腹肌紧张,有压痛及反跳痛。妇科检查:宫颈可有举痛,子宫稍大、压痛,活动度受限。子宫两旁附件压痛明显,有时可扪到肿物。严重时呈冰冻样骨盆。有盆腔脓肿形成,则可在子宫直肠陷凹触到有波动的包块。该患者行人工流产术,进行了宫腔内手术操作,有出现盆腔炎的一个诱因,再加之典型的下腹部压痛、反跳痛、宫颈举痛。结合症状及体征考虑急性盆腔炎。故选 B。

41.解析:急性盆腔炎由于为急性感染,所以首选的处理方法为抗生素治疗。(1)一般治疗:取半卧位休息,以利炎症局限。增加营养,补充水分,纠正脱水和电解质紊乱。必要时给予多次少量输血,以增加抵抗力。避免不必要的妇科检查,以免感染扩散。高热时用物理降温,腹痛重时可给止痛剂。(2)抗生素治疗:首选青霉素、庆大霉素及灭滴灵治疗。疑有淋病或衣原体感染时,还可应用四环素治疗,病情严重者则应选择有效广谱抗生素。另外还应注意有否厌氧菌感染。(3)中医中药。(4)手术治疗:当盆腔脓肿、附件脓肿形成或破裂、并发弥漫性腹膜炎时,应手术治疗。故选 D。

42.解析:子宫颈炎是妇科最常见的疾病,有急性和慢性之分,临床以慢性宫颈炎多见。慢性宫颈炎临床表现:(1)症状:白带增多、腰骶部疼痛、下腹坠胀等。(2)体征:检查可见宫颈不同程度的糜烂、囊肿、肥大或息肉。慢性宫颈炎以局部治疗为主。在治疗前先做宫颈刮片细胞学检查。物理治疗方法有电烙、电熨、激光、冷冻等,治疗时间为月经干净后 3~7 天。物理治疗慢性宫颈炎是最常用而有效的方法。手术疗法:常用宫颈锥形切除术及环形电切除(Leep刀电切)术、宫颈息肉摘除术。药物疗法:局部涂硝酸银、铬酸、中药等,有一定疗效。故选 A。

43.解析:慢性宫颈炎物理治疗时间为月经干净后 3~7 天,避免性生活。故选 E。

44.解析:5 种常见阴道炎:滴虫性阴道炎、霉菌性阴道炎、婴幼儿阴道炎、萎缩性阴道炎、细菌性阴道炎。其中滴虫性阴道炎体征:阴道黏膜充血,阴道分泌物(白带)增加伴瘙痒;典型白带为灰黄色、稀薄、泡沫状。滴虫性阴道炎病原体为阴道毛滴虫。滴虫在 pH 值为 5.2~6.6 的环境最适宜其生长。在女性阴道及男性尿道、尿道旁腺均可生长。最主要的传播途径是经性交传播,为男女共患病。无症状带虫者,可成为传染源。因滴虫可吞噬精子,故滴虫性阴道炎患者常伴不孕。故选 C。

45.解析:滴虫性阴道炎体征:阴道黏膜充血,严重时有散在出血点,甚至形成"草莓样"宫颈。故选 A。

46.解析:滴虫性阴道炎化验采用阴道分泌物悬滴法。辅助检查:①阴道分泌物悬滴法:用悬滴法将 1 小滴生理盐水滴于玻片上,于阴道后穹隆处取少许白带,混于生理盐水中,在低倍镜下观看,找到滴虫即可确诊。②阴道分泌物培养法:适用于症状典型而悬滴法未见滴虫者。故选 A。

47.解析:治疗有效的药物为甲硝唑,可选用酸性药液坐浴(月经期除外);由于其传播途径主要是直接传播,因此主张夫妻双方同时治疗。治疗期间,患者的用物如内裤、毛巾应煮沸消毒,其治愈标准为月经后3~7天复查白带,并且需要连续3次均为阴性即为治愈。处理原则:(1)局部治疗:不适宜全身用药者可选择局部用药,但疗效低于口服用药。常用0.5%醋酸溶液或1%乳酸溶液阴道灌洗后,在阴道深部放置甲硝唑泡腾片。(2)全身治疗:甲硝唑2g单次口服,或替硝唑2g单次口服,性伴侣需同时治疗。故选A。

48.解析:同47题。故选D。

第十三章 女性生殖内分泌疾病患者的护理

一、A_1/A_2 型题（每一道题下面有 A、B、C、D、E 五个备选答案。请从中选择一个最佳答案）

1. 痛经患者疼痛的性质主要是（　　）
   A. 针刺样疼痛　　　　B. 刀割样疼痛　　　　C. 坠胀痛
   D. 烧灼样疼痛　　　　E. 牵扯痛

2. 功能失调性子宫出血是指（　　）
   A. 青春期妇女的异常子宫出血　　　B. 生育期妇女的异常子宫出血
   C. 更年期妇女的异常子宫出血　　　D. 伴有轻度子宫内膜炎的子宫出血
   E. 由于神经内分泌功能失调引起的异常子宫出血

3. 关于黄体功能不足,哪项是错误的（　　）
   A. 孕激素水平不够,子宫内膜分泌反应不良　B. 月经周期缩短,往往伴不孕
   C. 基础体温双相型　　　　　　　　　　　D. 基础体温下降缓慢,逐渐下降
   E. 黄体期短,约 10 天

4. 诊断无排卵性功血简单易行的方法是（　　）
   A. 基础体温测定　　　　B. 诊断性刮宫　　　　C. 宫腔镜检查
   D. 宫颈黏液结晶检查　　E. 激素测定

5. 青春期无排卵性功血的治疗原则是（　　）
   A. 止血、调整周期　　　B. 刮宫　　　　　　　C. 调整周期、减少经量
   D. 止血、防止子宫内膜病变　　E. 止血、调整周期、促排卵

6. 原发性痛经的病因主要是（　　）
   A. 雌激素水平异常　　　　　　　　B. 子宫自主神经敏感性增加
   C. 经期子宫内膜前列腺素过度合成　D. 子宫内膜组织缺氧
   E. 子宫内膜异位

7. 原发性痛经与继发性痛经的主要区别是（　　）
   A. 痛经史的长短　　　　B. 有无家族史　　　　C. 是否影响工作和学习
   D. 有无排卵　　　　　　E. 有无器质性病变

第十三章 女性生殖内分泌疾病患者的护理

8. 无排卵性功血多数为（ ）
   A. 雌激素和孕激素撤退出血　　B. 孕激素撤退出血　　C. 雌激素撤退出血
   D. 雄激素撤退出血　　E. 孕激素不足引起的出血

9. 对青春期无排卵性功血的患者控制月经周期首选的方法是（ ）
   A. 孕激素　　B. 雌激素　　C. 孕、雄激素合并疗法
   D. 雌、孕激素序贯疗法　　E. 雌、孕合并疗法

10. 关于生理性闭经，错误的是（ ）
    A. 青春期前　　B. 妊娠期　　C. 哺乳期
    D. 绝经期　　E. 下丘脑性闭经

11. 无排卵性功血最常见的表现是（ ）
    A. 子宫不规则出血　　B. 痛经　　C. 月经周期短
    D. 基础体温上升缓慢　　E. 常见于生育年龄

12. 关于原发性闭经，下列正确的是（ ）
    A. 年龄超过15岁，第二性征已发育，但月经尚未来潮
    B. 超过13岁，第二性征已发育，仍无月经来潮者
    C. 曾建立规律月经后停经6个月者
    D. 无任何原因连续2个月停经者
    E. 12岁月经来潮者

13. 子宫内膜病理学检查，无排卵性功血在月经周期的任何时期都呈现（ ）
    A. 增生期　　B. 分泌期　　C. 增生分泌期共存
    D. 分泌不良　　E. 分泌晚期

14. 继发性闭经的概念，正确的是（ ）
    A. 16岁未初潮
    B. 月经周期建立后，连续停经1个月
    C. 月经周期建立后，连续停经1.5个月
    D. 月经周期建立后，连续停经2个月
    E. 正常月经建立后月经停止6个月，或按自身原有月经周期计算停经3个周期以上者

15. 女性围绝经期最早的变化是（ ）
    A. 下丘脑功能衰退　　B. 垂体功能衰退　　C. 子宫功能衰退
    D. 卵巢功能衰退　　E. 肾上腺功能衰退

16. 围绝经期常见的症状是（ ）

A. 潮热 B. 月经紊乱 C. 尿失禁
D. 激动易怒 E. 骨质疏松

17. 围绝经期综合征的临床表现不包括（   ）
    A. 月经紊乱 B. 潮热 C. 阴道分泌物增多
    D. 骨质疏松 E. 忧郁、激动易怒

18. 姜女士有习惯性痛经,护士指导她采用的最佳避孕方法是（   ）
    A. 安全期避孕法 B. 口服避孕药 C. 输卵管结扎术
    D. 避孕套 E. 阴道隔膜

19. 患者,女性,52 岁。绝经 2 年,为预防骨质疏松,护士指导患者每天补充（   ）
    A. 维生素 B B. 维生素 D C. 维生素 E
    D. 维生素 C E. 维生素 D 和钙

20. 女性,28 岁。因近 2 年月经周期不规律就诊,医嘱自测基础体温。于是患者来社区医院咨询自测体温的方法。患者下列哪项陈述说明尚未充分了解护士的指导（   ）
    A. "我睡觉前把体温计甩到 36℃以下。"
    B. "我把体温计放在床头柜上,一伸手就拿到了。"
    C. "早上一睁眼就先测体温,测完再起床。"
    D. "我用一个记事本来记体温,要是有什么特殊的情况也记录在上面。"
    E. "要坚持 1 个月,都记录完整了才去复诊。"

21. 患者,女,35 岁。因月经量过多口服短效避孕药,关于此类药物的副作用,正确的宣教内容是（   ）
    A. 不会发生闭经、突破性出血
    B. 若类早孕反应轻则不需要处理
    C. 多数妇女的颜面部皮肤出现淡褐色色素沉着
    D. 可发生腰酸腹胀等症状
    E. 无任何副作用

22. 14 岁女学生,半年前初潮,周期 20～60 天,经期 3～4 天,量不多,无痛经,乳房及外阴发育欠佳,基础体温单相型,目前处理应是（   ）
    A. 小剂量雌激素周期治疗 B. 人工周期疗法 C. 促排卵药治疗
    D. 继续观察暂不治疗 E. 中药治疗

23. 女性,28 岁。结婚 3 年不孕,下面哪项不能作为有排卵的证据（   ）
    A. 分泌期宫内膜 B. 基础体温升高呈双相型 C. 妊娠
    D. 血孕酮水平 E. 有月经发生

第十三章　女性生殖内分泌疾病患者的护理

24. 患者,女,17岁。初潮年龄为13岁,最近半年因学习压力大而出现月经周期不规则,2～3个月来潮一次,每次经期持续10余天,量多,无痛经。应考虑为(　　)
    A. 黄体功能不足　　　　B. 子宫内膜不规则脱落　　C. 月经过多
    D. 无排卵性功血　　　　E. 排卵性月经失调

25. 患者,女性,婚后3年不孕。基础体温测定显示:连续3个月每日清晨测得体温呈一规则水平线,说明其(　　)
    A. 卵巢有排卵　　　　　B. 卵巢无排卵　　　　　　C. 卵巢发育不良
    D. 黄体功能不全　　　　E. 黄体萎缩不全

26. 26岁,月经周期缩短,月经频发,经血量正常,因婚后4年未孕来就诊。妇科检查:子宫后倾,大小正常,双附件无异常。基础体温呈双相型。最可能的诊断是(　　)
    A. 无排卵型功血　　　　B. 排卵期出血　　　　　　C. 黄体功能不足
    D. 子宫内膜脱落不全　　E. 子宫内膜炎

27. 29岁,停经60天后阴道出血10天,检查:子宫正常大小,质软,宫颈黏液见典型羊齿植物叶状结晶,应考虑为(　　)
    A. 先兆流产　　　　　　B. 卵巢性闭经　　　　　　C. 异位妊娠
    D. 无排卵性功血　　　　E. 子宫内膜不规则脱落出血

28. 产后7个月,月经周期缩短,经期正常,基础体温呈双相型,但上升缓慢,且黄体期(高温相)较短,其可能诊断是(　　)
    A. 子宫内膜不规则脱落　B. 黄体功能不足　　　　　C. 妊娠
    D. 无排卵型功能失调性子宫出血　　　　　　　　　E. 不能确诊

29. 王女士,48岁。自诉近年月经周期不恒定,行经2～3天干净,量极少,自感阵发性潮热,心悸,出汗,头晕。妇科检查:子宫稍小,余无特殊。护士应向其宣教知识是(　　)
    A. 无排卵性功血　　　　B. 围绝经综合征　　　　　C. 黄体萎缩延迟
    D. 黄体功能不足　　　　E. 神经衰弱

30. 某女,50岁。近5个月来,阴道淋漓出血不止,伴头晕,查体:P 120次/min,Hb 70g/L,妇科检查未见异常,诊刮子宫内膜呈增生期改变,可能的诊断为(　　)
    A. 围绝经期功血　　　　B. 子宫肌瘤　　　　　　　C. 子宫内膜癌
    D. 宫颈癌　　　　　　　E. 围绝经综合征

31. 某女,34岁。婚后5年未孕,夫妇双方生殖器形态学检查未见异常,要求咨询,预测排卵日,可做哪项检测(　　)
    A. 基础体温测定　　　　B. 诊断性刮宫　　　　　　C. B超检查
    D. 宫颈黏液拉丝度检查　E. 宫腔镜检查

32. 某女,35岁,停经3个月。妇科检查:子宫正常大小,双附件无异常,孕激素试验(一),雌、孕激素序贯治疗后有月经来潮,测 LH、FSH 均升高。可能的诊断是(　　)
    A. 卵巢性闭经　　　　B. 垂体性闭经　　　　C. 子宫性闭经
    D. 妊娠　　　　　　　E. 丘脑下部性闭经

33. 功能失调性子宫出血的病因不包括(　　)
    A. 精神紧张　　　　　B. 环境、气候骤变　　　C. 过度劳累
    D. 严重贫血　　　　　E. 子宫肌瘤

34. 关于功血患者的护理措施,错误的是(　　)
    A. 禁止性生活　　　　B. 保持外阴清洁卫生
    C. 禁止使用未消毒器械做阴道检查
    D. 阴道冲洗
    E. 多食高蛋白、高维生素及含铁量高的食物

35. 青春期功血患者治疗原则不包括(　　)
    A. 加强营养,改善全身状况　　B. 止血　　　　C. 调整周期
    D. 促排卵　　　　　　　　　　E. 刮宫

36. 有关原发性痛经,错误的是(　　)
    A. 行经第一天疼痛最剧烈　　　　　B. 月经来潮前数小时即出现
    C. 常发生在月经初潮后1~2年内发病　　D. 伴面色苍白、出冷汗
    E. 生殖器官多有器质性病变

37. 下列哪项不是围绝经期患者雌激素替代治疗的禁忌证(　　)
    A. 老年性阴道炎　　　B. 子宫内膜癌　　　　C. 乳腺癌
    D. 生殖道异常出血　　E. 重症肝炎

38. 卵巢功能检查不包括(　　)
    A. 基础体温测定　　　B. 阴道脱落细胞学检查　　C. 腹腔镜检查
    D. 诊刮子宫内膜病理检查　E. 宫颈黏液结晶检查

39. 患者,女性,47岁。近1年来,出现月经周期紊乱,经期长短不一,经量多少不定,因阴道持续多量流血4天就诊,初步考虑为围绝经期无排卵性功血,现止血措施首选(　　)
    A. 雌激素止血　　　　B. 孕激素止血　　　　C. 诊断性刮宫
    D. 雌、孕激素序贯疗法　E. 雄激素止血

40. 绝经是指月经完全停止超过(　　)
    A. 1年　　　　　　　　B. 2年　　　　　　　　C. 3年

D. 6 个月　　　　　　　　E. 3 个月

41. 患者,女性,29 岁。既往体健,月经正常,3 年前生育 1 胎,近一年因热衷于运动减肥,体重由 65kg 迅速下降到 50kg,现在发生闭经,闭经最可能的原因是(　　)
    A. 垂体性　　　　　　B. 下丘脑性　　　　　　C. 子宫性
    D. 卵巢性　　　　　　E. 其他因素

42. 性激素治疗功血的护理要点包括(　　)
    A. 按时按量服用,不得随意停服、漏服
    B. 若漏服,应于次晨补服,或不超过 12h 补服
    C. 血止后减量,每 3 日减量 1 次,每次减量不超过原剂量 1/3,直到维持量
    D. 通常饭后或睡前服用
    E. 以上都对

二、A_3/A_4 型题(提供一个案例,下设若干道考题。在每道考题下面的 A、B、C、D、E 五个备选答案中选择一个最佳答案)

(43~45 题共用题干)
30 岁妇女,结婚 5 年一直同居未孕,月经 10 天/20~50 天,量时多时少,妇科检查无异常,基础体温为单相。

43. 其诊断为(　　)
    A. 有排卵性功血　　　　B. 子宫内膜癌前病变　　　　C. 无排卵性功血
    D. 排卵性功血　　　　　E. 绝经过渡期功血

44. 此患者最恰当的治疗是(　　)
    A. 雌激素止血　　　　　B. 雄激素止血　　　　　　C. 促排卵
    D. 放疗　　　　　　　　E. 子宫切除术

45. 该患者诊断性刮宫的时间应选择在(　　)
    A. 月经第 5~6 天　　　　B. 月经来潮 24h 内　　　　C. 月经第 4 天
    D. 月经第 6 天以后　　　E. 月经来潮 6h 内

三、B 型题(标准配伍题。提供若干道考题,每组考题共用在考题前列出的 A、B、C、D、E 五个备选答案,请从中选择一个与问题关系最密切的答案。某个备选答案可以被选择一次、多次或不被选择)

(46~49 题共用备选答案)
    A. 月经频发　　　　　　B. 月经稀发　　　　　　C. 月经过多
    D. 子宫不规则出血　　　E. 基础体温单向

46. 月经周期不规则,在 2 次月经周期之间的任何时候可发生子宫出血(　　)

47. 月经周期规则,但经量过多(>80mL)或经期延长(>7日)(　　)
48. 月经周期规则,但短于21天(　　)
49. 月经周期规则,但长于35天(　　)

(50～53题共用备选答案)
　A. 多发于青春期或绝经过渡期妇女,出血无规律
　B. 黄体发育较好,但萎缩过程延长
　C. 黄体期孕激素分泌不足,月经周期缩短
　D. 月经中期有少量出血
　E. 排卵正常,雌激素水平较高
50. 无排卵型功血(　　)
51. 黄体功能不足(　　)
52. 排卵期出血(　　)
53. 子宫内膜不规则脱落(　　)

(54～57题共用备选答案)
　A. 止血、调整周期、促排卵
　B. 止血、调整周期、防止子宫内膜癌变
　C. 促进卵泡发育,刺激黄体功能及黄体功能替代
　D. 促使黄体及时萎缩,内膜及时完整脱落
　E. 腹腔镜检查
54. 围绝经期功血的处理原则(　　)
55. 青春期功血的处理原则(　　)
56. 黄体功能不足的处理原则(　　)
57. 子宫内膜不规则脱落的处理原则(　　)

第十三章 女性生殖内分泌疾病患者的护理

参考答案

1—5. CEDAE	6—10. CECDE	11—15. AAAED	16—20. ACBEA
21—25. BDEDB	26—30. CDBBA	31—35. AAEDE	36—40. EACCA
41—45. BECCE	46—50. DCABA	51—55. CDBBA	56—57. CD

答案解析

1. (2014年真题)下腹痛是原发性痛经的主要症状,疼痛的性质以坠胀痛为主,重者呈痉挛性。故选C。

2. 功能失调性子宫出血是由于神经内分泌功能失调引起的异常子宫出血,全身及内外生殖器官并无器质性病变。故选E。

3. 黄体功能不足的表现:月经周期缩短,常伴不孕或早孕时流产,体温曲线呈双相型,但高温相小于11天,子宫内膜活检显示分泌反应至少落后两日,即子宫内膜分泌不良。而基础体温下降缓慢是子宫内膜不规则脱落的体温曲线的形态。因此选D。

4. 基础体温测定是判断有无排卵的简单易行方法。基础体温测定不仅可以判断有无排卵,还可检测黄体功能。若体温升高日数≤11日,提示黄体功能不足;若高温期体温下降缓慢,提示子宫内膜不规则脱落。故选A。

5. 青春期无排卵性功血的治疗原则是止血、调整周期、促排卵。故选E。

6. 原发性痛经的发生主要与月经期子宫内膜前列腺素(PG)含量增高有关,PGF2a是造成痛经的主要原因。PGF2a含量增高可引起子宫平滑肌过度收缩,血管痉挛,造成子宫缺血、缺氧而出现疼痛。故选C。

7. 原发性痛经是指生殖器官无器质性病变的痛经,继发性痛经是指盆腔器质性疾病引起的痛经。故选E。

8. 无排卵性功血好发于青春期和绝经过渡期。各种原因引起的无排卵均可导致子宫内膜受单一雌激素刺激而无孕激素对抗,发生雌激素突破性出血或撤退性出血。故选C。

9. 青春期无排卵性功血的治疗原则是止血、调整周期、促排卵。青春期调整月经周期首选的方法是雌、孕激素序贯疗法,即人工周期。通过模拟自然月经周期中卵巢的内分泌变化,将雌、孕激素序贯应用,使子宫内膜发生增期和分泌期的变化,停药后发生子宫内膜剥脱性出血。一般连用3个周期,患者常能恢复排卵。故选D。

10. 闭经指无月经来潮。青春期前、妊娠期、哺乳期、绝经期月经不来潮属生理性现象,即生理性闭经。下丘脑性闭经属于病理性闭经。故选E。

11. 无排卵性功血多发生于青春期或绝经过渡期,最常见的症状是子宫不规则出血,表现为月经周期紊乱,经期长短不一,出血量时多时少。故选A。

12. 原发性闭经是指年龄超过15岁,第二性征已发育,但月经尚未来潮者,或年龄超过13岁,但第二性征尚未发育者。故选A。

13. 无排卵性功血子宫内膜因无孕激素的作用,在月经周期的任何时期都呈现增生期改变。故选A。

14. 继发性闭经是指正常月经建立后月经停止6个月,或按自身原有月经周期计算停经

3个周期以上者。故选E。

15.女性围绝经期最早的变化是卵巢功能衰退,导致雌激素水平下降,引起血管舒缩功能障碍和自主神经功能紊乱。故选D。

16.潮热是围绝经期妇女最常见的特征性的症状,是由于雌激素水平下降引起血管舒缩功能障碍所致。故选A。

17.围绝经期综合征的临床表现:潮热,是最特征性的症状;月经紊乱;情绪忧郁、激动易怒;骨质疏松;阴道干燥、性交困难等。阴道分泌物增多与表现不符,因此选C。

18.(2011年真题)黄体酮能促成子宫内膜合成前列腺素,而前列腺素是引起痛经的主要原因。避孕药能抑制排卵。没有排卵,也就没有黄体的形成,没有黄体,就没有孕激素(黄体酮)的产生,前列腺素合成则减少。所以,无排卵者一般不发生痛经。故选B。

19.为预防骨质疏松,应每天补充维生素D和钙。故选E。

20.(2014年真题)体温计一般要甩到35℃以下。故选A。

21.(2014年真题)服避孕药可引起恶心、呕吐、食欲不振等类早孕反应,若症状轻,则不需处理。一般服药后可引起经期缩短,经量减少,甚至出现闭经,少数妇女可出现色素沉着,若漏服,可引起突破性出血。服药期间痛经减轻或消失。故选B。

22.青春期由于下丘脑—垂体—卵巢轴发育尚不完善,调节功能尚不成熟,通常月经来潮后3~4年才能建立正常的月经周期,只要经期、经量正常,可继续观察,暂不处理。故选D。

23.分泌期宫内膜说明子宫内膜已受孕激素作用,有排卵;体温双相,有排卵;妊娠,有排卵;通常体内孕酮水平很低,可忽略不计,若孕酮存在,提示排卵。而青春期因下丘脑—垂体—卵巢轴发育尚不完善、绝经过渡期因卵巢功能衰退,虽有月经,但不一定有排卵。因此选E。

24.无排卵性功血最常见的症状是子宫不规则性出血,特点是月经周期紊乱,经期、经量异常,无腹痛,与案例相符,因此选D。

25.基础体温测定是判断有无排卵简单易行的方法,若体温曲线单相型,提示无排卵。故选B。

26.基础体温呈双相型,月经周期缩短,经血量正常,伴不孕,提示黄体功能不足。故选C。

27.年轻女性出现停经伴阴道出血,首先考虑早孕先兆流产或异位妊娠,此时宫颈黏液应成椭圆体结晶,若宫颈黏液呈羊齿植物叶状结晶,说明无孕激素影响,表明患者未怀孕,应考虑为无排卵性功血,因此选D。

28.黄体功能不足的表现:月经周期缩短,经期正常,基础体温呈双相型,黄体期较短(高温相≤11天),与案例相符,因此选B。

29.该女士48岁,已经是绝经过渡期年龄,她的月经紊乱,且有阵发性潮热、心悸、出汗等雌激素降低的特征性症状和自主神经功能失调症状,而且子宫稍小,可以判定是围绝经综合征,所以护士应给她讲解围绝经综合征的知识。故选B。

30.50岁妇女,阴道淋漓出血不止,考虑围绝经期功血、子宫肌瘤和子宫内膜癌,因妇科检查无异常,应排除子宫肌瘤、子宫内膜癌,诊刮子宫内膜呈增生期改变表明体内无孕激素存在,跟围绝经期功血相符,因此选A。

31.基础体温测定是监测有无排卵的简单易行方法,排卵前24h体温最低,排卵后体温升高0.3~0.5℃。故选A。

32.孕激素试验(一),有两种可能:一是体内雌激素水平低下,对孕激素无反应;另一种可能是子宫有问题,需进一步行雌、孕激素序贯实验。若实验后有月经来潮,说明子宫正常,反映了体内雌激素水平不足,有可能是卵巢、垂体、下丘脑功能障碍。雌激素水平低下,可通过正反馈,刺激下丘脑和垂体分泌,若 LH、FSH 升高,说明下丘脑、垂体分泌功能正常,那么问题在卵巢,即卵巢分泌雌激素的功能减退,因此选 A。

33. 功能失调性子宫出血是指由于调节生殖的神经内分泌机制失常引起的子宫异常出血,无明显器质性病变存在。子宫肌瘤属于子宫器质性病变,因此选 E。

34. 功血期间的护理:保持外阴清洁;禁止性生活;禁做阴道冲洗、盆浴;阴道检查时严格执行无菌操作;多食高蛋白、高维生素及含铁丰富的饮食,目的是预防感染,纠正或预防贫血。所以 D 错误。

35. 青春期功血一般不主张刮宫。故选 E。

36. 原发性痛经指生殖器官无器质性病变的痛经,多见于青少年期,常发生在月经初潮后 1～2 年内。月经期下腹痛是主要症状,行经第 1 日疼痛最剧烈,持续 2～3 日后缓解。疼痛常呈痉挛性,严重时面色发白、四肢厥冷、出冷汗等。故选 E。

37. 子宫内膜癌、乳腺癌是雌激素依赖性肿瘤,禁止使用;重症肝炎因肝细胞严重受损,而雌激素在肝内代谢,若此时服用会加重对肝细胞的损害,因此禁用;生殖道异常出血,应考虑恶性肿瘤,因此禁用。老年性阴道炎是因为卵巢功能衰退、雌激素水平下降引起,属于雌激素使用的适应证,因此选 A。

38. 卵巢功能检查包括:B 超,基础体温测定,阴道脱落细胞学检查,子宫内膜、宫颈黏液结晶检查等,通过检查可以监测卵泡的发育、排卵日期及阴道细胞、子宫内膜、宫颈黏液对卵巢激素的反应。而腹腔镜无此作用,因此选 C。

39. 围绝经期无排卵性功血在治疗上首选诊断性刮宫,既可以立即止血,又能明确诊断。故选 C。

40. 绝经是指月经完全停止 1 年以上。故选 A。

41. 下丘脑性闭经是引起闭经最常见的病因,属功能性闭经,无器质性病变。常因精神紧张、环境改变、生活压力大、过度运动、节食致体重下降幅度过大引起。当体重下降 10% 以上,脂肪减少致肌肉/脂肪比率增加时,可引起闭经,与案例相符,因此选 B。

42. 激素治疗一定要按时按量服用,不得随意停服、漏服。若漏服,应于次晨补服,或不超过 12h 补服,以免发生撤退性出血。激素治疗通常 8h 见效,24～48h 基本止血,若 96h 仍不止血,应考虑器质性病变。血止后减量,每 3 日减量 1 次,每次减量不超过原剂量 1/3,直到维持量。维持量的服用时间,通常按停药后发生撤退性出血的时间,与上次行经的时间相应。因大量雌激素口服会引起恶心、呕吐等胃肠道反应,指导患者饭后或睡前服用。故选 E。

43. 基础体温单相,提示无排卵。故选 C。

44. 对于生育期功血,尤其不孕者应使用促排卵治疗,诱发排卵,常用药物有氯米芬、HCG、HMG,青春期一般不用。故选 C。

45. 于月经前 1～2 日或月经来潮 6～12h 内诊刮,子宫内膜呈增生期改变提示无排卵性。故选 E。

46～49 题:月经频发是指月经周期规则,但短于 21 天;月经稀发是指月经周期规则,但长于 35 天;月经过多是指月经周期规则,但经量过多(>80mL)或经期延长(>7 日);子宫不规则出血是指月经周期不规则,在 2 次月经周期之间的任何时候均可发生子宫出血。故选 D、C、A、B。

50～53题：无排卵型功血多发于青春期或绝经过渡期妇女,出血无规律,因青春期性腺轴发育不完善、绝经过渡期卵巢功能衰退引起；黄体功能不足是黄体期孕激素分泌不足致月经周期缩短；排卵期出血指月经中期有少量出血,多因雌激素水平短暂下降引起；子宫内膜不规则脱落指黄体发育较好,但萎缩过程延长。故选 A、C、D、B。

54～57题：围绝经期功血的处理原则是止血、调整周期、防止子宫内膜癌变；青春期功血的处理原则是止血、调整周期、促排卵,常用雌、孕激素序贯疗法调整周期,诱发排卵,一般不用促排卵药；黄体功能不足的处理原则是促进卵泡发育,刺激黄体功能及黄体功能替代,分别应用氯米芬、HCG 和黄体酮；子宫内膜不规则脱落的处理原则是促使黄体及时萎缩,内膜及时完整脱落,常用药物有孕激素和 HCG。故选 B、A、C、D。

第十四章 妊娠滋养细胞疾病患者的护理

一、A_1/A_2型题(每一道题下面有 A、B、C、D、E 五个备选答案。请从中选择一个最佳答案)

1. 临床上侵蚀性葡萄胎和绒毛膜癌的区别点是( )
   A. 葡萄胎排净后尿 HCG 值的高低
   B. 滋养细胞增生的程度
   C. 葡萄胎排出后的时间长短
   D. 病理检查有无绒毛结构
   E. 子宫增大的程度

2. 患者,39 岁。生育史:1—0—1—1,因葡萄胎刮宫术后不规则阴道流血 2 个月来院就诊。尿 HCG(+)。胸部 X 线摄片:左上肺 3cm 直径转移灶。故诊断为侵蚀性葡萄胎。关于侵蚀性葡萄胎,下列哪一项说法是正确的( )
   A. 转移灶见绒毛阴影,则应诊断为绒毛膜癌
   B. 化学药物治疗有效
   C. 葡萄胎刮宫术后 1 年以上发生恶性变者为侵蚀性葡萄胎
   D. 可发生在流产、异位妊娠或葡萄胎后
   E. 葡萄胎刮宫术后 10 周,尿 HCG 仍为阳性者即可确诊为侵蚀性葡萄胎

3. 女,33 岁。侵蚀性葡萄胎阴道转移,主要体征是( )
   A. 阴道黏膜充血水肿
   B. 阴道黏膜紫蓝色结节
   C. 阴道黏膜溃疡
   D. 阴道黏膜散在出血点
   E. 阴道大出血

4. 女,27 岁。诊断为葡萄胎,医生首选的治疗方法是( )
   A. 化学治疗
   B. 放射治疗
   C. 行子宫切除
   D. 一经确诊,应及时清除宫腔内容物
   E. 行次全子宫切除

5. 患者,34 岁。生育史:0—0—1—0,葡萄胎排出后 12 周,今查尿妊娠试验仍为阳性,护士应告知( )
   A. 有可能恶变,建议进一步检查
   B. 试验有错误
   C. 早孕
   D. 葡萄胎复发
   E. 正常现象,嘱其不要紧张

6. 女,26 岁。诊断为葡萄胎,医生首选清宫术,护理中不妥当的是( )
   A. 术前做输血、输液准备
   B. 刮出物常规送病检

C. 确诊后应立即做刮宫准备   D. 术前常规肌注缩宫素以防出血
E. 有恶变倾向行预防性化学治疗

7. 32岁,侵蚀性葡萄胎患者,最常见的转移部位是(　　)
   A. 脑   B. 阴道   C. 肝
   D. 子宫   E. 肺

8. 女,28岁。初次妊娠为葡萄胎,清宫后阴道持续出血,病理结果为侵蚀性葡萄胎,恰当的治疗方法是(　　)
   A. 子宫切除术   B. 单纯放射治疗   C. 单纯化学治疗
   D. 清宫术   E. 化学治疗+手术

9. 女,28岁。葡萄胎刮宫术后,护士做出院指导,随访最重要的检查项目是(　　)
   A. 尿妊娠试验   B. 超声波检查   C. 盆腔检查
   D. X线摄片   E. 阴道细胞涂片检查

10. 在手术切除标本的病理检查中,见子宫肌层及输卵管中有滋养细胞,显著增生呈团块状;细胞大小、形态均不一致;有出血及坏死;但绒毛结构完整。最可能的诊断是(　　)
    A. 葡萄胎   B. 子宫内膜癌   C. 绒毛膜癌
    D. 输卵管癌   E. 侵蚀性葡萄胎

11. 患者,女,27岁。已婚未育,葡萄胎清宫术后准备出院,护士告知患者应随访1年,1年内不应妊娠,推荐选用的避孕方法为(　　)
    A. 针剂避孕药   B. 口服避孕药   C. 宫内节育器
    D. 安全期避孕   E. 阴茎套

12. 护士评估滋养细胞疾病患者的身体状况,询问有无咳嗽、咯血症状,早期发现的是(　　)
    A. 功能不全   B. 上呼吸道感染   C. 肺结核
    D. 支气管炎   E. 肺转移

13. 关于绒毛膜癌的病理改变,正确的是(　　)
    A. 增生的滋养细胞未侵及子宫肌层   B. 不伴有远处转移
    C. 不伴有滋养细胞出血、坏死   D. 滋养细胞增生规则
    E. 绒毛结构消失

14. 28岁绒毛膜癌患者,下列解释错误的是(　　)
    A. 脑转移一般继发于肺转移之后   B. 化学治疗效果一般不好
    C. 凡葡萄胎、产后或流产后出现不规则阴道出血应警惕本病的发生
    D. 产后或流产后HCG阳性,阴道又有转移结节应高度注意绒毛膜癌

第十四章 妊娠滋养细胞疾病患者的护理

E. 如能早期诊断,及时治疗,预后较好

15. 患者,24岁。生育史:0—0—1—0,于4个月前行人流术,术后不规则阴道出血持续至今,少量咯血15天。妇科检查:子宫略大,右侧可扪及6cm×7cm×7cm囊性肿块,X线胸片见有团块阴影,该患者最可能患的是(　　)
    A. 不全流产　　　　　B. 子宫内膜结核　　　　C. 卵巢囊腺癌
    D. 绒毛膜癌　　　　　E. 子宫内膜炎

16. 患者,26岁。生育史:1—0—0—1,足月产后4个月出现阴道不规则流血,近1周咳嗽,痰中带血。盆腔检查:阴道前壁见紫蓝色结节,子宫孕60天大小,质软,两侧附件扪及小的囊性包块。首选的辅助检查是(　　)
    A. HCG测定　　　　　B. B超　　　　　　　　　C. X线胸片
    D. 组织学检查　　　　E. 阴道镜检查

17. 患者,42岁。生育史:1—0—2—1,2年前患过葡萄胎,近来进行性头痛1个月,突然偏瘫、失语、失明、抽搐,继之昏迷2h。检查:子宫稍大、稍软,附件无异常。为迅速确诊应行(　　)
    A. 绒毛膜促性腺激素测定　B. 脑脊液检查　　　　　C. 脑血管造影
    D. 诊断性刮宫术　　　　　E. 宫腔镜检查

18. 28岁绒毛膜癌肺转移,患者发生病灶破裂大出血,下列急救措施错误的是(　　)
    A. 将头偏向一侧　　　　B. 保持呼吸道通畅　　　　C. 置头低侧卧位
    D. 建立静脉通路　　　　E. 输血,给予降压药

19. 28岁绒毛膜癌患者,医生密切观察转移灶的临床表现,最常见的转移部位是(　　)
    A. 肝　　　　　　　　　B. 肺　　　　　　　　　　C. 阴道
    D. 脑　　　　　　　　　E. 胃肠道

20. 一位绒毛膜癌化疗的患者,家属为了配合治疗,咨询护士给患者吃何种饮食,护士指导的饮食为(　　)
    A. 进食低脂肪、高维生素、易消化的饮食
    B. 进食高蛋白、低维生素、易消化的饮食
    C. 进食高热量、高维生素、一般饮食
    D. 进食高蛋白、高维生素、易消化的饮食
    E. 进食低蛋白、高维生素、易消化的饮食

21. 临床常用于恶性滋养细胞肿瘤的辅助检查,下列哪项方法不属于(　　)
    A. 宫颈刮片　　　　　　B. 阴道检查　　　　　　　C. X线胸片
    D. 血HCG测定　　　　　E. CT检查

22. 患者,31岁。生育史:0-0-0-0,有不孕史,近来因闭经2个月继之不规则阴道流血20多天就诊。检查:阴道左侧可见 4cm×3cm×2cm 大小紫蓝色结节,子宫稍大,质软,双侧可扪及 5cm×4cm×3cm 大小囊性肿块,活动,无压痛,妊娠免疫试验强阳性。下列哪一种疾病的可能性大(　　)
   A. 绒毛膜癌　　　　　B. 先兆流产　　　　　C. 葡萄胎
   D. 妊娠合并双侧附件炎　　E. 妊娠合并卵巢囊肿

23. 女,26岁。葡萄胎刮宫术后,护士对出院后随访内容做指导,主要监测的是(　　)
   A. 妇科检查　　　　　B. 血或尿的 HCG 测定　　C. 胸片
   D. 临床症状　　　　　E. 脑 CT

24. 女性,38岁。不规则阴道流血5天,子宫稍大,质软,右侧卵巢可扪及增大囊性肿块,若诊断为侵蚀性葡萄胎,下列可靠依据是(　　)
   A. 停经后不规则阴道流血　　　B. 葡萄胎清宫后6个月内
   C. 子宫增长迅速　　　　　　　D. 停经后妊娠反应重
   E. 停经后妊娠反应轻

25. 患者,26岁。生育史:0-0-0-0,闭经4个月,阴道出血3个月。检查:血红蛋白60g/L,阴道前壁有紫蓝色结节,宫颈口松,子宫如孕5个月大小。下列哪一种疾病可能性大(　　)
   A. 妊娠合并子宫内膜异位症　　B. 侵蚀性葡萄胎
   C. 双胎妊娠　　　　　　　　　D. 妊娠合并子宫肌瘤
   E. 先兆流产

26. 患者,已婚,G1P0。葡萄胎刮宫术后随访,下列各项指标和临床表现中,哪一项最有可能恶性变的发生(　　)
   A. 尿妊娠试验持续8周为阳性　　B. B超检查宫腔内有液性暗区
   C. 子宫稍增大而质软　　　　　　D. 下腹胀痛不适
   E. 阴道流血淋漓不净

27. 28岁葡萄胎患者,准备行清宫术,术前护士备物中不需要的是(　　)
   A. 配血备用　　　　　　B. 催产素　　　　　　C. 雌激素制剂
   D. 抢救药品及物品　　　E. 大号吸管

28. 女,26岁。葡萄胎刮宫术后,护士做出院指导,下列不属于随访检查项目的是(　　)
   A. 定期做 HCG 测定　　　　　B. 告知患者坚持避孕1年
   C. 定期了解阴道有无出血　　　D. 定期做阴道细胞涂片检查
   E. 胸部 X 光摄片检查

第十四章 妊娠滋养细胞疾病患者的护理

29. 女,26岁。诊断为葡萄胎,下列最有价值的诊断依据是(　　)
    A. 停经及不规则阴道流血　　　　B. 子宫异常增大,大于妊娠周数
    C. 血和尿中 HCG 呈高值　　　　D. 妇科检查于附件区触到囊性肿物
    E. 血中 HCG 呈低值

30. 女,32岁。孕66天,阴道出血流产,病因中由滋养细胞发育不全引起的因素是(　　)
    A. 免疫因素　　　　B. 母体因素　　　　C. 胎盘因素
    D. 染色体因素　　　E. 内分泌失调

31. 侵蚀性葡萄胎及绒毛膜癌最常见的转移部位是(　　)
    A. 肺转移　　　　B. 脑转移　　　　C. 阴道转移
    D. 盆腔转移　　　E. 肝转移

32. 葡萄胎术后随访的主要目的是(　　)
    A. 及早发现妊娠　　B. 及早发现恶变　　C. 了解盆腔恢复情况
    D. 指导避孕　　　　E. 检查清宫是否彻底

33. 滋养细胞疾病共同病理变化特点是(　　)
    A. 以血行转移为主　　B. 病变局限在宫腔内　　C. 滋养细胞呈不同程度增生
    D. 保持完整的绒毛结构　　E. 侵蚀子宫肌层

34. 葡萄胎确诊后的治疗原则是(　　)
    A. 刮宫术　　　　B. 及时清除宫腔内容物　　C. 预防性化疗
    D. 子宫切除术　　E. 催产素静滴引产

35. 葡萄胎患者术后避孕的最佳方法是(　　)
    A. 宫内节育器避孕　　B. 口服避孕药避孕　　C. 针剂避孕药
    D. 阴茎套、阴道隔膜　　E. 埋入法避孕

36. 葡萄胎重要的病理特征是(　　)
    A. 绒毛结构不完整　　B. 滋养细胞增生　　C. 胎源性血管消失
    D. 黄素化囊肿　　　　E. 绒毛间质水肿明显

37. 葡萄胎患者产生与黄素囊肿相关的激素是(　　)
    A. 雌激素　　　　B. 孕激素　　　　C. 雄激素
    D. 绒毛膜促性腺激素　　E. 胎盘生乳素

38. 在手术切除标本的病理检查中,发现子宫肌层及输卵管中有滋养细胞并显著增生成团块状,细胞大小、形态均不一致,有出血及坏死,但绒毛结构完整。最可能的诊断是(　　)

A. 葡萄胎 B. 侵蚀性葡萄胎 C. 绒毛膜癌
D. 子宫体癌 E. 卵巢肿瘤

39. 下列哪项是葡萄胎最可靠的辅助诊断手段(　　)
    A. β-HCG 定量 B. 腹部 X 线摄片 C. CT 检查
    D. B 超检查 E. 宫腔镜检查

40. 侵蚀性葡萄胎与绒毛膜癌均可发生于(　　)
    A. 自然流产后 B. 人工流产后 C. 输卵管妊娠后
    D. 葡萄胎排空后 E. 足月分娩后

41. 关于侵蚀性葡萄胎的治疗原则,错误的是(　　)
    A. 当转移灶发生大出血时应考虑手术治疗 B. 手术用于切除残存或耐药病灶
    C. 化疗为主要治疗手段 D. 手术切除子宫并辅以化疗
    E. 化疗原则是治愈后再巩固治疗 2～3 个疗程

42. 侵蚀性葡萄胎与绒毛膜癌最主要的区别点是(　　)
    A. 活组织检查镜下有无绒毛结构 B. 距葡萄胎排空后的时间长短
    C. 尿中 HCG 值的高低 D. 子宫大小程度的不同
    E. 阴道流血时间的长短

43. 绒毛膜癌的患者死亡的主要原因是(　　)
    A. 肺转移 B. 脑转移 C. 阴道转移
    D. 肝转移 E. 肾转移

44. 侵蚀性葡萄胎与绒毛膜癌最主要的转移途径是(　　)
    A. 直接侵犯 B. 淋巴转移 C. 血行转移
    D. 种植 E. 弥漫性播散

45. 侵蚀性葡萄胎可来源于(　　)
    A. 晚期流产 B. 异位妊娠 C. 足月妊娠
    D. 早期流产 E. 完全性葡萄胎

46. 葡萄胎在清宫术后血 β-HCG 通常于第几周降至正常水平(　　)
    A. 2 周 B. 4 周 C. 12 周
    D. 8 周 E. 14 周

47. 葡萄胎术后要求随访的时间是(　　)
    A. 1 年 B. 2 年 C. 3 年

D. 4 年　　　　　　　　　E. 5 年

48. 患者,29 岁。葡萄胎清宫术后出院,嘱其随访内容中哪项不对(　　)
    A. 定期测 HCG　　　　B. 妇科检查　　　　C. X 线胸片检查
    D. 注意观察有无咳嗽、咯血及阴道流血
    E. 避孕宜用宫内节育器

49. 恶性葡萄胎与绒癌的主要鉴别点是(　　)
    A. 继发良性葡萄胎的时间　　B. 症状轻重　　　　C. 体内 HCG 浓度高低
    D. 有无黄素囊肿　　　　　　E. 病理切片中有无绒毛结构

50. 处理良性葡萄胎患者时,下列哪项不正确(　　)
    A. 一旦确诊,立即吸宫术　　B. 吸宫术中预防子宫穿孔
    C. 40 岁以上疑癌变者可考虑行全子宫切除术
    D. 应取水泡送病理检查　　　E. 均做预防性化疗

51. 葡萄胎处理原则,哪项不妥(　　)
    A. 清宫手术前做好输液、输血准备　　B. 两次刮宫术应间隔 7 天
    C. 术后需给予抗生素　　　　　　　　D. 预防性化疗作为常规治疗
    E. 每次刮出物送病理检查

52. 绒癌治愈观察年限为(　　)
    A. 1 年　　　　　　　　B. 2 年　　　　　　　　C. 3 年
    D. 4 年　　　　　　　　E. 5 年

53. 患者,23 岁。停经 56 天,近 1 周有不规则阴道流血,检查子宫底脐下 3 指,质软,HCG 阳性。B 超见密集雪花样亮点。最可能的诊断是(　　)
    A. 双胎　　　　　　　　B. 羊水过多　　　　　　C. 葡萄胎
    D. 妊娠合并肌瘤　　　　E. 流产

54. 化疗药物从配至用一般不超过(　　)
    A. 0.5h　　　　　　　　B. 1h　　　　　　　　　C. 2h
    D. 1.5h　　　　　　　　E. 2.5h

55. 绒毛膜癌治疗后随访几年无复发才认为治愈(　　)
    A. 3 年　　　　　　　　B. 5 年　　　　　　　　C. 1 年
    D. 2 年　　　　　　　　E. 4 年

56. 良性葡萄胎追踪随访的主要目的(　　)

A. 了解盆腔恢复情况 B. 了解腹痛情况 C. 及早发现恶变
D. 及早发现妊娠 E. 指导避孕

57. 下列哪项不是绒癌的特点（   ）
   A. 可继发于流产、足月产后 B. 恶性程度较高 C. 可发生肺转移
   D. 镜下可见绒毛结构 E. 可有阴道紫蓝色结节

58. 下列化验中与葡萄胎随访有关的是（   ）
   A. E3 B. AFP C. HCG
   D. CA125 E. HBSAg

59. 葡萄胎患者清宫术后，护士对其健康教育，错误的是（   ）
   A. 定期复查 HCG B. 注意月经是否规则
   C. 观察有无阴道流血 D. 注意有无咳嗽、咯血等转移症状
   E. 行安全期避孕

60. 良性葡萄胎随访中，提示恶变可能性大的是（   ）
   A. 持续阴道流血 B. 子宫稍大质硬 C. 闻有咳嗽
   D. 黄素囊肿持续不退 E. 术后 8 周尿 HCG（+）

61. 侵蚀性葡萄胎的诊断依据是（   ）
   A. 葡萄状物的大小 B. 流血时间长短 C. HCG 高低
   D. 黄素囊肿的大小 E. 是否侵入肌层

62. 绒毛膜癌不可能来源于下列哪种疾病（   ）
   A. 足月妊娠分娩 B. 完全性流产 C. 侵蚀性葡萄胎
   D. 异位妊娠流产 E. 假性妊娠后

63. 侵蚀性葡萄胎或绒癌患者的首选治疗是（   ）
   A. 化学治疗 B. 放射治疗 C. 清宫
   D. 子宫全切 E. 子宫次全切术

64. 绒毛膜癌的治疗原则是（   ）
   A. 手术为主，化疗为辅 B. 手术为主，放疗为辅 C. 化疗为主，手术为辅
   D. 放疗为主，化疗为辅 E. 放疗为主，手术为辅

65. 葡萄胎患者最常见的症状是（   ）
   A. 子宫异常增大 B. 卵巢黄素化囊肿 C. 阴道流血
   D. 腹痛 E. 咯血

第十四章 妊娠滋养细胞疾病患者的护理

66. 葡萄胎的临床表现不包括( )
    A. 妊娠呕吐   B. 子宫异常增大   C. 停经后阴道流血
    D. 白带增多   E. 卵巢黄素化囊肿

67. 葡萄胎患者随访时必须进行的常规检查是( )
    A. 阴道脱落细胞涂片检查   B. 测尿中的 HCG 值   C. B 超检查有无胎囊
    D. 多普勒超声检查听取胎心   E. CT 检查脑转移情况

68. 26 岁妇女,停经 9 周,阴道不规则流血 2 周。检查见阴道右侧壁上 1/3 段有一直径为 1.5cm 紫蓝色结节,子宫如孕 4 个月大,B 型超声检查见宫腔内充满弥漫分布的光点和小囊样无回声区图像。下列哪项诊断正确( )
    A. 早孕合并子宫肌瘤   B. 葡萄胎   C. 侵蚀性葡萄胎
    D. 绒毛膜癌   E. 以上都不是

69. 患者,女,32 岁。因葡萄胎而行刮宫术,术后定期随访中,下列不适当的是( )
    A. β-HCG 定量   B. 阴道细胞学测定   C. 胸片
    D. B 超检查   E. 妇科盆腔检查

70. 31 岁,人工流产术后不规则阴道流血 5 个月,经 2 次刮宫术均未见明显妊娠残留组织,也未送病检,B 超子宫增大如妊娠 2 个月,宫底部 3cm×4cm 结节,内部回声杂乱伴部分强回声,首先应考虑的诊断是( )
    A. 宫外孕   B. 侵蚀性葡萄胎   C. 绒毛膜癌
    D. 人工流产不全   E. 人工流产后宫腔感染

71. 周某,侵蚀性葡萄胎患者,化疗时体重减轻,食欲减退,呕吐,体温高达 38.6℃。不正确的护理措施是( )
    A. 每日测体温 4 次   B. 保持室内清洁卫生
    C. 严格无菌操作   D. 按原给药剂量继续化疗
    E. 及时查看血常规化验单,有异常及时报告

72. 女性患者已确诊为绒癌,近 2 周咳嗽、咯血,胸片于右肺上叶有一 3cm×5cm×4cm 阴影,可能的诊断是( )
    A. 肺转移   B. 胸腔转移   C. 肺结核
    D. 脑转移   E. 肺炎

73. 某妇女,25 岁。停经 3 个月,不规则阴道流血 1 个月。查体:阴道排出血液中查见水泡状组织,子宫增大如孕 5 个月大小,首先考虑的诊断是( )
    A. 不全流产   B. 葡萄胎   C. 双胎妊娠流产
    D. 子宫肌瘤   E. 子宫内膜癌

74. 24岁,已婚,停经40天余,出现早孕反应,由于早孕反应加重,在当地诊所输液数次,现妊娠14周,孕妇感到腹部胀痛难受,尤其感到下腹两侧牵拉痛,经检查宫底脐下1横指,子宫壁软,无胎体感,首先考虑是(   )
    A. 多胎妊娠 B. 羊水过多 C. 难免流产
    D. 葡萄胎 E. 卵巢肿瘤

75. 某妇女葡萄胎术后5个月,近一周来咳嗽、咳痰、痰中带血,下列哪项检查有助于诊断(   )
    A. 尿妊娠试验 B. X线胸片 C. B超
    D. CT E. 妇科检查

76. 患者,女,42岁。人工流产后4个月,阴道流血2周,尿妊娠试验阳性,胸部平片显示双肺有散在粟粒状阴影,子宫刮出物镜检未见绒毛结构。首先考虑的诊断是(   )
    A. 葡萄胎 B. 恶性葡萄胎
    C. 绒毛膜癌 D. 吸宫不全合并肺结核
    E. 侵蚀性葡萄胎

77. 患者,女,28岁。葡萄胎刮宫术后5个月,查血HCG明显升高,X线显示双肺片状阴影,最可能的诊断是(   )
    A. 葡萄胎 B. 侵蚀性葡萄胎 C. 绒毛膜癌
    D. 子宫颈癌 E. 卵巢癌

78. 患者,女,32岁。1年前诊断为侵蚀性葡萄胎。近来出现咳嗽,痰中带血,伴胸痛,该患者可能出现了哪个部位的转移(   )
    A. 脑 B. 肺 C. 阴道
    D. 肝 E. 腹膜

79. 女性,40岁。被诊断为侵蚀性葡萄胎。给予5-氟尿嘧啶和更生霉素联合化疗8个月。该患者可能出现的严重不良反应是(   )
    A. 恶心、呕吐 B. 脱发 C. 骨髓抑制
    D. 出血性膀胱炎 E. 口腔溃疡

二、A₃/A₄型题(提供一个案例,下设若干道考题。在每道考题下面的A、B、C、D、E五个备选答案中选择一个最佳答案)

(80~82题共用题干)
患者,26岁。生育史:0-0-0-0,自述妊娠2个月,恶心、呕吐15天,并逐日加重。妇科检查:子宫增大约4个月妊娠大小。

80. 首先询问哪一项病史(   )

第十四章 妊娠滋养细胞疾病患者的护理

A. 生育史 B. 月经史 C. 胃病史
D. 肝炎史 E. 家族史

81. 以下哪一种检查有助于确定诊断（   ）
    A. X 线摄片 B. 尿妊娠检查 C. 肝功能检查
    D. B 超检查 E. 胃镜检查

82. 如该患者诊断为葡萄胎应选择下列哪一项处理（   ）
    A. 子宫切除术 B. 腹腔镜检查 C. 刮宫术
    D. 保肝治疗 E. 静脉补液

（83～84 题共用题干）

某女，36 岁。葡萄胎清宫术后 4 个月，仍有少量阴道流血，血 HCG 明显高于正常，胸部 X 线示片状阴影，病理检查可见完整绒毛结构。

83. 最可能的诊断是（   ）
    A. 绒毛膜癌 B. 再次葡萄胎 C. 侵蚀性葡萄胎
    D. 子宫内膜炎 E. 肺结核

84. 首选的处理方案是（   ）
    A. 放射治疗 B. 化学药物治疗 C. 中药治疗
    D. 物理治疗 E. 子宫切除

（85～86 题共用题干）

某女，26 岁。患侵蚀性葡萄胎，准备选用 5-Fu 化疗。

85. 化疗前常规准备不正确的是（   ）
    A. 测量生命体征 B. 测量体重 C. 心理护理
    D. 查血常规及肝肾功能 E. 盆腔 CT

86. 用药第 7 天 WBC 降至 $1.0 \times 10^9/L$，血小板 $40 \times 10^9/L$，下列处理不正确的是（   ）
    A. 限制探视 B. 实行保护性隔离 C. 给予支持疗法
    D. 不必停药 E. 保持皮肤及口腔清洁

（87～88 题共用题干）

某女，葡萄胎患者，葡萄胎已排出近半年，近 10 天来阴道反复少量出血，查子宫软，增大，阴道壁有紫蓝色结节。

87. 此患者最佳的治疗方法为（   ）
    A. 化疗 B. 放疗 C. 营养支持疗法
    D. 子宫切除 E. 行清宫术止血

88. 为进一步明确此患者是绒癌还是侵蚀性葡萄胎,最佳的检查方法是( )
   A. B超检查　　　　　B. 血HCG　　　　　　C. 病理检查有无绒毛结构
   D. 宫腔镜检查　　　　E. 腹腔镜检查

(89～90题共用题干)
某女,30岁。葡萄胎清宫术后5个月,阴道流血不净,时多时少,伴咳嗽、咯血,血HCG水平明显高于正常水平。

89. 该患者首先考虑为何病( )
   A. 肺结核　　　　　　B. 宫外孕　　　　　　C. 侵蚀性葡萄胎
   D. 再次葡萄胎　　　　E. 绒毛膜癌

90. 该患者首选治疗方案为( )
   A. 清宫术　　　　　　B. 子宫切除　　　　　C. 化疗
   D. 子宫切除+化疗　　E. 放疗

(91～92题共用题干)
患者,女性,25岁。已婚未育,停经2个月,阴道不规则出血1周,尿妊娠试验阳性,血HCG高于正常妊娠月份,B超提示子宫大于正常妊娠月份,双侧卵巢有黄素化囊肿。

91. 可能的诊断为( )
   A. 异位妊娠　　　　　B. 先兆流产　　　　　C. 葡萄胎
   D. 不全流产　　　　　E. 难免流产

92. 上述患者应选择的首要处理措施是( )
   A. 行清宫术　　　　　B. 子宫切除　　　　　C. 切除双侧附件
   D. 预防性化疗　　　　E. 以化疗为主,辅以手术治疗

三、B型题(标准配伍题。提供若干道考题,每组考题共用在考题前列出的A、B、C、D、E五个备选答案,请从中选择一个与问题关系最密切的答案。某个备选答案可以被选择一次、多次或不被选择)

(93～94题共用备选答案)
   A. 葡萄胎　　B. 侵蚀性葡萄胎　　C. 先兆流产　　D. 异位妊娠　　E. 绒毛膜癌
93. 停经后阴道流血伴腹部撕裂样疼痛者( )
94. 潜伏期6个月以上者( )

(95～96题共用备选答案)
   A. 葡萄胎　　B. 侵蚀性葡萄胎　　C. 绒癌　　D. 胎盘残留　　E. 胎盘部位滋养细胞肿瘤
95. B超鉴别( )较为敏感。
96. 发生于葡萄胎后的病理切片中见到绒毛结构的疾病一定是( )

第十四章 妊娠滋养细胞疾病患者的护理

参考答案

1—5. DBBDA　　　6—10. DECAE　　　11—15. EEEBD　　　16—20. AAEBD
21—25. AABBB　　26—30. ACDCD　　31—35. ABCBD　　36—40. BDBDD
41—45. DABCE　　46—50. DAEEE　　51—55. DECBB　　56—60. CDCEE
61—65. EEACC　　66—70. DBCBC　　71—75. DABDB　　76—80. CBBCE
81—85. DCCBE　　86—90. DACCC　　91—95. CADEA　　96. B

答案解析

1. 考察侵蚀性葡萄胎和绒毛膜癌的病理特点。侵蚀性葡萄胎增生的滋养细胞有明显的出血及坏死,但仍可见变性的或完好的绒毛结构。绒毛膜癌侵入子宫内膜和肌层,并伴有大量出血和坏死,绒毛结构消失。故选 D。

2. 考察侵蚀性葡萄胎的临床表现。侵蚀性葡萄胎基本上继发于良性葡萄胎,因此患者均有葡萄胎的病史,一般发生在葡萄胎清除术后 6 个月以内。病理大体可见水泡状物或血块,葡萄胎组织侵入肌层或其他部位,可见子宫表面单个或多个紫色结节,严重者可使整个肌层全部为葡萄胎组织所破坏。增生的滋养细胞有明显的出血及坏死,但仍可见变性的或完好的绒毛结构。化疗为主,手术和放疗为辅。故选 B。

3. 考察侵蚀性葡萄胎的临床表现。侵蚀性葡萄胎最常见的转移部位是肺,其次是阴道、宫旁,脑转移较少见。出现肺转移时,患者往往有咯血。阴道转移灶表现为紫蓝色结节,破溃后大量出血。脑转移患者可出现头痛、呕吐、抽搐、偏瘫及昏迷等症状。故选 B。

4. 考察葡萄胎治疗原则。葡萄胎的诊断一经确定后,应立即给予清除,清除葡萄胎时应注意预防出血过多、穿孔及感染,并应尽可能减少以后恶变的机会;子宫切除术,适用于年龄超过 40 岁的患者;黄素化囊肿一般情况下不需要处理;预防性化疗,对于具有恶变倾向的葡萄胎患者选择性地采取预防性化疗。故选 D。

5. 考察侵蚀性葡萄胎的辅助检查。葡萄胎清除后 8~12 周 HCG 应降至正常范围,如 HCG 仍持续高水平,或 HCG 曾一度降至正常水平又迅速升高,即考虑发生恶性滋养细胞肿瘤。因此护士应告知患者有可能恶变,建议进一步检查。故选 A。

6. 考察葡萄胎的护理措施。葡萄胎患者诊断一经确定,应立即给予清除。一般选用吸刮术。由于葡萄胎子宫大而软,出血较多,容易穿孔,术前建立有效的静脉通路,备血,准备好抢救措施。先充分扩张宫颈管,选用大号吸管吸引。待葡萄胎组织大部分吸出,子宫明显缩小后,改用刮匙轻柔刮宫。为减少出血和预防子宫穿孔,可在术中应用缩宫素静脉滴注。缩宫素可能会引起滋养细胞转移,甚至导致肺栓塞,故常推荐在充分扩张宫颈管和开始吸宫后使用缩宫素。术前协助患者排空膀胱,术中严密观察患者一般情况,术后将刮出组织送病理检查。对于具有恶变倾向的葡萄胎患者选择性地采取预防性化疗,其余的患者则进行严密的随诊。故选 D。

7. 考察侵蚀性葡萄胎的临床表现。侵蚀性葡萄胎最常见的转移部位是肺,其次是阴道、宫旁,脑转移较少。故选 E。

8. 考察侵蚀性葡萄胎的治疗原则。年轻未生育者可保留子宫,行化疗。故选 C。

9. 考察葡萄胎的健康教育。葡萄胎清宫术后随访尿或血内 HCG 的变化,可早期发现恶变倾向,对疾病预后尤为重要。故选 A。

10. 考察侵蚀性葡萄胎的病理特点。可能为侵蚀性葡萄胎。显微镜下可见子宫肌层及转移病灶有显著增生的滋养细胞并呈团块状,细胞大小、形态均不一致,增生的滋养细胞有明显的出血及坏死,但仍可见变性的或完好的绒毛结构。故选 E。

11. 考察葡萄胎的健康教育。葡萄胎后应避孕 1 年,至少半年,以免再次妊娠与恶变鉴别困难,并且患者机体的康复也需要时间。避孕方法宜选用阴茎套或阴道隔膜。故选 E。

12. 考察绒毛膜癌转移表现。肺转移常见症状为咳嗽、血痰或反复咯血、胸痛、呼吸困难。常急性发作,少数情况下可出现肺动脉高压和急性肺衰竭。当转移灶较小时也可无任何症状。故选 E。

13. 考察绒毛膜癌的病理特点。滋养细胞发生恶变,显微镜下检查典型的病变为滋养细胞极度不规则增生,增生与分化不良的滋养细胞排列成片状,侵入子宫内膜和肌层,并伴有大量出血和坏死,绒毛结构消失。故选 E。

14. 考察绒毛膜癌的临床表现和辅助检查。绒毛膜癌阴道流血为最主要的症状。表现为产后、流产后,尤其是在葡萄胎清宫术后出现阴道持续不规则出血。滋养细胞肿瘤的治疗原则是以化疗为主,手术为辅,但手术在控制出血、感染等并发症及切除残存病灶或耐药方面仍起重要作用。故选 B。

15. 考察绒毛膜癌的临床表现和辅助检查。患者可能出现了绒毛膜癌,绒毛膜癌常见于葡萄胎、流产或足月产后。阴道流血为最主要的症状。因增大的子宫或阔韧带内血肿形成或增大的黄素化囊肿,患者往往有下腹包块。X 线摄片检查可发现肺转移病灶。故选 D。

16. 考察绒毛膜癌的临床表现和辅助检查。患者可能为绒毛膜癌,绒毛膜促性腺激素测定,HCG 持续高值,为绒毛膜癌常用辅助检查。故选 A。

17. 考察绒毛膜癌的辅助检查。此患者患葡萄胎超过两年,考虑为绒毛膜癌。"近来进行性头痛 1 个月,突然偏瘫、失语、失明、抽搐,继之昏迷 2h"考虑为绒毛膜癌脑转移。故选 A。

18. 脑转移抽搐的护理:保持呼吸道通畅,定时吸痰,有义齿的患者取下义齿防止吞服。抽搐后,患者常有恶心、呕吐,此时为防止患者吸入呕吐物,应去枕平卧,头偏向一侧。故选 E。

19. 考察绒毛膜癌的转移特点。主要经血行播散,最常见的转移部位是肺(80%),其次是阴道(30%)、盆腔(20%)、肝(10%)、脑(10%)等。各转移部位的共同特点是局部出血。故选 B。

20. 考察绒毛膜癌的健康教育。进食高蛋白、高维生素、易消化的饮食,鼓励患者多进食,以增加机体抵抗力。故选 D。

21. 考察侵蚀性葡萄胎的辅助检查。其包括血和尿的绒毛膜促性腺激素(HCG)测定、胸部 X 线摄片、超声波检查和组织学诊断。故选 A。

22. 考察绒毛膜癌的临床表现和辅助检查。患者不规则阴道流血、假孕症状、双侧可扪及囊性肿块(卵巢黄素化囊肿),阴道左侧可见紫蓝色结节,均说明患者可能为绒毛膜癌。故选 A。

23. 考察葡萄胎的健康教育。葡萄胎患者有 10%~20%恶变可能,因此患者要定期随访。尤其是随访尿或血内 HCG 的变化,可早期发现恶变倾向,对疾病预后尤为重要。故选 B。

24. 考察侵蚀性葡萄胎的特点。侵蚀性葡萄胎又称恶性葡萄胎,是指病变侵入子宫肌层或

第十四章 妊娠滋养细胞疾病患者的护理

转移至近处或远处器官。肉眼可见水泡状物或血块。故选 B。

25.考察侵蚀性葡萄胎的临床表现。患者闭经 4 个月,阴道出血 3 个月,宫颈口松,子宫如孕 5 个月大小,可能为侵蚀性葡萄胎。阴道出血为侵蚀性葡萄胎最常见的症状。最常见的转移部位是肺,其次是阴道、宫旁,脑转移较少见。出现肺转移时,患者往往有咯血。阴道转移灶表现为紫蓝色结节,破溃后大量出血。故选 B。

26.考察葡萄胎的辅助检查。绒毛膜促性腺激素(HCG)测定:正常情况下,葡萄胎清除后 8~12 周降至正常范围,如 HCG 仍持续高水平,或 HCG 曾一度降至正常水平又迅速升高,即考虑发生恶性滋养细胞肿瘤。故选 A。

27.考察清宫术的术前护理。葡萄胎子宫大而软,清宫术中可能发生大出血,因此需配血备用并准备好抢救物品;术中需充分扩张宫颈,使用大号吸管,动作轻柔。在宫口扩大后使用缩宫素可减少失血及子宫穿孔。术中无须准备雌激素。故选 C。

28.考察葡萄胎的健康教育。葡萄胎患者随访尿或血内 HCG 的变化,可早期发现恶变倾向。在随访血、尿 HCG 的同时,应注意有无阴道异常流血、咳嗽、咯血及其他转移灶症状。定时做妇科检查、盆腔 B 超及胸片或胸部 CT 检查。做好避孕宣教,告知患者应坚持避孕 1 年,避孕方法最好选用工具避孕(阴茎套或阴道隔)。故选 D。

29.考察葡萄胎的辅助检查。葡萄胎患者子宫一般大于停经月份。测定患者血、尿 HCG 处于高值范围或超过正常妊娠相应月份值,对于诊断葡萄胎具有重要价值。超声检查 B 超可见增大的子宫内充满弥漫分布的光点和小囊样无回声区,未见正常的妊娠囊或胎体影像。故选 C。

30.自然流产的主要原因是胚胎因素,也就是染色体因素,滋养细胞发育不全就是染色体因素的体现。故选 D。

31.侵蚀性葡萄胎和绒毛膜癌最常见的转移部位为肺,其次是阴道,以及盆腔、肝和脑等。故选 A。

32.葡萄胎患者术后有 10%~20%恶变可能,因此术后坚持随访,有助于滋养细胞肿瘤的早期发现及及时治疗,所以答案为 B。

33.滋养细胞疾病常见的有葡萄胎、侵蚀性葡萄胎、绒毛膜癌。三者疾病共同的病理改变是都有滋养细胞有不同程度的增生,其中侵蚀性葡萄胎与绒毛膜癌的区别在于有无绒毛结构。故选 C。

34.考察葡萄胎治疗原则。清除宫腔内容物,葡萄胎的诊断一经确定后,应立即给予清除。故选 B。

35.葡萄胎患者术后应采取避孕措施,首选避孕套,一般不选择宫内节育器,以免引起子宫穿孔或混淆出血的原因,答案选 D。

36.葡萄胎是一种滋养细胞的良性病变,因此葡萄胎重要的病理特征是滋养细胞增生。故选 B。

37.葡萄胎患者产生与黄素囊肿相关的激素是绒毛膜促性腺激素,因此葡萄胎患者绒毛膜促性腺激素多维持高水平不下降。故选 D。

38.此题考到的是典型的侵蚀性葡萄胎的病理改变。首先有不同程度的滋养细胞增生,其次有完整的绒毛结构。故选 B。

39.B 型超声检查是诊断葡萄胎的重要辅助检查方法,超声下如宫腔内充满不均致密状或短条状回声,呈"落雪状",若水泡较大时则呈"蜂窝状",或宫腔内可见水泡状胎块所引起的超声图像改变及胎儿或羊膜腔,胎儿常合并畸形,则提示葡萄胎的可能性极大。故选 D。

40. 考察侵蚀性葡萄胎和绒毛膜癌的病因。侵蚀性葡萄胎基本上继发于良性葡萄胎,因此患者均有葡萄胎的病史,一般发生在葡萄胎清除术后 6 个月以内。绒毛膜癌病史临床上常有葡萄胎、流产或足月产后。一般发生在葡萄胎清除术后 1 年以上。故选 D。

41. 侵蚀性葡萄胎的治疗原则:化疗为主,手术和放疗为辅。故选 D。

42. 侵蚀性葡萄胎显微镜下可见滋养细胞有不同程度的增生,并有出血和坏死,但可见变形的或完好的绒毛结构。只要任何一病灶中能找到绒毛结构即为侵蚀性葡萄胎。绒毛膜癌显微镜下检查典型的病变为滋养细胞极度不规则增生,并伴有大量出血和坏死,绒毛结构消失。病理切片中是否存在绒毛结构是两者的主要鉴别点。故选 A。

43. 考察绒毛膜癌的转移灶。脑转移预后凶险,为主要的死亡原因。故选 B。

44. 侵蚀性葡萄胎与绒毛膜癌属于妊娠滋养细胞肿瘤,肿瘤主要经血行播散,转移发生早且广泛。故选 C。

45. 侵蚀性葡萄胎基本上继发于良性葡萄胎。故选 E。

46. 葡萄胎清除后 8~12 周 HCG 应降至正常范围。故选 D。

47. 葡萄胎患者有 10%~20% 恶变可能,因此患者要定期随访 1 年。葡萄胎清宫术后必须每周查血或尿 HCG 一次直到阴性,阴性以后,仍每周随访 1 次,3 个月后改为每半个月随访 1 次,共 3 个月,以后每月 1 次持续半年,共随访 1 年。故选 A。

48. 葡萄胎随访期间,应注意询问患者有无阴道异常流血、咳嗽、咯血等表现。由于放置宫内节育器后可能引起阴道出血,容易与葡萄胎恶变的症状混淆,因此葡萄胎术后的避孕方法宜选用阴茎套或阴道隔膜。故选 E。

49. 恶性葡萄胎与绒癌的主要鉴别点:病理切片中有无绒毛结构,绒癌病理切片中无绒毛结构。故选 E。

50. 葡萄胎有 10%~20% 恶变率,对于高危病例宜行预防性化疗:年龄>40 岁;子宫明显大于停经月份;葡萄胎清除后 HCG 持续阳性或下降至正常后又上升者,黄素化囊肿直径大于 6cm,无条件随访者等。但不是所有的患者都需做预防性化疗。故选 E。

51. 虽然葡萄胎有一定恶变率,但预防性化疗并不作为治疗常规,只针对高危病例:年龄>40 岁;子宫明显大于停经月份;葡萄胎清除后 HCG 持续阳性;黄素化囊肿直径大于 6cm,以及无条件随访者等。故选 D。

52. 绒毛膜癌患者治疗结束后应严密随访:第一年每月随访一次,一年后每 3 个月随访一次直到满 3 年,以后每年一次至满 5 年,随访内容同葡萄胎,即查血或尿 HCG,注意询问患者有无阴道异常流血、咳嗽、咯血等表现。故选 E。

53. 根据题干描述患者停经后阴道流血,HCG 阳性,子宫大于停经月份,以及 B 超检查未见胎囊,出现雪花状影,均为葡萄胎的典型临床特点。故选 C。

54. 考查化疗注意事项和护理,化疗药物从配至用一般不超过 1h。故选 B。

55. 绒毛膜癌治疗后随访 5 年无复发才认为治愈。故选 B。

56. 良性葡萄胎追踪随访的主要目的是及早发现恶变。故选 C。

57. 绒癌镜下不能见到绒毛结构。故选 D。

58. 葡萄胎随访的主要内容为血和尿 HCG。故选 C。

第十四章 妊娠滋养细胞疾病患者的护理

59.（2013年真题）葡萄胎患者清宫术后的避孕方式应采取避孕套避孕，而不应行安全期避孕。故选E。

60.绒毛膜促性腺激素（HCG）测定：正常情况下，葡萄胎清除后8～12周降至正常范围，如HCG仍持续高水平，或HCG曾一度降至正常水平又迅速升高，即考虑发生恶性滋养细胞肿瘤。故选E。

61.考查侵蚀性葡萄胎的定义，侵蚀性葡萄胎是葡萄胎组织侵入子宫肌层或转移至子宫外，引起组织破坏。故选E。

62.绒毛膜癌不可能来源于假性妊娠后。故选E。

63.侵蚀性葡萄胎和绒毛膜癌对于化疗极其敏感，治疗效果佳，因此首选的治疗方法为化疗，而不是手术治疗。故选A。

64.考察绒毛膜癌的治疗原则。滋养细胞肿瘤是所有肿瘤中对化疗最为敏感的一种。绒毛膜癌的治疗原则是化疗为主，手术为辅。故选C。

65.葡萄胎患者最常见的症状是阴道流血。故选C。

66.葡萄胎的临床表现：妊娠呕吐，子宫异常增大，停经后阴道流血及卵巢黄素化囊肿，而不是白带增多。故选D。

67.葡萄胎患者随访时必须进行的常规检查是测尿和血中的HCG的水平。故选B。

68.考察侵蚀性葡萄胎的临床表现。患者停经后又阴道不规则流血，阴道右侧壁有紫蓝色结节，考虑为侵蚀性葡萄胎。故选C。

69.考查葡萄胎术后随访的内容：血和尿HCG的测定，胸片，超声检查及妇科盆腔检查，不包括阴道细胞学测定。故选B。

70.考察绒毛膜癌的临床表现和辅助检查。患者可能出现了绒毛膜癌，绒毛膜癌常见于葡萄胎、流产或足月产后。阴道流血为最主要的症状。因增大的子宫或阔韧带内血肿形成或增大的黄素化囊肿，患者往往有下腹包块。故选C。

71.题干提示该患者化疗时已经出现体重减轻、食欲减退、呕吐等症状，而化疗前及疗程过半时各测体重一次，以便正确计算和调整药物剂量。故选D。

72.绒癌最常见的转移部位是肺，而题干提示该绒癌患者近来出现咳嗽、咯血，胸片于右肺上叶有阴影，则出现肺转移的可能性极大。故选A。

73.考查葡萄胎的临床表现，患者停经3个月，子宫增大如孕5个月大小，出现不规则阴道流血1个月，则提示葡萄胎的可能性很大。故选B。

74.此题考到的是葡萄胎的临床表现。首先由于滋养细胞增生，HCG分泌增多，可以出现较为严重的早孕反应，其次宫底高度脐下一横指，子宫大小约为20周，大于正常14周，而且子宫柔软，无胎体。考虑葡萄胎。故选D。

75.葡萄胎术后出现咳嗽、咳痰、痰中带血，怀疑出现肺转移的可能性很大，有助于该诊断的是胸部X线的检查。故选B。

76.人工流产术后出现肺转移，再有子宫刮出物镜检未见绒毛结构，因此首先考虑的诊断是绒毛膜癌。故选C。

77.侵蚀性葡萄胎大多发生在葡萄胎清宫后6个月之内；绒毛膜癌一般在葡萄胎排空后1年以上。故选B。

78.侵蚀性葡萄胎患者出现咳嗽，痰中带血，伴胸痛，提示出现肺转移的可能性极大。故选B。

79.（2014年真题）化疗出现的严重不良反应主要是骨髓抑制。故选C。

80.考察葡萄胎的病因。葡萄胎的发病原因尚不清楚。目前认为可能与营养不良、病毒感染、种族因素、卵巢功能失调、细胞遗传异常及免疫功能等因素有关。所以应该询问家族史。故选E。

81.考察葡萄胎的辅助检查。主要有绒毛膜促性腺激素（HCG）测定和超声波检查。故选D。

82.考察葡萄胎治疗原则。患者已婚未孕，应清除宫腔内容物，清除葡萄胎时应注意预防出血过多、穿孔及感染，并应尽可能减少以后恶变的机会。故选C。

83.考察葡萄胎的辅助检查。正常情况下，葡萄胎清除后8～12周HCG降至正常范围，如HCG仍持续高水平，或HCG曾一度降至正常水平又迅速升高，即考虑发生恶性滋养细胞肿瘤。患者葡萄胎清宫术后4个月血HCG仍明显高于正常，胸部X线示片状阴影，病理检查可见完整绒毛结构，均可能发生了侵蚀性葡萄胎。故选C。

84.考察侵蚀性葡萄胎的治疗原则。侵蚀性葡萄胎以化疗为主，手术和放疗为辅。故选B。

85.化疗前常规准备不包括盆腔CT。故选E。

86.用药后出现白细胞和血小板下降，应停药。故选D。

87.葡萄胎术后，出现了阴道流血及阴道壁紫蓝色结节，应考虑葡萄胎术后出现了阴道转移，所以考虑是否为侵蚀性葡萄胎或者绒毛膜癌。而这二者疾病治疗首选的方式就是化疗。故选A。

88.侵蚀性葡萄胎与绒毛膜癌都有不同程度滋养细胞增生，但要鉴别两者，主要看是否有绒毛结构。有绒毛结构考虑为侵蚀性葡萄胎，若无绒毛结构则考虑为绒毛膜癌。故选C。

89.葡萄胎清宫术后出现肺部症状，再有血HCG水平明显高于正常水平，应首先考虑为侵蚀性葡萄胎。故选C。

90.侵蚀性葡萄胎首选的治疗方案应是化疗。故选C。

91.B超提示子宫大于正常妊娠月份，双侧卵巢有黄素化囊肿，阴道不规则出血1周，符合葡萄胎的临床表现。故选C。

92.葡萄胎一经确诊，应立即行清宫术。故选A。

93.停经后阴道流血伴腹痛者为异位妊娠。故选D。

94.潜伏期6个月以上者为绒毛膜癌。故选E。

95.B超鉴别葡萄胎较为敏感。故选A。

96.发生于葡萄胎后的病理切片中见到绒毛结构的疾病一定是侵蚀性葡萄胎。故选B。

第十五章 妇科腹部手术患者的护理

一、A_1/A_2型题（每一道题下面有 A、B、C、D、E 五个备选答案。请从中选择一个最佳答案）

1. 患者,女,45岁。因子宫肌瘤拟于明日在硬膜外麻醉下行子宫全切除术,今日备皮,请问备皮的范围为（   ）
   A. 剑突下至阴阜 B. 上自剑突下,两侧至腋中线,下达阴阜和大腿上 1/3 处
   C. 脐下至阴阜 D. 脐以下至大腿上 1/3 E. 脐周围旁开 10cm

2. 某患者入院进行卵巢癌根治术。手术前 1 天,护士为其做准备工作中不包括（   ）
   A. 灌肠 B. 导尿 C. 备血
   D. 备皮 E. 皮试

3. 宫颈癌早期临床表现是（   ）
   A. 接触性出血 B. 绝经后阴道出血 C. 月经前后不规则出血
   D. 宫颈重度糜烂 E. 大量脓血性白带

4. 子宫颈防癌普查,常用的方法是（   ）
   A. 阴道镜检查 B. 宫颈刮片细胞学检查 C. 宫颈活体组织病检
   D. 碘试验 E. 宫颈锥形切除术

5. 子宫颈癌的诊断最可靠的方法是（   ）
   A. 宫颈刮片细胞学检查 B. 宫颈活体组织病理检查 C. 阴道镜检查
   D. 碘试验 E. 分段诊刮

6. 宫颈刮片的细胞学检查结果,属于正常细胞的是（   ）
   A. Ⅰ级 B. Ⅱ级 C. Ⅲ级
   D. Ⅳ级 E. Ⅴ级

7. 宫颈癌最常见的转移途径是（   ）
   A. 淋巴转移 B. 血运转移 C. 种植性转移
   D. 直接蔓延 E. 肺转移

8. 女性生殖器官恶性肿瘤发生率最高的是（   ）
   A. 外阴癌 B. 阴道癌 C. 子宫颈癌

D. 子宫内膜癌　　　　　　　E. 卵巢癌

9. 宫颈癌的好发部位是（　　）
   A. 子宫颈管内　　　　　B. 柱状上皮处　　　　　C. 宫颈阴道部
   D. 子宫颈鳞－柱状上皮交界处　　　　　　　　　E. 子宫颈阴道上部

10. 哪种类型的肌瘤容易发生蒂扭转（　　）
    A. 肌壁间肌瘤　　　　　B. 黏膜下肌瘤　　　　　C. 浆膜下肌瘤
    D. 阔韧带内肌瘤　　　　E. 宫颈部肌瘤

11. 子宫肌瘤继发变性，哪种发生于妊娠期和产褥期（　　）
    A. 玻璃样变　　　　　　B. 囊性变　　　　　　　C. 红色样变
    D. 脂肪样变　　　　　　E. 钙化

12. 关于宫颈活组织检查取材下列哪项错误（　　）
    A. 可疑宫颈癌在3点、6点、9点、12点取材
    B. 已明确宫颈癌，为确定病理类型可单点取材
    C. 不同部位的组织标本可放于同一个标本瓶内
    D. 为提高取材准确性，可在阴道镜指引下定位活检
    E. 宫颈阴道部涂碘，选择不着色区取材

13. 女性，40岁。患有子宫肌瘤，引起月经量增多。与经期延长最密切的因素是（　　）
    A. 肌瘤的大小　　　　　B. 肌瘤的数目　　　　　C. 肌瘤的生长部位
    D. 患者的年龄　　　　　E. 肌瘤的变性

14. 关于子宫肌瘤的正确说法是（　　）
    A. 是妇科最常见的恶性肿瘤　　B. 多发生于绝经期妇女　　C. 肌壁间肌瘤少见
    D. 黏膜下肌瘤多见　　　　　　E. 黏膜下肌瘤易发生月经过多

15. 关于良性卵巢肿瘤并发症描述正确的是（　　）
    A. 蒂扭转，最常见　　　B. 红色变性　　　　　　C. 破裂，最常见
    D. 感染，最常见　　　　E. 恶变，最常见

16. 女性生殖器肿瘤病死率最高的是（　　）
    A. 子宫肌瘤　　　　　　B. 子宫颈癌　　　　　　C. 子宫内膜癌
    D. 恶性卵巢肿瘤　　　　E. 成熟畸胎瘤

17. 关于宫颈癌的早期发现和预防，不正确的措施是（　　）
    A. 普及防癌知识　　　　B. 积极治疗宫颈疾病　　C. 每3～5年普查一次宫颈涂片

D. 提倡晚婚少育　　　　　E. 重视接触性出血者的进一步追踪

18. 患者,58 岁。已绝经 8 年,因不规则出血来院检查,诊断为子宫内膜癌,下述哪项不是该病特点(　　)
    A. 生长缓慢　　　　　B. 转移较晚　　　　　C. 绝经后妇女多见
    D. 疼痛出现较早　　　E. 5 年存活率较高

19. 广泛子宫切除和盆腔淋巴结清除术后留置导尿管的时间是(　　)
    A. 1～2 天　　　　　B. 3～4 天　　　　　C. 5～6 天
    D. 7～8 天　　　　　E. 7～14 天

20. 子宫切除患者手术前留置导尿管的目的是(　　)
    A. 保持会阴部的清洁干燥　　　B. 收集无菌尿标本做细菌培养
    C. 测定残余尿　　　　　　　　D. 避免术中误伤膀胱
    E. 避免术后泌尿系感染

21. 患者,女性,46 岁。因"子宫肌瘤"入院,住三人病室,术前需插导尿管,患者有顾虑不配合,护士应(　　)
    A. 尊重患者意见不插导尿管　　B. 请家属协助说服
    C. 与医生联系,暂缓插管　　　D. 置屏风遮挡,解释插管目的
    E. 请同室患者离开病室再插管

22. 子宫内膜异位症患者的典型症状是(　　)
    A. 撕裂性疼痛　　　　B. 转移性腹痛　　　　C. 继发性、渐进性痛经
    D. 脐周疼痛　　　　　E. 牵拉性疼痛

23. 子宫肌瘤常见的类型是(　　)
    A. 肌壁间肌瘤　　　　B. 浆膜下肌瘤　　　　C. 黏膜下肌瘤
    D. 阔韧带内肌瘤　　　E. 游离性肌瘤

24. 下列哪种子宫肌瘤的患者不适合于保守治疗(　　)
    A. 肌瘤不大　　　　　B. 症状不明显　　　　C. 年龄近绝经期
    D. 肌瘤迅速增大　　　E. 年轻要求生育

25. 适用于各期宫颈癌治疗的方法是(　　)
    A. 激光治疗　　　　　B. 化学治疗　　　　　C. 放射治疗
    D. 宫颈广泛根治术　　E. 手术+化疗

26. 下列宫颈癌可以手术治疗的是(　　)

A. Ⅱa 期 　　　　　　　B. Ⅱb 期　　　　　　　C. Ⅲa 期
D. Ⅲb 期　　　　　　　E. Ⅳ期

27. 患者,女,37 岁。G2P1。3 天前发现"性生活后阴道有血性白带"。子宫颈刮片细胞学检查结果为巴氏三级。患者询问检查结果的意义,正确的解释是(　　)
    A. 轻度炎症　　　　　B. 重度炎症　　　　　　C. 可疑癌症
    D. 高度可疑癌症　　　E. 癌症

28. 子宫内膜癌最常见的病理类型和转移途径是(　　)
    A. 鳞癌,淋巴转移　　　　B. 腺癌,淋巴转移　　　　C. 腺鳞癌,血运转移
    D. 肉瘤,淋巴转移　　　　E. 腺角化癌,直接蔓延

29. 子宫内膜癌病变好发的部位(　　)
    A. 子宫下段　　　　　　B. 宫体左右侧壁　　　　C. 子宫前后壁
    D. 子宫底部及前后壁　　E. 子宫底部及子宫两角附近

30. 子宫肌瘤最典型的症状是(　　)
    A. 腰背痛　　　　　　　B. 便秘　　　　　　　　C. 不孕
    D. 月经量增多伴经期延长　E. 贫血

31. 患者,女性,49 岁。少许接触性出血 3 个月,妇科检查:宫颈重度糜烂,宫体前位,大小正常,宫旁浸润达盆壁,活检报告鳞癌Ⅲ期,最恰当的治疗方法是(　　)
    A. 子宫全切术　　　　　B. 放射治疗　　　　　　C. 扩大子宫全切术
    D. 广泛性子宫切除＋盆腔淋巴清扫术
    E. 扩大子宫全切术＋盆腔淋巴清扫术

32. 子宫肌瘤巨大压迫输卵管可导致(　　)
    A. 阴道出血　　　　　　B. 白带增多　　　　　　C. 不孕
    D. 下腹部疼痛　　　　　E. 下腹部包块

33. 恶性卵巢肿瘤的主要治疗手段是(　　)
    A. 激素治疗　　　　　　B. 放疗　　　　　　　　C. 化疗
    D. 手术治疗　　　　　　E. 以手术为主的综合治疗

34. 关于宫颈上皮内瘤变(CIN)描述不正确的是(　　)
    A. CINⅠ:轻度不典型增生,按炎症处理,定期随访
    B. CINⅡ:中度不典型增生,给予物理治疗,定期随访
    C. CINⅢ:重度不典型增生或原位癌,多主张子宫全切
    D. CINⅢ:重度不典型增生或原位癌,一定子宫全切

E. CIN Ⅲ:对于有生育要求的可行宫颈锥形切除术,术后定期随访

35. 下列不是卵巢良性肿瘤特点的是( )
   A. 多伴有腹水	B. 单侧多见	C. 表面光滑
   D. 多为囊性	E. 生长缓慢

36. 下列关于晚期宫颈癌的表现,应除外( )
   A. 腹部肿块	B. 米汤样恶臭白带	C. 脓性白带
   D. 腰骶部疼痛	E. 大小便异常

37. 诱发卵巢肿瘤蒂扭转的条件错误的是( )
   A. 突然的体位改变	B. 重心偏于一侧	C. 肥胖
   D. 瘤蒂长	E. 活动度好

38. 子宫内膜异位症最常见的部位是( )
   A. 输卵管	B. 直肠子宫陷凹	C. 子宫后壁下段
   D. 卵巢	E. 宫骶韧带

39. 子宫内膜异位症的好发年龄是( )
   A. 20～30 岁	B. 25～35 岁	C. 25～45 岁
   D. 30～40 岁	E. 40～50 岁

40. 为了减轻伤口疼痛,子宫内膜异位症患者术后卧位应为( )
   A. 半卧位	B. 去枕平卧位	C. 头低足高位
   D. 侧卧位	E. 头高足低位

41. 一妇女今年来月经量多,经期长,白带增多,感头晕乏力,腰酸背痛,疑为黏膜下肌瘤,最主要的依据应当是( )
   A. 月经改变	B. 贫血	C. 腰酸背痛
   D. 窥器检查宫口有瘤体	E. 白带

42. 王女士,50 岁,不规则阴道流血、流液半年。检查:宫颈为菜花样组织,子宫体大小正常,活动差,考虑为宫颈癌,应做哪项检查( )
   A. 宫颈刮片细胞学检查	B. 阴道镜检查	C. 分段诊刮
   D. 宫颈和颈管活组织检查	E. 碘试验

43. 何女士,31 岁,已婚。月经正常,妇科检查发现:子宫大小正常,右侧附件扪及一拳头大小、表面光滑、活动的囊性包块,最大的可能是( )
   A. 恶性卵巢肿瘤	B. 良性卵巢肿瘤	C. 子宫肌瘤

D. 黄素囊肿 　　　　　　E. 早期妊娠

44. 51岁,多产妇,因接触性出血而就诊。妇科检查:宫颈中度糜烂颗粒状,宫颈刮片细胞学检查结果巴氏Ⅲ级,应选用何种方法确诊(　　)
   A. 碘试验 　　　　B. 宫颈活检 　　　　C. 诊断性刮宫
   D. 阴道镜检查 　　E. 宫腔镜检查

45. 38岁,已产妇女,月经过多,经期延长1年余,本次月经来潮后持续性不规则出血半月余,妇科检查:阴道内有一小鸡蛋大小质硬的包块,有蒂与宫腔相连,盆腔检查无异常,首先考虑的诊断是(　　)
   A. 菜花型宫颈癌 　　B. 子宫脱垂 　　　C. 黏膜下肌瘤
   D. 宫颈部肌瘤 　　　E. 宫颈息肉

46. 32岁,妊娠4月余,合并肌瘤,突然发生剧烈腹痛,来院急诊,患者表现为面色苍白,血压下降,很可能是子宫肌瘤哪种变性(　　)
   A. 玻璃样变 　　　B. 囊性变 　　　　C. 红色样变
   D. 恶性变 　　　　E. 钙化

47. 22岁,未婚,在田间劳动一天,晚饭后突然发生下腹部疼痛,伴有恶心、呕吐3h,肛门检查,子宫正常大小,右侧可触及一拳头大小的肿块,压痛明显,左侧附件未见异常,最可能的诊断是(　　)
   A. 卵巢肿瘤蒂扭转 　　B. 卵巢肿瘤出血 　　C. 卵巢肿瘤破裂
   D. 卵巢肿瘤感染 　　　E. 卵巢肿瘤恶变

48. 40岁妇女,怀疑宫颈癌,需做宫颈活检确诊,护士对于宫颈活检患者做宣教,正确的是(　　)
   A. 为排除癌变,在月经来潮前3~5天活检最合适
   B. 伴滴虫性阴道炎需治愈后再检查
   C. 术前充盈膀胱,取膀胱截石位
   D. 术后48h自行取出阴道内纱布
   E. 术后2个月内避免性生活

49. 女,38岁。普查发现多发性子宫肌瘤,子宫大如妊娠60天,但无临床症状,心情沉重,前来咨询关于女性生殖器肿瘤情况。下列回答中错误的是(　　)
   A. 子宫肌瘤是女性生殖器肿瘤中发病率最高的良性肿瘤
   B. 子宫肌瘤目前无症状,不必忧虑,但必须定期随访
   C. 随访手段之一是做CA125测定
   D. 如果肌瘤迅速增大,超过妊娠2个月大小,再考虑手术治疗
   E. 子宫肌瘤恶变率很低暂时不手术是安全的

第十五章 妇科腹部手术患者的护理

50. 刘某,56 岁。绝经 5 年,不规则阴道流血及不定时下腹部疼痛伴脓性分泌物而就诊,妇科检查:宫颈光滑,子宫稍大,附件阴性,诊断为子宫内膜癌合并宫腔积脓,护士在采集病史时,下列对诊断最有价值的病史是( )
    A. 患糖尿病　　　　　B. 曾患肝炎　　　　　C. 消瘦
    D. 低血压　　　　　　E. 慢性胃肠炎

51. 女性,36 岁。结婚 12 年未孕,月经量多,经期较长,深部性交痛 9 年。妇科检查:子宫略增大。B 超显示:子宫后位,前壁 2.0cm,后壁 3.2cm,血 CA125 40U/mL,最可能的诊断是( )
    A. 子宫内膜异位症　　B. 子宫内膜炎　　　　C. 功血
    D. 盆腔炎　　　　　　E. 不孕症

52. 患者,女性,40 岁。月经量增多,月经周期缩短 2 年。妇科检查:子宫增大约 3 个月大小,质硬,凸凹不平,双附件(-),最可能的诊断是( )
    A. 功能失调性子宫出血　　B. 子宫内膜癌　　　　C. 子宫颈癌
    D. 子宫肌瘤　　　　　　　E. 围绝经期

53. 诊断子宫肌瘤最常用的方法是( )
    A. 诊断性刮宫　　　　　B. 阴道脱落细胞学检查　　　C. B 超
    D. 宫颈活体组织检查　　E. 宫腔镜检查

54. 患者,女,40 岁。上午拟行子宫切除,术前需留置导尿管,护士在导尿操作中,应为患者安置的体位是( )
    A. 去枕仰卧位　　　　　B. 头高足低位　　　　C. 侧卧位
    D. 屈膝仰卧位　　　　　E. 截石位

55. 患者,女,45 岁。行宫颈癌根治术后第 12 天,护士在拔尿管前开始关闭尿管。定期开放,以训练膀胱功能。开放尿管的时间为( )
    A. 每 1h 1 次　　　　　B. 每 2h 1 次　　　　　C. 每 3h 1 次
    D. 每 4h 1 次　　　　　E. 每 5h 1 次

56. 患者,女,45 岁。因"继发性痛经逐渐加重 10 年"就诊,双侧卵巢囊性增大,考虑为子宫内膜异位症。既是诊断又能治疗该疾病的最佳方法是( )
    A. 双合诊　　　　　　　B. 三合诊　　　　　　C. 腹腔镜
    D. CA125　　　　　　　E. 盆腔 B 超

57. 为预防宫颈癌,一般 30 岁以上的妇女定期进行妇科普查的频率是( )
    A. 1 次/1~2 年　　　　B. 1 次/2~3 年　　　　C. 1 次/3~4 年
    D. 1 次/4~5 年　　　　E. 1 次/5~6 年

58. 关于子宫肌瘤的疼痛症状,哪项不正确(　　)
    A. 为痛经的主要原因　　　　　　B. 一般情况下不发生疼痛
    C. 肌瘤发生红色变性时可发生疼痛　D. 疼痛剧烈时,可伴恶心、呕吐
    E. 浆膜下肌瘤发生扭转时可发生疼痛

59. 患者,女,40岁。因子宫肌瘤入院,护士采集病史时,应重点追溯的内容是(　　)
    A. 是否有早婚早育史　　B. 高血压家族史　　　C. 饮食习惯
    D. 是否长期使用雌激素　E. 睡眠习惯

60. 宫颈癌的好发因素下列哪项除外(　　)
    A. 早婚早育　　　　　　B. 性伴侣多　　　　　C. 高脂饮食
    D. 人乳头瘤病毒(HPV)感染　　　　　　　　　E. 男子前妻因宫颈癌去世

61. 赵女士,60岁。绝经12年之后出现阴道流血。妇产检查:子宫稍大、较软,附件(一),首要
    怀疑的是(　　)
    A. 老年性阴道炎　　　　B. 子宫肌瘤　　　　　C. 宫颈糜烂
    D. 卵巢浆液性囊腺瘤　　E. 子宫内膜癌

62. 宫颈刮片进行宫颈癌筛查,刮片的标本应放入下列哪项溶液中(　　)
    A. 0.9%氯化钠　　　　B. 1%氢氧化钠　　　　C. 10%氢氧化钠
    D. 75%乙醇　　　　　E. 95%乙醇

63. 女性,25岁。已婚未育,行子宫肌瘤剥除术后,询问术后怀孕时间,护士回答正确的是(　　)
    A. 至少2年以后　　　　B. 至少半年以后　　　C. 5年以后
    D. 马上可以怀孕　　　　E. 至少3年以后

64. 宫颈癌患者的健康教育,正确的是(　　)
    A. 40岁以下的妇女不需要参加宫颈癌普查
    B. 每3年普查一次
    C. 术后1月禁止性生活
    D. 术后第二年,每2~3个月复查一次
    E. 随访内容包括术后检查、血常规和胸片检查

65. 子宫内膜癌的发病因素下列哪项除外(　　)
    A. 长期雌激素刺激　　　B. 肥胖　　　　　　　C. 高血压
    D. 糖尿病　　　　　　　E. 功血

66. 关于卵巢肿瘤预防,错误的是(　　)
    A. 高蛋白、低脂、高维生素饮食　　B. 雌激素检查　　　C. 口服黄体酮

D. 口服避孕药　　　　　　　E. 肿瘤标志物检测

67. 卵巢癌的发病与饮食中的什么含量高有关(　　)
    A. 水分　　　　　　B. 胆固醇　　　　　　C. 糖
    D. 碳水化合物　　　E. 淀粉

68. 有女性化作用的卵巢肿瘤是(　　)
    A. 颗粒细胞瘤　　　B. 纤维瘤　　　　　　C. 内胚窦瘤
    D. 成熟畸胎瘤　　　E. 无性细胞瘤

69. 甲胎蛋白明显升高的卵巢肿瘤是(　　)
    A. 颗粒细胞瘤　　　B. 纤维瘤　　　　　　C. 内胚窦瘤
    D. 成熟畸胎瘤　　　E. 无性细胞瘤

70. 对放疗尤其敏感的卵巢肿瘤是(　　)
    A. 颗粒细胞瘤　　　B. 纤维瘤　　　　　　C. 内胚窦瘤
    D. 成熟畸胎瘤　　　E. 无性细胞瘤

71. 与子宫内膜增生关系密切的卵巢肿瘤是(　　)
    A. 卵泡膜细胞瘤　　B. 纤维瘤　　　　　　C. 内胚窦瘤
    D. 成熟畸胎瘤　　　E. 无性细胞瘤

72. 关于子宫肌瘤,说法错误的是(　　)
    A. 女性生殖器官中最常见的良性肿瘤　B. 生育年龄多见
    C. 可发生囊性变,但不会恶变　　　　D. 可生长在宫体,也可生长在宫颈
    E. 可单发,也可多发

73. 患者,女性,45岁。被诊断为宫颈癌,已侵犯直肠,准备手术,护士为其肠道准备,正确的是(　　)
    A. 术前2日进无渣半流饮食及口服肠道抗生素,术前晚清洁灌肠
    B. 术前3日进无渣半流饮食及口服肠道抗生素,术前晚清洁灌肠
    C. 术前4日进无渣半流饮食及口服肠道抗生素,术前晚清洁灌肠
    D. 术前5日进无渣半流饮食及口服肠道抗生素,术前晚清洁灌肠
    E. 术前6日进无渣半流饮食及口服肠道抗生素,术前晚清洁灌肠

74. 患者,女,45岁。被诊断为宫颈癌Ⅰ期,今日手术,护士在做饮食指导时告知患者(　　)
    A. 手术当日流食,次日可以进食半流食
    B. 手术当日禁食,次日可自由进食
    C. 手术当日及次日均禁食

D. 术前禁食 8h,禁饮 4h,手术当日禁食,次日可进流食

E. 手术后禁食 3 天,静脉补充能量

75. 患者,女性,50 岁。子宫肌瘤术后,护士为其做出院指导,告知患者术后定时随访,首次随访的时间是(　　)
    A. 术后 2 个月　　　　B. 术后 3 个月　　　　C. 术后 1 个月
    D. 术后 6 个月　　　　E. 术后 1 年

76. 患者,女性,45 岁。体检 B 超发现子宫浆膜下肌瘤,询问护士该肌瘤最常见的临床表现,护士告知(　　)
    A. 下腹部包块　　　　B. 不孕　　　　　　　C. 腰酸
    D. 月经量过多　　　　E. 白带增多

77. 一子宫肌瘤患者,行子宫全切术后,护士为其进行术后指导,告知患者术后阴道残端肠线吸收,可致阴道少量出血,大约在术后(　　)
    A. 28～29 天　　　　B. 21～22 天　　　　C. 7～8 天
    D. 14～45 天　　　　E. 3～4 天

78. 患者,女性,39 岁。医生诊断为子宫肌瘤,护士告知可能与女性激素刺激子宫肌细胞核分裂,促进肌瘤生长有关,此激素是(　　)
    A. 雌激素　　　　　　B. 孕激素　　　　　　C. 雄激素
    D. 肾上腺素　　　　　E. 黄体生成素

79. 患者,女性,40 岁。妇科检查发现宫颈肥大,质地硬,有浅溃疡,整个宫颈段膨大如桶状,可考虑宫颈癌的类型是(　　)
    A. 外生型　　　　　　B. 内生型　　　　　　C. 溃疡型
    D. 颈管型　　　　　　E. 增生型

80. 患者,女,35 岁。因患子宫肌瘤入院,入院后在硬膜外麻醉下行全子宫切除术,术后护理中不正确的是(　　)
    A. 去枕平卧 4h　　　　　　B. 按常规监测生命体征直到正常
    C. 术后第二天取半卧位　　 D. 当天禁食,术后 1～2 天进流食
    E. 留置导尿管 1～2 天

二、A_3/A_4 型题(提供一个案例,下设若干道考题。在每道考题下面的 A、B、C、D、E 五个备选答案中选择一个最佳答案)

(81～83 题共用题干)

某初孕妇,已孕足月,因头盆不称,需行剖宫产术。

81. 对该孕妇的护理措施中,错误的是(　　)
    A. 术前常规使用呼吸抑制剂　　　B. 将新生儿被服送手术室备用
    C. 备好子宫收缩剂　　　　　　　D. 准备好剖宫产包、器械
    E. 准备好新生儿急救用品

82. 该患者手术后出现腹胀,处理措施中哪项错误(　　)
    A. 可予肛管排气　　　B. 盐水低位灌肠
    C. 针刺大肠俞穴　　　D. 皮下注射新斯的明 0.5mg
    E. 可食糖、牛奶食物

83. 术后应留置尿管多长时间(　　)
    A. 5～7 天　　　　B. 1～2 天　　　　C. 7～14 天
    D. 3～4 天　　　　E. 1 个月

(84～86 题共用题干)
某 40 岁妇女,右下腹肿块多年,为囊性,表面光滑,活动性大,B 超提示卵巢肿瘤。昨日憋尿后排便突感右下腹剧烈疼痛,伴恶心、呕吐,拒按腹部。

84. 该妇女可能是(　　)
    A. 蒂扭转　　　　B. 囊肿破裂　　　　C. 囊内感染
    D. 恶性变　　　　E. 急性阑尾炎

85. 该妇女最适当的治疗是(　　)
    A. 手术切除　　　B. 化疗　　　C. 手术＋化疗
    D. 放疗　　　　　E. 化疗＋放疗

86. 该患者出院,健康指导有(　　)
    A. 开展防癌宣教　　　B. 按医嘱随诊　　　C. 术后按医嘱休息调理
    D. 督促患者每年接受妇科普查　　　E. 以上都是

(87～91 题共用题干)
患者,女,42 岁。近日因宫颈癌,需做广泛性子宫切除和盆腔淋巴结清扫术。

87. 术前 1 日应重点准备的是(　　)
    A. 阴道准备　　　B. 皮肤准备　　　C. 灌肠
    D. 导尿　　　　　E. 镇静

88. 阴道准备的时间应从术前几天开始(　　)
    A. 术前 2 天　　　B. 术前 3 天　　　C. 术前 5 天
    D. 术前 1 周　　　E. 术前 1 天

89. 护士指导患者会阴坐浴,操作方法错误的是(　　)
    A. 液体量约为 1000mL　　B. 水温为 40℃　　C. 浸泡 20～30min
    D. 选用药物为 4％碳酸氢钠　　　　　　　E. 坐浴前需排空膀胱

90. 该患者术后保留尿管时间为(　　)
    A. 1～2 天　　　　　　B. 3～5 天　　　　　　C. 6～9 天
    D. 7～14 天　　　　　 E. 2～3 周

91. 术中留置腹腔引流管,拔除引流管的时间一般是术后(　　)
    A. 2～3 天　　　　　　B. 3～5 天　　　　　　C. 6～9 天
    D. 7～14 天　　　　　 E. 2～3 周

(92～94 题共用题干)
患者,女,52 岁。绝经 4 年后出现阴道流血近 1 个月。妇科检查:宫颈光滑,子宫略饱满,两侧附件(一)。

92. 该患者可能患(　　)
    A. 宫颈炎　　　　　　B. 子宫肌瘤　　　　　　C. 宫颈癌
    D. 子宫内膜癌　　　　E. 子宫内膜异位症

93. 为明确诊断可选择下列哪项检查(　　)
    A. 宫腔镜检查　　　　B. B 超　　　　　　　　C. 分段诊断性刮宫
    D. 阴道涂片细胞学检查　　E. 宫颈刮片细胞学检查

94. 患者咨询本病最常用的治疗方案,护士正确的回答是(　　)
    A. 化疗　　　　　　　B. 手术治疗　　　　　　C. 中药放疗
    D. 放疗　　　　　　　E. 放化疗结合

(95～97 题共用题干)
患者,女,31 岁。13 岁初潮,月经周期规律,经期正常。20 岁开始经期腹痛并进行性加重,24 岁结婚,至今未孕,盆腔检查:直肠子宫陷凹有触痛性结节。

95. 此案例可能的医疗诊断是什么(　　)
    A. 子宫肌瘤　　　　　B. 盆腔脓肿　　　　　　C. 卵巢肿瘤
    D. 子宫内膜异位症　　E. 盆腔淋巴肿大

96. 该病的发病原因错误的是(　　)
    A. 与经血倒流有关　　B. 均属医源性疾病　　　C. 有家属遗传性
    D. 与免疫机制不正常有关　　E. 可能来源于体腔上皮化生有关

97. 预防该病发生不正确的是(　　)

A. 避免经期性交

B. 经期尽量不做妇科检查

C. 输卵管通液术应在月经前3～7天进行

D. 宫颈管粘连引起经血潴留应及时手术治疗

E. 行子宫肌壁间肌瘤切除时,缝针避免穿透内膜

(98～100题共用题干)

患者,女,44岁。因月经紊乱,腹围增大,胃肠胀气伴腹痛来院就诊,医生诊断为卵巢癌。

98. 因肿瘤过大伴腹水,患者出现压迫症状,如心悸、气促,护士指导患者采取的体位是(　　)
   A. 右侧卧位　　　　　　B. 仰卧位　　　　　　C. 左侧卧位
   D. 半坐卧位　　　　　　E. 截石位

99. 因手术治疗,术后需留置尿管,护士正确的护理应为(　　)
   A. 尿管每天更换一次　　　　　　B. 引流袋每周更换一次
   C. 每天擦洗尿道口及尿管2次　　D. 引流袋应高于耻骨联合
   E. 每天膀胱冲洗一次

100. 患者常常哭泣,并焦虑不安,对该患者首要的护理措施是(　　)
   A. 倾听其倾诉并给予安慰　　　　B. 通知主管医生
   C. 让家属探视　　　　　　　　　D. 同意家属陪伴
   E. 给予镇静剂

参考答案

1—5. BBABB	6—10. ADCDC	11—15. CCCEA	16—20. DCDED
21—25. DCADC	26—30. ACBED	31—35. BCEDA	36—40. ACDCA
41—45. DDBBC	46—50. CABCA	51—55. ADCDB	56—60. CAADC
61—65. EEAEE	66—70. CBACE	71—75. ACBDC	76—80. ACABA
81—85. AEBAA	86—90. EABDD	91—95. ADCBD	96—100. BCDCA

答案解析

1.腹部手术备皮的范围是上自剑突下，两侧至腋中线，下达阴阜和大腿上 1/3 处；会阴部手术备皮范围是上至耻骨联合上 10cm，下至外阴部、肛门周围、腹股沟及大腿内侧上 1/3。故选 B。

2.(2014 年真题)术前一天的护理包括备皮、备血、皮试、肠道准备等，留置导尿一般是手术前半小时插管。故选 B。

3.宫颈癌最常见的早期症状是阴道流血，常表现为接触性出血，即性交后或妇科检查后阴道流血。绝经后阴道出血是子宫内膜癌的常见症状。故选 A。

4.子宫颈癌是目前最常见的女性生殖系统恶性肿瘤，早期筛查选用宫颈刮片细胞学检查，多用于防癌普查，做到早发现、早诊断、早治疗。如需确诊，则需要宫颈活组织检查。故选 B。

5.子宫颈癌是目前最常见的女性生殖系统恶性肿瘤，一般早期筛查选用宫颈刮片细胞学检查，确诊需要进行宫颈活组织检查。故选 B。

6.宫颈刮片细胞学检查是发现宫颈癌前期病变和早期宫颈癌的主要方法，可选用巴氏涂片和液基细胞涂片。巴氏涂片结果：Ⅰ级表示正常；Ⅱ级炎症；Ⅲ级可疑癌变；Ⅳ级高度可疑癌变；Ⅴ级癌变。故选 A。

7.宫颈癌的转移途径主要有直接蔓延和淋巴转移，血运转移较少见。其中直接蔓延最常见，常向下累及阴道壁，极少向上累及宫腔。故选 D。

8.(2014 年真题)宫颈癌是子宫颈阴道部的鳞状上皮及宫颈管内柱状上皮在致癌因素作用下发生无序过度增生的肿瘤病变，是女性生殖系统最常见的恶性肿瘤。故选 C。

9.宫颈癌病变多发生在宫颈外口鳞-柱状上皮交界处。宫颈癌的发生和发展是一个缓慢的过程，历经不典型增生(癌前病变)→原位癌→浸润癌三个阶段。故选 D。

10.浆膜下肌瘤是肌瘤向子宫浆膜面生长，并突出于子宫表面，仅有一蒂与子宫相连，当体位突然发生改变时，易发生蒂扭转。故选 C。

11.肌瘤变性是肌瘤失去原有的结构，包括玻璃样变、囊性变、红色样变、肉瘤样变、钙化。而红色样变多见于妊娠期和产褥期，可能与肌瘤内小血管退行性变引起血栓、溶血及血红蛋白渗入肌瘤有关。故选 B。

12.不同部位的标本应放在不同的标本瓶内，并在瓶签上做好相应的标记。故选 C。

13.(2014 年真题)子宫肌瘤分为浆膜下肌瘤、肌壁间肌瘤和黏膜下肌瘤，其症状与肌瘤的生长部位密切相关。较大的肌壁间肌瘤和黏膜下肌瘤可使子宫内膜面积增大并影响子宫收缩，导致经期延长、经量增多，而浆膜下肌瘤一般表现为下腹包块。故选 C。

第十五章　妇科腹部手术患者的护理

14.子宫肌瘤是女性生殖系统中最常见的良性肿瘤,多见于30～50岁育龄妇女。常见类型有肌壁间、黏膜下、浆膜下肌瘤,其中肌壁间肌瘤最常见。黏膜下肌瘤使宫腔变大,子宫内膜面积随之变大,致月经周期缩短、经期延长、经量增多。故选E。

15.卵巢良性肿瘤的并发症有蒂扭转、破裂、感染、恶变,其中蒂扭转最常见,好发于瘤蒂长、中等大、活动度好、重心偏于一侧的肿瘤(如囊性畸胎瘤)。当患者体位突然改变,或妊娠期、产褥期子宫大小、位置改变时发生扭转。红色变性是子宫肌瘤发生了变性,多见于妊娠期和产褥期。故选A。

16.由于卵巢位于盆腔深部,早期病变不易发现,晚期病例也缺乏有效的治疗手段,因此卵巢恶性肿瘤致死率居妇科恶性肿瘤之首。故选D。

17.普及防癌知识,提倡晚婚少育,积极治疗宫颈慢性疾病如宫颈糜烂,有接触性出血者及时就医进行宫颈刮片细胞学检查,是降低宫颈癌发病率的有效方法。提倡育龄妇女特别是30岁以上女性应每1～2年查一次宫颈涂片。故选C。

18.子宫内膜癌多数生长缓慢,局限于内膜或在宫腔内的时间较长,转移较晚,多见于绝经后妇女,预后好,5年存活率高,晚期浸润周围组织或压迫神经可引起下腹及腰骶部疼痛。因此D错误。

19.子宫颈癌行广泛子宫切除和盆腔淋巴结清除术后,需留置尿管7～14天,应使用抗菌尿管及抗返流尿袋,以减少泌尿系统感染发生。同时,留管期间嘱患者每天饮水3000mL,降低泌尿系统感染的危险性。故选E。

20.膀胱是生殖系统的邻近器官,位于子宫前方,若术中膀胱充盈可能造成误伤。因此需术前留置导尿管,保证手术过程中膀胱处于空虚状态。故选D。

21.(2011年真题)护士给患者操作前都要向患者解释操作的目的,以取得患者合作。因导尿涉及患者的隐私,应注意遮挡保护。故选D。

22.(2013年真题)疼痛是子宫内膜异位症的主要症状,其典型的特点是继发性痛经,进行性加重。故选C。

23.子宫肌瘤根据肌瘤与子宫肌壁的关系分为:肌壁间肌瘤,占60%～70%;浆膜下肌瘤,约占20%;黏膜下肌瘤,占10%～15%。所以最常见的类型是肌壁间肌瘤。故选A。

24.子宫肌瘤如果短时间内迅速增大,应考虑癌变可能,所以保守治疗不合适。故选D。

25.子宫颈癌的治疗应根据临床分期、患者年龄、生育要求等制定适当的个体化治疗方案。手术适合于Ⅰ期～Ⅱa期患者,放疗适合于各期患者,化疗适合于晚期及复发者。故选C。

26.本题解析同25题。故选A。

27.(2015年真题)巴氏涂片结果分5级:Ⅰ级表示正常;Ⅱ级炎症;Ⅲ级可疑癌变;Ⅳ级高度可疑癌变;Ⅴ级癌变。故选C。

28.子宫内膜癌是发生于子宫内膜的一组上皮性恶性肿瘤,以来源于子宫内膜腺体的腺癌最常见,淋巴转移为其主要的转移途径。故选B。

29.子宫内膜癌多发生于子宫底的内膜,以子宫两角附近居多,根据病变形态和范围可分为弥漫型和局限型。故选E。

30.月经改变是子宫肌瘤最常见的症状,主要表现为经量增多,经期延长。故选D。

31.宫颈癌的治疗总原则:以手术和放疗为主,辅以化疗。早期手术治疗;放射治疗适用于各期,最常用于ⅡB～ⅣA期患者;晚期或复发者则使用化疗。故选B。

32. 巨大子宫肌瘤压迫输卵管致输卵管狭窄,影响精子运行通过,导致不孕。故选 C。

33. 卵巢恶性肿瘤应以手术为主,辅以化疗和放疗等综合治疗。故选 E。

34. 宫颈上皮内瘤变(CIN)的处理方法:CIN Ⅰ为轻度不典型增生,按炎症处理,定期随访;CIN Ⅱ为中度不典型增生,给予物理治疗,定期随访;CIN Ⅲ为重度不典型增生或原位癌,多主张子宫全切,对于有生育要求的可行宫颈锥形切除术,术后定期随访。CIN Ⅲ并不是一定要子宫全切。因此 D 错误。

35. 卵巢肿瘤种类很多,可分为良性、恶性。其中良性肿瘤的特点:发展缓慢,病程较长;多为单侧、囊性、活动、表面光滑,一般无腹水;而伴有腹水一般是恶性肿瘤的特点。故选 A。

36. 宫颈癌晚期因癌组织坏死伴感染,可有大量米泔样或脓性恶臭白带,如癌灶累及邻近组织(膀胱、输尿管、直肠),可出现尿频、尿急、肾盂积水、便秘等症状;如侵犯周围神经,可引起腰骶部疼痛。双合诊检查可扪及宫旁组织变硬,并无腹部肿块。故选 A。

37. 蒂扭转是卵巢良性肿瘤最常见的并发症,好发于瘤蒂长、中等大、活动度好、重心偏于一侧的肿瘤(如成熟畸胎瘤)。当患者体位突然改变,或妊娠期、产褥期子宫大小、位置改变时发生扭转,与肥胖无关,故选 C。

38. 子宫内膜可侵犯全身任何部位,如卵巢、直肠子宫陷凹、宫骶韧带等,其中以卵巢最常见,约占 80%。故选 D。

39. 子宫内膜异位症一般发生于生育期年龄,以 25~45 岁妇女多见。故选 C。

40. 半卧位可减轻腹部伤口的张力,减轻疼痛。故选 A。

41. 黏膜下肌瘤是指肌瘤突向宫腔生长,犹如异物,常引起子宫收缩,肌瘤经宫颈突入阴道,因此选项 D 正确。月经改变、贫血、腰酸背痛、白带均为子宫肌瘤的临床表现,但不能作为黏膜下肌瘤的主要依据。故选 D。

42. 子宫颈癌是目前最常见的女性生殖系统恶性肿瘤,一般早期筛查选用的是宫颈刮片细胞学检查,确诊需要进行宫颈活组织检查。故选 D。

43. 根据题干提示:患者"月经正常"可排除早期妊娠;"子宫正常大小"可排除子宫肌瘤;黄素囊肿因滋养细胞疾病,HCG 刺激而引起,多为双侧性。根据包块为囊性、活动度好的特点,考虑卵巢良性肿瘤的可能性大。故选 B。

44. 宫颈刮片细胞学检查结果巴氏Ⅲ级,提示癌症可疑,应宫颈活检予以确诊。故选 B。

45. 经期延长、经量过多是黏膜下肌瘤典型的临床表现。黏膜下肌瘤易形成蒂,在宫腔内生长犹如异物,常引起子宫收缩,将肌瘤挤出宫颈外口进入阴道。与题干中"阴道内有一小鸡蛋大小质硬的包块,有蒂与宫腔相连"相符合,因此 C 正确。

46. 肌瘤变性是肌瘤失去原有的结构,包括玻璃样变、囊性变、红色样变、肉瘤样变、钙化。而红色样变多见于妊娠期和产褥期,患者可突发腹部剧烈疼痛,伴恶心、呕吐等症状,与题干中患者的病史及病情相符,因此选 C。

47. 卵巢肿瘤蒂扭转是妇科常见的急腹症,好发于瘤蒂长、中等大、活动度好、重心偏于一侧的肿瘤(如成熟畸胎瘤)。其表现为体位改变后突然发生的一侧下腹部疼痛,伴恶心、呕吐等,与题干中患者的病史及症状相符,因此选 A。

48. 宫颈活检不宜在月经前进行,以免与活检处出血相混淆;有阴道炎症者应治愈后再活检;术前应排空膀胱,取膀胱截石位,术后 24h 应自行取出阴道内纱布,避免长时间放置引起感染,术后 1 个月避免性生活和盆浴。故选 B。

第十五章 妇科腹部手术患者的护理

49. CA125是卵巢上皮肿瘤比较敏感的肿瘤标志物。临床上常作为卵巢肿瘤诊断和治疗效果的监测指标,而不是子宫肌瘤的随访手段,因此C错误。

50. 绝经后出现阴道流血是子宫内膜癌的典型临床表现,而糖尿病、高血压、肥胖及绝经延迟是子宫内膜癌的高危因素。因此,患者的糖尿病病史对诊断最有价值。故选A。

51. 子宫内膜异位症典型的症状为继发性痛经进行性加重,40%患者可引起不孕,部分患者可有经量增多,经期延长。当子宫直肠陷凹有异位病灶时,可因局部粘连使子宫后倾固定,并引起深部性交痛,检查血清CA125增高。这些表现与案例病史相符,因此选A。

52. 此案例主要考查大家对这几种疾病的临床鉴别:功能性子宫出血可引起月经周期和月经量的改变,但妇科检查无异常;子宫内膜癌的临床表现是绝经后出现不规则阴道流血,子宫增大,但质软;宫颈癌最典型的临床表现是接触性出血,常见于妇科检查和性交后出血,宫颈会出现癌性改变;围绝经期的月经改变属于功血的范畴;子宫巨大肌壁间肌瘤、黏膜下肌瘤因子宫内膜面积增大引起月经增多,妇科检查子宫增大,质硬,表面凹凸不平,与案例相符,因此选D。

53. B超是诊断子宫肌瘤最常用的方法,可确定肌瘤大小、数目和部位。故选C。

54. (2013年真题)导尿时应协助患者采取屈膝仰卧位,两腿略外展,以便暴露外阴。故选D。

55. (2015年真题)宫颈癌术后留置尿管7~14天,拔管前3天应定时夹管,1~2h开放一次,以训练膀胱功能。故选B。

56. (2015真题)腹腔镜检查是目前国际公认诊断和治疗子宫内膜异位症的最佳方法,镜下看到病灶即可确诊。故选C。

57. 预防宫颈癌,一般30岁以上的妇女应1~2年进行1次宫颈刮片细胞学检查,做到早发现、早诊断、早治疗。故选A。

58. 子宫肌瘤一般情况下不发生疼痛,当浆膜下肌瘤发生扭转或肌瘤发生红色变性时可有急性腹痛,疼痛剧烈时,可伴恶心、呕吐。痛经的主要原因则是前列腺素增高引起,而不是子宫肌瘤引起。故选A。

59. 子宫肌瘤好发于生育年龄,青春期前少见,绝经后萎缩或消失,提示其发生可能与雌激素的长期刺激有关,因此选D。

60. 宫颈癌的高危因素:不良性行为及婚育史(早婚、早育、多产、性伴侣多);性伴侣为高危男性(患阴茎癌、前列腺癌、前妻曾患宫颈癌);人乳头瘤病毒感染(HPV)。高脂饮食是卵巢癌的好发因素。故选C。

61. (2011年真题)绝经后出现阴道流血是子宫内膜癌典型的临床症状。题干中妇科检查子宫稍大、质软、附件(一),也与子宫内膜癌的体征相符。因此选E。

62. 刮片标本取下后应放在95%乙醇或10%甲醛溶液中固定。故选E。

63. 子宫肌瘤剥除术后的患者,应避孕两年以上考虑怀孕,以免在怀孕晚期或分娩期发生子宫破裂。故选A。

64. 为预防宫颈癌,30岁以上的妇女应1~2年进行1次宫颈涂片细胞学筛查。宫颈癌术后根据恢复情况,通常半年后恢复性生活。术后定期复查:第1年出院后第1个月首次复查,以后2~3个月复查一次;第2年3~6个月复查一次;第3~5年,每半年复查一次;第6年开始,每年复查一次。随访内容包括盆腔检查、阴道脱落细胞学检查、胸部X光检查、血常规和子宫颈鳞状细胞癌抗原(SCCA)检查。故选 E。

65. 子宫内膜癌发病与长期雌激素刺激缺乏孕激素对抗、遗传有关。妇女肥胖、糖尿病、高血压、不孕及绝经延迟是子宫内膜癌的高危因素。通常将肥胖、糖尿病、高血压称为子宫内膜癌三联征。故选 E。

66. 卵巢癌的发病与肿瘤家属史、高胆固醇饮食、内分泌失调有关,为了预防卵巢癌的发生,应多食高蛋白、低脂、高维生素饮食,高危妇女(未婚、未育者)可口服避孕药预防,定期对肿瘤标志物和雌激素进行监测,做到早发现、早诊断、早治疗。并无文献报道口服黄体酮可预防卵巢肿瘤。故选 C。

67. 卵巢癌的发病与家属史有关,还与高胆固醇饮食、内分泌失调有关。故选 B。

68. 卵巢颗粒细胞肿瘤能分泌雌激素,故有女性化作用。故选 A。

69. 内胚窦瘤又称卵黄囊瘤,能产生甲胎蛋白(AFP),故监测患者血清中 AFP 可作为诊断和治疗随访的重要指标。故选 C。

70. 无性细胞瘤属中等恶性的实性肿瘤,中等大小,有包膜,光滑,对放疗特别敏感。故选 E。

71. 卵泡膜细胞瘤可分泌雌激素,故有女性化作用,常合并子宫内膜增生,甚至子宫内膜癌。故选 A。

72. 子宫肌瘤可发生玻璃样变、红色变性、囊性变、钙化、肉瘤样变(恶变)。恶变少见,若绝经后的子宫肌瘤迅速增大,应考虑恶变。故选 C。

73. 因宫颈癌侵犯了直肠,手术会涉及肠道,因此术前 3 日进无渣半流饮食及口服肠道抗生素(甲硝唑),术前晚清洁灌肠,目的是减少术后感染,防止术后肠胀气及避免术中污染手术台。故选 B。

74. 宫颈癌Ⅰ期,手术不涉及肠道,术前禁食 8h,禁饮 4h,手术当日禁食,次日可进流食,但避免糖、牛奶、豆浆等产气食物,以防肠胀气。故选 D。

75. 出院后首次随访的时间为术后 1 个月。故选 C。

76. 浆膜下肌瘤位于子宫的浆膜层,突出于子宫表面,因此妇科检查时可在下腹触及包块。故选 A。

77. 术后 1 周左右,因阴道残端肠线吸收,可出现少量粉红色分泌物,为正常现象,不需特殊处理。故选 C。

78. 雌激素的作用是促进子宫肌细胞的增生和肥大,因此肌瘤组织对雌激素的高度敏感性是发生子宫肌瘤的重要因素。故选 A。

79. 宫颈癌的类型:外生型,最常见;内生型;溃疡型;颈管型。内生型:癌灶向宫颈深组织浸润,子宫颈表面光滑或仅有柱状上皮异位,子宫颈肥大变硬,呈桶状;因此选 B。

80. 患者术后体位与麻醉方式有关,全麻未清醒前去枕平卧,头偏向一侧;蛛网膜下腔麻醉(腰麻)去枕平卧 12h;硬膜外麻醉去枕平卧 6~8h。故选 A。

81. 术前使用呼吸抑制剂会引起胎儿宫内窘迫,应禁止使用。故选 A。

82. 术后应避免食用牛奶、糖、豆浆等产气食物,以防加重肠胀气。故选 E。

83. 剖宫产或子宫切除术后一般留置尿管 24~48h(1~2 天);广泛性子宫切除加盆腔淋巴清除术后留置尿管 7~14 天;阴道手术后留置尿管 5~7 天;经阴道全子宫切除术,必须留置尿管 3~5 天。故选 B。

第十五章 妇科腹部手术患者的护理

84.蒂扭转是卵巢良性肿瘤最常见的并发症,好发于瘤蒂长、中等大、活动度好、重心偏于一侧的肿瘤(如囊性畸胎瘤)。当患者体位突然改变,或妊娠期、产褥期子宫大小、位置改变时发生扭转。临床表现为突发性下腹一侧疼痛,伴恶心、呕吐。该案例中患者憋尿会使膀胱充盈,子宫位置发生改变,容易发生蒂扭转。因此选A。

85.蒂扭转一旦确诊,应尽快行手术治疗。故选A。

86.健康指导应包括术后休息、随访、防癌宣教及督促患者每年参加妇科防癌普查。故选E。

87.阴道不是无菌环境,为了防止术后感染,应重点进行阴道准备。故选A。

88.一般于术前3天行阴道冲洗。故选B。

89.会阴坐浴一般选用1∶5000高锰酸钾溶液、4%碳酸氢钠溶液用于假丝酵母菌感染。故选D。

90.宫颈癌术后一般留置尿管7~14天,拔管前夹管3天,每1~2h放尿一次。拔管后6h内督促患者1~2h解尿一次。故选D。

91.腹腔引流管一般术后2~3天(48~72h)拔除。故选A。

92.绝经后阴道流血首先考虑子宫内膜癌,案例中妇科检查宫颈光滑,子宫饱满,附件(一),与子宫内膜癌体征相符,因此选D。

93.分段诊断性刮宫是诊断子宫内膜癌最可靠的方法,先刮宫颈管,后刮子宫内膜,标本应分别放置,做好标记。故选C。

94.子宫内膜癌首选手术治疗,辅以放疗、化疗和大剂量孕激素治疗。故选B。

95.子宫内膜异位症最典型的临床表现是继发性痛经,进行性加重。当异位病灶出现在直肠子宫陷凹时,可扪及触痛性结节,与病史相符,因此选D。

96.医源性疾病(如剖宫产引起子宫内膜切口种植)可以引起子宫内膜异位,但并不是全部的原因。引起子宫内膜异位的原因:经血倒流、医源性种植、遗传因素、免疫异常、体腔上皮化生等。故选B。

97.月经前应禁止做输卵管通液术,以免将内膜碎屑推入腹腔,引起腹腔种植。输卵管通水应在月经干净后3~7天进行。故选C。

98.采取半卧位的目的是使膈肌下降,利于呼吸。故选D。

99.留置尿管的护理:引流袋每天更换一次,尿管每周更换一次;为预防尿路感染,每天用消毒棉球擦洗尿道口及尿管2次;为避免尿液反流,引流袋要低于耻骨联合;如没有尿路感染,一般不做膀胱冲洗。故选C。

100.卵巢癌患者得知病情后会产生悲观消极的心理,表现为焦虑哭泣,护士应当给予关心,听其倾诉,了解患者的焦虑和需求,并给予安慰。故选A。

第十六章 外阴阴道手术患者的护理

一、A_1/A_2 型题（每一道题下面有 A、B、C、D、E 五个备选答案。请从中选择一个最佳答案）

1. 阴道闭锁患者阴道成形手术后应取的体位是（　　）
   A. 头高足低位　　　　B. 右侧卧位　　　　C. 平卧位
   D. 左侧卧位　　　　　E. 瘘口伤口居高位

2. 妇科手术损伤尿瘘最常见的是（　　）
   A. 尿道阴道瘘　　　　B. 输尿管阴道瘘　　　C. 膀胱阴道瘘
   D. 膀胱宫颈瘘　　　　E. 膀胱尿道阴道瘘

3. Ⅱ度重型以上子宫脱垂患者的主要临床表现是（　　）
   A. 外阴硬肿　　　　　B. 便秘　　　　　　　C. 尿潴留
   D. 外阴部肿物,可回纳　E. 压力性尿失禁

4. 下列哪项是引起子宫脱垂的原因（　　）
   A. 阑尾炎　　　　　　B. 长期腹压增加　　　C. 盆腔肿瘤
   D. 子宫畸形　　　　　E. 盆腔炎

5. 下列哪项与阴道壁脱垂不相关（　　）
   A. 尿潴留　　　　　　B. 腰酸,下坠感　　　　C. 压力性尿失禁
   D. 阴道口有肿物脱出　E. 大便干结

6. 下列哪项不均属于生殖道损伤（　　）
   A. 膀胱阴道瘘　　　　B. 宫颈糜烂轻度　　　C. 会阴撕裂伤
   D. 子宫下垂　　　　　E. 膀胱阴道壁膨出

7. 防止子宫脱垂最重要的韧带是（　　）
   A. 圆韧带　　　　　　B. 阔韧带　　　　　　C. 主韧带
   D. 宫骶韧带　　　　　E. 骨盆漏斗韧带

8. 子宫脱垂的非手术治疗,不包括以下哪项（　　）
   A. 保持大便通畅　　　B. 脱垂子宫悬吊　　　C. 治疗慢性咳嗽
   D. 使用子宫托　　　　E. 增强体质,加强营养,产后行盆底肌肉锻炼

第十六章 外阴阴道手术患者的护理

9. 对子宫脱垂患者使用子宫托的目的是（　　）
   A. 曼氏手术治疗的术前准备　　B. 预防外阴继发感染
   C. 保持局部清洁　　D. 减轻患者生理上和心理上的痛苦
   E. 有利于恢复盆底组织张力

10. 子宫脱垂最主要的原因是（　　）
    A. 缺乏雌激素　　B. 长期慢性咳嗽　　C. 产伤
    D. 先天发育不良　　E. 营养不良

11. 子宫脱垂患者术后应采取的体位是（　　）
    A. 头高足低位　　B. 半坐卧位　　C. 平卧位
    D. 健侧卧位　　E. 以上均不是

12. 发生尿瘘最常见的原因是（　　）
    A. 泌尿系结核　　B. 长期上子宫托　　C. 放射性损伤
    D. 产伤及妇科手术损伤　　E. 以上均是

13. 子宫脱垂Ⅱ度重型是指（　　）
    A. 子宫颈外口下降至处女膜缘内不足4cm　B. 子宫颈外口脱出阴道口外
    C. 子宫颈及部分子宫体脱出阴道口外　　D. 子宫颈及全部子宫体脱出阴道口外
    E. 以上均是

14. 下列哪些不是子宫脱垂的原因（　　）
    A. 长期腹压增加　　B. 分娩损伤　　C. 盆腔肿瘤
    D. 阴道流血　　E. 产后过早从事体力劳动

15. 王女士,25岁。婚后4年一直未孕,2年来进行性痛经,BBT示双相型,月经5～7天/28～30天,量适中。妇科检查:子宫稍大,后位,后壁有粘连性触痛结节,两侧附件未扪及异常,要求生育,首先做何处理最恰当（　　）。
    A. 调整周期,促排卵　　B. 人工授精　　C. 腹腔镜
    D. 子宫输卵管碘油造影　　E. 剖腹探查

16. 尿瘘修补术后保留导尿管的时间为（　　）
    A. 7～8天　　B. 9～10天　　C. 11～12天
    D. 13～14天　　E. 以上均不是

17. 关于子宫脱垂的病因,错误的是（　　）
    A. 也会发生于未产妇及处女　　B. 与长期咳嗽、便秘无关
    C. 盆腔内巨大肿瘤或大量腹水　　D. 产后过早从事体力劳动

E. 分娩损伤

18. 患者，女，自诉阴道脱出一物5年，妇科检查示：宫颈在阴道外，宫体在阴道内，双附件正常，诊断该患者为子宫脱垂，考虑其程度应为（   ）
    A. Ⅱ度轻　　　　　　　B. Ⅱ度重　　　　　　　C. Ⅲ度
    D. Ⅰ度重　　　　　　　E. Ⅰ度轻

19. 妇科腹部手术患者术前的阴道冲洗次数，正确的是（   ）。
    A. 术前1天，冲洗3次　　B. 术前2天，每天3次　　C. 术前3天，每天2次
    D. 术前5天，每天1次　　E. 术前5天，每天2次

20. 外阴、阴道手术后的护理措施，处理不正确的是（   ）
    A. 保持外阴清洁行擦洗，每日2次　　　B. 保持导尿管通畅
    C. 术后5天少渣半流质饮食　　　　　　D. 留置导尿管时间一般5~7天
    E. 术后第3天开始服液状石蜡以软化大便

21. 尿瘘患者手术后应取的体位是（   ）
    A. 头高脚低位　　　　　B. 半卧位　　　　　　　C. 平卧位
    D. 右侧卧位　　　　　　E. 瘘口伤口居高位

22. 患者，女，32岁，G4P2，诉外阴道部坠胀感，大笑、咳嗽、喷嚏时尿液不能自控。妇科检查：让患者憋尿嘱咳嗽尿液外溢，检查者指压阴道前壁膀胱，再嘱其咳嗽，无尿液外溢；让患者排尿后平卧向下屏气用力，发现子宫颈外口在处女膜缘，可回纳，诊断其子宫脱垂为（   ）
    A. Ⅰ度重型，膀胱壁膨出，压力性尿失禁　　B. Ⅱ度轻型
    C. Ⅲ度　　　　　　　　　　　　　　　　　D. Ⅱ度重型
    E. Ⅰ度轻型

23. 外阴癌患者手术后应取的体位是（   ）
    A. 头高脚低位　　　　　B. 半卧位　　　　　　　C. 右侧卧位
    D. 左侧卧位　　　　　　E. 平卧外展屈膝（膀胱截石位）

24. 某女，28岁。G0P0，婚后5年未孕，月经5~7天/29~33天，妇科检查：子宫正常大小，右侧附件增厚，余均正常，进一步检查应首先考虑（   ）
    A. 经前5天诊断性刮宫　　B. 输卵管通液　　　　　C. 宫腔镜
    D. 子宫输卵管造影　　　　E. BBT

25. 女，28岁，结婚4年不孕，现在停经8个月。妇科检查：子宫稍小，余无异常。肌注黄体酮20mg，连用3日，未见撤药性流血，再给予己烯雌酚1mg，口服连用20日，出现撤药性流血。此患者应诊断为（   ）

A. 子宫性闭经　　　　　B. 第二度闭经(卵巢性闭经)　　　C. 第一度闭经
D. 垂体性闭经　　　　　E. 运动性闭经

26. 预防子宫脱垂的措施中错误的是(　　)
    A. 积极开展计划生育　　B. 提高接生技术　　　C. 产褥期增加腹压活动
    D. 加强营养,增强体质,产后行盆底肌肉锻炼　　E. 执行妇女劳动保护条例

27. 子宫脱垂是指宫颈外口达(　　)
    A. 坐骨结节水平以上　　B. 坐骨结节水平以下　　C. 骶尾关节以下
    D. 坐骨棘水平以上　　　E. 坐骨棘水平以下

二、A_3/A_4型题(提供一个案例,下设若干道考题。在每道考题下面的 A、B、C、D、E 五个备选答案中选择一个最佳答案)

(28~33题共用题干)
患者唐女士,38岁。因患子宫颈癌Ⅱa期,需做广泛性子宫切除和盆腔淋巴结清扫术。

28. 术前1天的准备内容不包括(　　)
    A. 灌肠导泻　　　　　B. 沐浴清洁　　　　C. 准备术野皮肤
    D. 镇静催眠　　　　　E. 留置导尿管

29. 术前为该患者进行阴道冲洗,其液体和浓度正确的是(　　)
    A. 1∶5000 高锰酸钾　　B. 1∶100 苯扎溴铵　　C. 1∶5000 苯扎溴铵
    D. 1∶500 高锰酸钾　　　E. 1∶200 苯扎溴铵

30. 指导患者进行会阴坐浴,方法不正确的是(　　)
    A. 水温约 40℃　　　　B. 浸泡 20~30min　　　C. 总药液约 2000mL
    D. 热敷 20~30min　　　E. 0.5%醋酸,1%乳酸液

31. 手术当日晨的护理,错误的是(　　)
    A. 禁食禁饮　　　　　　　B. 肌内注射术前基础麻醉针　　C. 测量生命体征
    D. 将贵重物品交给护士或医生　　E. 宫颈及穹隆部涂1%甲紫

32. 患者术后留置导尿管的时间为(　　)
    A. 1~2 天　　　　　　B. 5~6 天　　　　　　C. 10~12 天
    D. 10~14 天　　　　　 E. 2~3 周

33. 患者腹部术后伤口拆线的时间为(　　)
    A. 1~2 天　　　　　　B. 3~4 天　　　　　　C. 5~6 天
    D. 7~10 天　　　　　　E. 2~3 周

(34~36题共用题干)

患者,女,G1P0,经量增多5年,经期延长达两周,伴进行性痛经。妇科检查:子宫如妊娠一个半月大小。

34.可能的诊断为( )
    A.子宫腺肌瘤   B.子宫内膜癌   C.子宫肌瘤
    D.子宫内膜结核   E.功能失调性子宫出血

35.B超检查发现子宫后壁有稍强回声团块,最可能的诊断为( )
    A.绒毛膜癌   B.子宫腺肌病   C.子宫肌壁间腺肌瘤
    D.子宫内膜癌   E.功能失调性子宫出血

36.患者若长期剧烈痛经,宜采用的治疗方法为( )
    A.假孕疗法   B.药物性卵巢切除   C.全子宫切除术
    D.盆腔放疗   E.假绝经疗法

第十六章 外阴阴道手术患者的护理

参考答案

1—5. ACDBE　　　6—10. ECBEC　　　11—15. CDCDD　　　16—20. DBACE
21—25. EAEDB　　26—30. CEEAD　　31—35. DDCAC　　　36. A

答案解析

1. 阴道闭锁患者阴道成形手术后应取的体位是头高足低位。故选 A。
2. 妇科手术损伤尿瘘最常见的是膀胱阴道瘘。故选 C。
3. Ⅱ度重型以上子宫脱垂患者的主要临床表现是外阴部肿物,可回纳。故选 D。
4. 引起子宫脱垂的原因是长期腹压增加。故选 B。
5. 与阴道壁脱垂相关的有尿潴留;腰酸、下坠感;压力性尿失禁及阴道口有肿物脱出。故选 E。
6. 属于生殖道损伤的是膀胱阴道瘘;宫颈糜烂;会阴撕裂伤;子宫下垂。故选 E。
7. 防止子宫脱垂最重要的韧带是主韧带。故选 C。
8. 子宫脱垂的非手术治疗:保持大便通畅;治疗慢性咳嗽;使用子宫托;增强体质,加强营养,产后行盆底肌肉锻炼。脱垂子宫悬吊属于手术治疗。故选 B。
9. 对子宫脱垂患者使用子宫托的目的是有利于恢复盆底组织张力。故选 E。
10. 子宫脱垂最主要的原因是产伤。故选 C。
11. 子宫脱垂患者行阴道壁修补术后宜采取平卧位,避免增加腹压的动作,以降低外阴、阴道张力,注意保持伤口干燥清洁,有利于伤口愈合。故选 C。
12. 发生尿瘘最常见的原因是产伤及妇科手术损伤。故选 D。
13. 子宫脱垂:Ⅱ度重型是指子宫颈及部分子宫体脱出阴道口外。故选 C。
14. 子宫脱垂的原因:长期腹压增加;分娩损伤;盆腔肿瘤及产后过早从事体力劳动。分娩损伤为主要的原因。故选 D。
15. BBT 示双相型提示该患者有排卵;月经 5～7 天/28～30 天,量适中提示该患者月经正常;后壁有粘连性触痛结节提示盆腔粘连有炎症可能为子宫内膜异位症,因此该患者可以做子宫输卵管碘油造影以确定输卵管是否通畅。故选 D。
16. 尿瘘修补术后保留导尿管的时间为 13～14 天。故选 D。
17. 长期咳嗽、便秘容易引起子宫脱垂。故选 B。
18. 宫颈在阴道外,宫体在阴道内为子宫脱垂Ⅱ度轻。故选 A。
19. 阴道冲洗可减少阴道分泌物,促进阴道血液循环,使阴道和宫颈保持清洁。正常情况下阴道不是无菌环境,为避免术后感染,常用于妇科腹部手术术前的常规阴道准备,阴道冲洗液的温度一般在 42℃ 左右,一般术前 3 天开始,每天 2 次。故选 C。
20. 服液状石蜡不为常规术后护理。故选 E。
21. 尿瘘患者手术后应取的体位是瘘口伤口居高位。故选 E。
22. 子宫脱垂的分度,患者以膀胱截石位时,嘱其用力屏气时子宫下降的程度,将其分为Ⅲ度。Ⅰ度轻型:宫颈外口距处女膜缘<4cm,未达处女膜缘;Ⅰ度重型:宫颈已达处女膜缘,阴道口可见子宫颈。Ⅱ度轻型:宫颈脱出阴道口,宫体仍在阴道内;Ⅱ度重型:宫颈及部分宫体脱

265

出阴道口。Ⅲ度：子宫颈及子宫体全部脱出阴道口外。根据此患者表现，诊断其子宫脱垂为Ⅰ度重型。压力性尿失禁，产伤是主要原因，表现为不同程度尿失禁，在增加腹压如咳嗽、大笑、打喷嚏、提重物跑步等活动时有尿液溢出，严重者在休息时也有尿液溢出。憋尿，截石位，嘱咳嗽有尿液自尿道口溢出，食、中二指轻压前壁及尿道两侧，再嘱咳嗽，若尿液不再溢出，提示患者患压力性尿失禁。综上所述，该患者诊断为：Ⅰ度重型子宫脱垂，膀胱壁膨出，压力性尿失禁。故选A。

23. 外阴癌患者手术后应取的体位是平卧外展屈膝（膀胱截石位）。故选E。

24. 右侧附件增厚提示输卵管或卵巢有炎症，容易造成输卵管堵塞，可以行子宫输卵管造影以确定输卵管是否通畅。故选D。

25. 肌注黄体酮20mg，连用3日，未见撤药性流血，再给予己烯雌酚1mg，口服连用20日，出现撤药性流血。提示该患者体内雌激素缺乏，为卵巢性闭经。故选B。

26. 产褥期子宫尚未完全复旧，加之其韧带松弛，子宫轴与阴道轴又一致，此时若常负重、下蹲、久咳等增加腹压的活动，过高的腹压可使子宫推向下方，位置沿阴道向下移位导致发生子宫脱垂。故选C。

27. 正常情况下子宫由于受到韧带牵引，使得宫颈处于坐骨棘水平以上。子宫从正常位置沿阴道下降或甚至部分脱出于阴道口外，当宫颈外口达坐骨棘水平以下，严重者子宫全部脱出阴道口外，称之为子宫脱垂。故选E。

28. 妇科腹部手术前1天的护理内容包括胃肠道准备、禁食禁饮、阴道准备、清洁灌肠、准备术野皮肤、沐浴清洁，必要时给镇静剂安眠等，手术当日晨护理常规术前30min留置导尿管，因此正确选项为E。

29. 阴道冲洗常用溶液有1∶5000高锰酸钾、0.1%苯扎溴铵（新洁尔灭）、0.05%碘伏溶液等，高锰酸钾溶液浓度过高具有腐蚀性，1∶500溶液浓度过高不宜使用。故选A。

30. 坐浴是借助水温与药液的作用，促进局部组织的血液循环，增强抵抗力的作用，达到局部清洁，促进炎症吸收，减轻外阴部的炎症及疼痛，有利于组织修复。操作方法：根据患者病情按比例配置好药液量约2000mL，温度一般为41～43℃左右，将坐浴盆置于坐浴架上，嘱患者排空膀胱后全臀和外阴部浸泡于溶液中，一般持续约20～30min。因此选项D是错误方法。

31. 手术当日晨，护士应测量患者生命体征，有发热（T≥37.5℃）者报告医生重新确定手术时间；月经来潮不宜手术，患者手术前8h禁食、4h禁饮；如佩戴首饰及贵重物品应取下交给家属保管；为减少麻醉并发症，术前半小时给基础麻醉药物（如苯巴比妥、阿托品）；为防止术中损伤邻近器官，留置导尿管；肠道、阴道准备。因此，本题D项错误。

32. 为防止术后排便、排尿污染手术伤口，宫颈癌做广泛性子宫切除和盆腔淋巴结清扫术的患者术后必需留置导尿管的时间为10～14天，留置导尿管期间，应消毒外阴及尿管，保持留置导尿管通畅，及时更换尿袋及接管，嘱患者多喝水，每天总液量约为3000mL。冲洗膀胱，拔管前训练膀胱功能。故选D。

33. 患者腹部术后伤口拆线的时间一般为5～6天。故选C。

34. 经量增多5年，经期延长达两周，伴进行性痛经提示该患者有子宫腺肌瘤。故选A。

35. 超检查发现子宫后壁有强回声团块提示该患者有子宫肌壁间腺肌瘤。故选C。

36. 患者若长期剧烈痛经，宜采用的治疗方法为假孕疗法。故选A。

第十七章 不孕症妇女的护理

一、A_1/A_2型题(每一道题下面有A、B、C、D、E五个备选答案。请从中选择一个最佳答案)

1. 女,28岁。诊断为不孕症,做输卵管通气检查,输卵管由内向外依次是(   )
   A. 伞部、壶腹部、峡部、间质部
   B. 间质部、峡部、伞部、壶腹部
   C. 峡部、壶腹部、间质部、伞部
   D. 间质部、峡部、壶腹部、伞部
   E. 峡部、间质部、壶腹部、伞部

2. 女,28岁。婚后3年未孕,常规妇科双合诊检查,女性内生殖器不包括(   )
   A. 阴道
   B. 子宫
   C. 输卵管
   D. 韧带
   E. 卵巢

3. 女,30岁。诊断为不孕症,常规做妇科检查,对子宫功能的描述,不正确的是(   )
   A. 是精子到达输卵管的通道
   B. 能产生月经
   C. 性交器官
   D. 是孕育胎儿的场所
   E. 分娩时能排出胎儿

4. 女,28岁。诊断为不孕症,监测雌激素水平,雌激素的生理作用正确的是(   )
   A. 降低妊娠子宫对催产素的敏感性
   B. 使子宫内膜增生
   C. 使宫颈黏液减少变稠,拉丝度减少
   D. 使阴道上皮细胞脱落加快
   E. 以上都不是

5. 女,29岁。诊断为不孕症,做卵巢功能检查,卵子排出后未受精,黄体开始萎缩是在排卵后(   )
   A. 7~8日
   B. 9~10日
   C. 11~12日
   D. 13~14日
   E. 14~15日

6. 女,28岁。诊断为不孕症,测激素水平,能使宫颈黏液分泌量增多,稀薄透明,拉丝变长的激素是(   )
   A. 雌激素
   B. 孕激素
   C. 雄激素
   D. 绒毛膜促性腺激素
   E. 雌激素和孕激素

7. 患者,34岁。已婚10年不孕,拟诊慢性盆腔炎,最有价值的诊断依据是(   )
   A. 发热
   B. 疲乏
   C. 失眠、头痛
   D. 子宫后位固定,附件增厚伴有压痛
   E. 子宫颈轻度糜烂

8. 女,42 岁。月经改变,诊断性刮宫结果有排卵功血,临床表现正确的是( )
   A. 黄体功能不足者月经周期正常,月经频发
   B. 黄体功能不全者与不孕无关
   C. 子宫内膜不规则脱落者,经期延长,多达 15 天
   D. 有排卵功能,但黄体功能异常
   E. 有排卵功能,黄体功能正常,但是经量偏多

9. 女,36 岁。痛经进行性加重,诊断为子宫内膜异位症,与其合并的病变错误的是( )
   A. 自然流产率增加   B. 不孕症   C. 子宫前屈
   D. 月经异常   E. 卵巢巧克力囊肿

10. 女,33 岁。不孕症,诊断为子宫内膜异位症,最佳的辅助检查方法是( )
    A. CA125 值测定   B. 诊断性刮宫   C. 宫腔镜检查
    D. 腹腔镜检查   E. B 型超声检查

11. 女,40 岁,经量增多。B 超检查为子宫肌瘤,下列错误的是( )
    A. 黏膜下肌瘤较常发生月经过多   B. 浆膜下肌瘤较少出现月经过多
    C. 膀胱充盈时较大肌瘤可由腹部触到   D. 浆膜下肌瘤最易引起不孕
    E. 较大的浆膜下肌瘤可发生蒂扭转

12. 女,32 岁。诊断为不孕症,观察月经周期子宫内膜的变化,在月经周期的第 10 天,子宫内膜是( )
    A. 月经中期   B. 分泌期   C. 分泌后期
    D. 增生期   E. 月经后期

13. 女,32 岁。4 年前产后感染后反复发作慢性盆腔炎,下列临床表现错误的是( )
    A. 下腹部及腰骶部酸痛,常于月经前、后加重   B. 常有月经失调、经量增多
    C. 妇科检查子宫呈后位,活动受限   D. 一般不影响受孕
    E. 全身症状可有低热,易感疲劳

14. 女,28 岁。诊断为不孕症,监测雌激素水平,对于雌激素的功能,描述正确的是( )
    A. 减少子宫颈黏液分泌   B. 促进卵泡和子宫发育
    C. 促进阴道上皮的脱落   D. 促进乳腺腺泡的发育
    E. 促进阴毛、腋毛的生长

15. 女,30 岁。结婚 3 年未孕,做激素水平测定,下列描述错误的是( )
    A. 卵巢分泌雌激素   B. 卵巢分泌孕激素
    C. 卵巢分泌少量雄激素   D. 卵巢分泌促卵泡素
    E. 垂体分泌促黄体生成素

16. 曾有过妊娠而后来未避孕连续1年不孕者,称为( )
    A. 继发性不孕　　　　　B. 原发性不孕　　　　　C. 相对性不孕
    D. 暂时性不孕　　　　　E. 永久性不孕

17. 原发性不孕症的定义是夫妇同居,性生活正常( )
    A. 未避孕,2年未孕者　　　　　B. 未避孕,1年未孕者
    C. 曾生育,此后未避孕,2年未孕者　　D. 两地分居,1年未孕
    E. 曾妊娠,此后未避孕,1年未孕者

18. 试管婴儿的主要适应证是( )
    A. 输卵管不通　　　　　B. 无精症　　　　　C. 不愿妊娠
    D. 子宫发育不良　　　　E. 卵巢功能异常,无排卵

19. 女性,30岁,有正常性生活,未避孕,婚后4年未孕,既往体健,月经周期规律5~6天/30天,经量中等。妇科检查:(一)。男方检查亦未发现异常,为了确定不孕的原因,首先应采取的特殊检查是( )
    A. 子宫输卵管碘油造影　　　　B. 经前期刮子宫内膜行病理组织学检查
    C. 输卵管通液术　　　　　　　D. 宫腔镜检查　　　E. 宫颈黏液检查

20. 下列哪种疾病不属于不孕症的原因( )
    A. 慢性输卵管炎　　　　B. 子宫黏膜下肌瘤　　　　C. 中骨盆平面狭窄
    D. 子宫腺肌症　　　　　E. 多囊卵巢综合征

21. 下列不属于AID适应证的有( )
    A. 精子活动力低下,少于50%的活动精子　　B. 严重的精液量减少,不足1mL
    C. 低精子计数　　　　　　　　　　　　　　D. 夫妻双方血型不合
    E. 男方性功能障碍

22. 女方不孕症最常见的因素是( )
    A. 卵巢因素　　　　　B. 输卵管因素　　　　C. 宫颈因素
    D. 阴道因素　　　　　E. 下丘脑因素

23. 判断不孕症妇女有无排卵最简单的方法是( )
    A. 诊刮　　　　　　　B. 验尿HCG　　　　　C. BBT测定
    D. 性激素测定　　　　E. 宫颈黏液检查

24. 人工授精的主要适应证不包括( )
    A. 少精　　　　　　　B. 无精症　　　　　　C. 射精障碍
    D. 输精管复通失败　　E. 女方患有严重遗传病

25.不孕症伴有痛经患者常发生于（　　）患者。
   A.更年期功血　　　　B.子宫内膜增殖症　　　C.子宫内膜异位症
   D.卵巢囊肿　　　　　E.以上均是

26.女性,27岁。结婚2年未育,既往月经周期规律,但月经周期缩短,计划检查有无黄体功能异常,下列（　　）对诊断没有帮助。
   A.经前诊刮　　　　　　B.BBT测定　　　　　C.测血清孕酮水平
   D.分析以往月经周期长短　E.测血清雌激素水平

27.仅指精子数量而言,下列哪一项具备正常生育能力（　　）
   A.精子数在2000万~2500万/mL　　B.精子数在3000万~3500万/mL
   C.精子数在3000万~4500万/mL　　D.精子数在5000万~6000万/mL
   E.精子数超过6000万/mL

28.造成女性不孕的最常见原因是（　　）
   A.不排卵　　　　　　B.输卵管因素　　　　C.重度宫颈糜烂
   D.子宫内膜异位症　　E.子宫黏膜下肌瘤

29.下列哪项不是女性不孕的因素（　　）
   A.卵巢因素　　　　　B.输卵管因素　　　　C.子宫因素
   D.宫颈因素　　　　　E.精液的异常

30.下列哪项不是男性不育的因素（　　）
   A.精液异常　　　　　B.精子运送受阻　　　C.免疫因素
   D.少精　　　　　　　E.输卵管因素

31.哪项不是治疗不孕症的要点（　　）
   A.治疗生殖道器质性病变　B.诱发排卵　　　　C.免疫性不孕治疗
   D.辅助生殖技术　　　　　E.期待疗法

32.哪项不是辅助生殖技术（　　）
   A.人工授精　　　　　　B.体外受精与胚胎移植　　C.卵细胞质内单精子注射
   D.配子输卵管内移植及宫腔内配子移植　　　　E.自然受孕

33.哪项不是常用的诱发排卵的药物（　　）
   A.氯米芬　　　　　　B.绒促性素　　　　　C.黄体生成素释放激素
   D.尿促性素及溴隐亭　E.雌激素

34.下列哪项不是生殖道器质性病变（　　）

A. 输卵管慢性炎症及阻塞　　B. 卵巢肿瘤　　C. 子宫病变
D. 阴道炎及子宫内膜异位症　　E. 肺结核

35. 与不孕症的女性患者无关的检查有(　　)
   A. 卵巢功能检查　　B. 输卵管功能检查　　C. 宫腔镜检查
   D. 腹腔镜检查及性交后试验　　E. 精液检测

36. 下列哪项提示男性精液正常(　　)
   A. 无精　　B. 少精　　C. 弱精
   D. 畸精症及精子发育停滞　　E. 精液液化时间少于30min

37. 下列哪项不是辅助生殖技术常见的并发症(　　)
   A. 卵巢过度刺激综合征　　B. 卵巢反应不足　　C. 多胎妊娠
   D. 自然流产及肿瘤　　E. 单胎妊娠

二、A_3/A_4型题(提供一个案例,下设若干道考题。在每道考题下面的A、B、C、D、E五个备选答案中选择一个最佳答案)

某女。32岁,结婚5年未孕,月经一直不规律,医生考虑为无排卵性功血。根据患者的月经史。

38. 下列哪一种情况符合其诊断(　　)
   A. 周期正常,经量时多时少　　B. 周期正常,经期延长,经量多
   C. 周期紊乱,经期长短不一,经量时多时少　　D. 周期缩短,经量时多时少
   E. 周期缩短,经期延长

39. 下列哪一种辅助检查结果符合其诊断(　　)
   A. 基础体温呈双相型　　B. 月经前宫颈黏液可见椭圆形细胞
   C. 月经来潮6h内刮宫,见增生期子宫内膜　　D. 月经中期宫颈黏液见羊齿状结晶
   E. 月经前激素测定黄体酮为正常水平

40. 采取下列哪一种方法可达到治疗目的(　　)
   A. 刮宫术　　B. 补充孕激素　　C. 抗生素治疗
   D. 氯米芬治疗　　E. 卡巴克络治疗

三、B型题(标准配伍题。提供若干道考题,每组考题共用在考题前列出的A、B、C、D、E五个备选答案,请从中选择一个与问题关系最密切的答案。某个备选答案可以被选择一次、多次或不被选择)

(41～45题共用题干)
A. 不孕症　　B. 原发性不孕　　C. 继发性不孕　　D. 相对性不孕　　E. 绝对性不孕

41. 有正常性生活,未经避孕一年未妊娠者,称为(　　)
42. 未避孕而从未妊娠者称为(　　)
43. 曾有过妊娠而后未避孕连续一年不孕者称为(　　)
44. 夫妇一方有先天或者后天解剖生理方面的缺陷,无法纠正而不能妊娠者,称为(　　)
45. 夫妇一方因某种因素阻碍受孕,导致暂时不孕,一旦得到纠正仍能受孕者,称为(　　)

第十七章 不孕症妇女的护理

参考答案

1—5. DDCBB	6—10. ADDCD	11—15. DDDBD	16—20. ABABC
21—25. EBCEC	26—30. EEBEE	31—35. EEEEE	36—40. EECCD
41—45. ABCED			

答案解析

1. 考察输卵管的组成部分。输卵管由内向外分为四部分:间质部、峡部、壶腹部和伞端。故选 D。

2. 女性内生殖器包括阴道、子宫、输卵管及卵巢,后两者常被称为子宫附件。故选 D。

3. 阴道为性交器官。子宫内膜受卵巢激素的影响,有周期性改变并产生月经;子宫为精子到达输卵管的通道;受孕后是孕育胎儿的场所;分娩时,子宫收缩使胎儿及其附属物排出。故选 C。

4. 考察雌激素的生理功能。雌激素可提高子宫平滑肌对催产素的敏感性和收缩力,对子宫内膜的功能层上皮细胞和腺体有增生作用。可使宫颈黏液分泌增多,质变稀薄,促进阴道上皮增生和角化。故选 B。

5. 考察卵巢的周期性变化。在排卵后 9~10 天黄体开始萎缩,血管减少,细胞呈脂肪变性,正常排卵周期黄体寿命为 12~16 天,平均 14 天。故选 B。

6. 考察雌激素的生理功能。雌激素可使宫颈口松弛,宫颈黏液分泌增多,质变稀薄,易拉成丝状。孕激素抑制宫颈内膜的黏膜分泌,使其稠厚,形成黏液栓。故选 A。

7. 考察慢性盆腔炎的临床表现。慢性盆腔炎妇科检查可见子宫常后位,活动受限,粘连固定,输卵管炎可在子宫一侧或两侧触到增厚的输卵管呈条索状,输卵管卵巢积水或囊肿可摸到囊性肿物。故选 D。

8. 考察功能失调性子宫出血的临床表现。排卵性功血,黄体功能不足常表现为月经周期缩短,可有不孕或在孕早期流产;子宫内膜不规则脱落表现为月经周期正常,但因子宫内膜不规则脱落,经期延长,常达 9~10 天,出血量多。故选 D。

9. 考察子宫内膜异位症的临床表现。子宫内膜异位症症状:痛经;不孕,正常妇女的不孕率约为 15%,内膜异位症患者可高达 40%;自然流产率增加;月经失调,15%~30% 的患者表现为经量增多、经期延长或经前、经后少量的出血;性交痛,30% 患者有性交痛。双合诊检查发现子宫后倾固定。故选 C。

10. 考察子宫内膜异位症的辅助检查。腹部 B 超是鉴别卵巢子宫内膜异位囊肿和直肠阴道隔子宫内膜异位症的重要手段。中、重度子宫内膜异位症患者血清 CA125 值可能升高。腹腔镜检查是目前诊断子宫内膜异位症的最佳方法,特别是对盆腔和 B 超检查无阳性发现的患者。故选 D。

11. 考察子宫肌瘤的临床表现。黏膜下和引起宫腔变形的肌壁间肌瘤可引起不孕或流产。故选 D。

12. 考察子宫内膜的周期性变化。子宫内膜的周期性变化中增生期为月经周期的第 5~14 天。分泌期为月经周期的第 15~28 天,月经期约在月经周期的第 1~4 天。故选 D。

273

13.考察盆腔炎的临床表现。慢性盆腔炎临床表现：(1)症状：下腹坠痛，腰骶部酸痛，月经前、后加重；月经量增多，可伴有不孕。全身症状可有低热，易感疲倦。(2)体征：子宫常呈后倾后屈位，子宫及双侧附件有轻度压痛，子宫一侧或双侧有增厚、压痛，宫骶韧带增粗、变硬、有触痛。故选 D。

14.考察雌激素的生理功能。雌激素能促进卵泡和子宫发育，增加宫颈黏液的分泌，使阴道上皮增生和角化，使乳腺管增生，乳头、乳晕着色。雄激素能促进阴毛、腋毛的生长。故选 B。

15.卵巢主要合成及分泌两种性激素，即雌激素和孕激素，也合成少量雄激素。故选 D。

16.不孕症有原发性不孕和继发性不孕，曾有过妊娠而后未避孕连续一年不孕者称为继发性不孕。故选 A。

17.按照曾否受孕，不孕症可以分为原发性不孕和继发性不孕。未避孕而从未妊娠者称为原发性不孕；夫妇一方有先天或后天解剖生理方面的缺陷，无法纠正而不能妊娠者绝对继发不孕，再结合不孕症的定义，未避孕，有正常性生活，同居一年而未曾受孕者，故答案选 B。

18.夫妇要求试管婴儿，首先他们应该有正常的卵子和精子，而且他们的精卵结合后能够在宫腔内正常发育，所以排除了 B、C、D 和 E，只有 A 选项是适应证。

19.该患者有正常性生活，未避孕未孕，既往体健，月经规则，经量正常，妇科检查正常，男方检查也正常。为了确定不孕的原因，应确定该患者是否有排卵，因此可在经前期刮子宫内膜行病理组织学检查，如见到分泌期内膜则提示有排卵，如未见到分泌期内膜则提示无排卵。故选 B。

20.中骨盆平面狭窄只会影响分娩，却不会影响受孕。故选 C。

21.由于精液来源不同，AI 分夫精人工授精（AIH）和供精（非配偶）人工授精（AID）。两者适应证不同，AIH 治疗：(1)性交障碍；(2)精子在女性生殖道内运行障碍；(3)少、弱症。AID 治疗：(1)无精症；(2)男方有遗传疾病；(3)夫妻间特殊性血型或免疫不相容。但不包括男方性功能障碍（阳痿、早泄、逆行射精、尿道下裂、截瘫、阴茎畸形、性交后试验异常等），因为此类人身体内仍会有相当数量的有活力的精子存在。故选 E。

22.不孕因素可能在女方、男方或男女双方。女方因素约占 40%，男方因素占 30%～40%，男、女双方因素占 10%～20%，输卵管阻塞或输卵管通而不畅约占女性不孕的 1/2，是最常见的因素。故选 B。

23.排卵后受孕激素作用，生殖器官和基础体温会发生相应变化，最简单的方法应该是对患者损伤较小的，即基础体温测定。故选 C。

24.人工授精的主要适应证是男性少精、无精症、射精障碍、输精管复通失败、生殖器畸形及女性生殖道畸形等。故选 E。

25.子宫内膜异位症的患者典型的临床症状为进行性加重的痛经及性交痛，并且常伴有不孕。因此，不孕症伴有痛经患者常发生于子宫内膜异位症的患者。故选 C。

26.检测黄体功能情况，可以行经前诊刮判断内膜分泌情况从而确定黄体功能，亦可以通过基础体温判断黄体功能，如基础体温高温相持续时间短，则提示黄体功能不全；黄体功能不全的患者往往周期短；血清孕酮水平可以直接测出黄体功能情况。而测血清雌激素水平则无法提示。故选 E。

27.正常精液内精子数应>6000 万/mL。故选 E。

第十七章　不孕症妇女的护理

28.(2011年真题)造成女性不孕的最常见的原因是输卵管因素。故选B。

29.女性不孕的因素有卵巢因素、输卵管因素、子宫因素及宫颈因素。故选E。

30.男性不育的因素有精液异常、精子运送受阻及免疫因素。故选E。

31.治疗不孕症的治疗要点有治疗生殖道器质性病变、诱发排卵、免疫性不孕治疗、辅助生殖技术及中西医结合治疗。故选E。

32.辅助生殖技术有人工授精、体外受精与胚胎移植、卵细胞质内单精子注射、配子输卵管内移植及宫腔内配子移植。故选E。

33.常用的诱发排卵的药物有氯米芬、绒促性素、黄体生成激素释放激素、尿促性素及溴隐亭。故选E。

34.生殖道器质性病变有输卵管慢性炎症及阻塞、卵巢肿瘤、子宫病变、阴道炎及子宫内膜异位症。故选E。

35.不孕症的女性患者可以做卵巢功能检查、输卵管功能检查、宫腔镜检查、腹腔镜检查及性交后试验。故选E。

36.提示男性精液异常有无精、少精、弱精、畸精症、精子发育停滞或精液液化。故选E。

37.辅助生殖技术常见的并发症有卵巢过度刺激综合征、卵巢反应不足、多胎妊娠、自然流产及肿瘤。故选E。

38.考察功能失调性子宫出血的临床表现。无排卵性功血多发生于青春期与绝经过渡期妇女。最常见症状是不规则子宫出血,其特点是月经周期紊乱,经期长短不一,出血量时多时少,多停经数周或数月后大量出血,可持续2~3周甚至更长时间,不易自止,亦有表现为长时间少量出血,淋漓不断。故选C。

39.考察功能失调性子宫出血的辅助检查。预约时告诉患者术前5天禁性生活;对因不孕而进行刮宫者,应选择月经前或月经来潮12h内进行。刮出物送病理检查,无排卵型功血其子宫内膜病理检查可见增生期变化或增生过长,无分泌期改变。故选C。

40.考察功能失调性子宫出血的治疗原则。治疗原则为促进排卵,用于青春期和育龄期功血者,可选择氯米芬,于出血第5日起,每晚50mg,连用5日,不宜长期服用;人绒毛膜促性腺激素(HCG),监测卵泡发育到接近成熟后,连续3日肌注HCG,剂量分别为1000U、2000U、5000U;人绝经期促性腺激素(HMG),出血干净后,每日肌注HMG 1~2支(每支含FSH及LH各75U),直至卵泡发育成熟后停用。故选D。

41.有正常性生活,未经避孕一年未妊娠者,称为不孕症。故选A。

42.未避孕而从未妊娠者称为原发性不孕。故选B。

43.曾有过妊娠而后未避孕连续一年不孕者称为继发性不孕。故选C。

44.夫妇一方有先天或者后天解剖生理方面的缺陷,无法纠正而不能妊娠者,称为绝对性不孕。故选E。

45.夫妇一方因某种因素阻碍受孕,导致暂时不孕,一旦得到纠正仍能受孕者称为相对性不孕。故选D。

第十八章 计划生育妇女的护理

一、A_1/A_2 型题(每一道题下面有 A、B、C、D、E 五个备选答案。请从中选择一个最佳答案)

1. 放置宫内节育器的不适宜时间是( )
   A. 哺乳期,排除早孕
   B. 月经干净后 3~7 天,无性交者
   C. 人流手术后宫腔小于 10cm 者
   D. 自然分娩后 3 个月,剖宫产后 6 个月
   E. 含孕激素的宫内节育器在月经第 14 天放置

2. 下列人工流产术后的处理,哪项不是必需的( )
   A. 术后流血 10 天未止应复诊
   B. 术后在观察室观察 1~2h
   C. 术后 1 周复查血 HCG
   D. 术后禁止性生活 1 个月
   E. 指导合理避孕

3. 王女士在吸宫人流术时,突感胸闷、头晕,出冷汗,血压 70/50mmHg,脉搏 56 次/min,应首先考虑( )
   A. 子宫穿孔
   B. 子宫破裂
   C. 人流综合征
   D. 心衰,脉搏短绌
   E. 呼吸窘迫综合征

4. 现在我国最常用的绝育方法是( )
   A. 银夹术
   B. 经腹腔镜输卵管电凝
   C. 经腹腔镜输卵管环套术
   D. 经腹输卵管结扎术
   E. 经宫腔镜输卵管粘堵术

5. 下列何种情况无须取出宫内节育器( )
   A. 放置期限已满者
   B. 带器妊娠者
   C. 围绝经期闭经 5 个月者
   D. 已行输卵管绝育术者
   E. 放环后经量明显增多伴腹痛者

6. 以下哪个环节不属于避孕节育的方法( )
   A. 干扰受精卵着床
   B. 改变阴道环境,不利于精子获能
   C. 双侧输卵管结扎
   D. 阻碍受精
   E. 抑制排卵

7. 下列哪项不是药物避孕的不良反应( )
   A. 咯血
   B. 月经失调
   C. 色素沉着
   D. 体重增加
   E. 类早孕反应

8. 人流术后 10 天仍有较多的阴道流血,首先应考虑( )
   A. 子宫内膜炎　　　　B. 子宫穿孔　　　　　C. 宫血
   D. 绒毛膜癌　　　　　E. 吸宫不全或漏吸

9. 下列避孕方法中失败率较高的是( )
   A. 宫内节育器　　　　B. 安全期避孕法　　　C. 使用子宫帽
   D. 阴茎套　　　　　　E. 按时口服避孕药

10. 抑制排卵的避孕方法是( )
    A. 药物避孕　　　　　B. 安全期避孕　　　　C. 使用避孕套
    D. 放置宫内节育器　　E. 使用阴道隔膜

11. 放置宫内节育器的时间错误的是( )
    A. 月经干净后 3~7 天　　B. 剖宫产术后半年　　C. 经阴分娩 3 个月后
    D. 人工流产后,宫腔深<9.0cm　　　　　　　　E. 哺乳期月经未复潮

12. 指导短效避孕药开始服用的时间正确的是( )
    A. 月经周期第 1 天　　B. 月经周期第 2 天　　C. 月经周期第 3 天
    D. 月经周期第 5 天　　E. 月经干净后第 5 天

13. 我国女性最常采用的避孕方法是( )
    A. IUD　　　　　　　　B. 口服避孕药　　　　C. 阴道隔膜
    D. 双侧输卵管结扎　　E. 安全期避孕法

14. 下列哪种不是活性宫内节育器含有的物质( )
    A. 铜离子　　　　　　B. 塑料硅胶　　　　　C. 磁性物质
    D. 前列腺素 PG　　　 E. 孕激素

15. 关于宫内节育器的并发症错误的是( )
    A. 盆腔感染　　　　　B. 子宫穿孔　　　　　C. 宫内节育器异位
    D. 宫内节育器脱落　　E. 功能失调性子宫出血

16. 护士在为社区人群进行健康宣教,下列人群中,可以指导其应用口服避孕药进行避孕的是( )
    A. 患有严重心血管疾病者　B. 乳房有肿块者　　C. 甲状腺功能亢进者
    D. 患有慢性肝炎者　　E. 子宫畸形者

17. 放置宫内节育器应选择的时间是( )
    A. 月经来潮前 3~7 天　　B. 月经周期中任何时间

C. 月经干净后 3～7 天　　D. 排卵期　　　　　　　　E. 黄体期

18. 放置宫内节育器术,正确的随访复查时间是(　　)
    A. 术后每月复查一次,以后每年复查两次
    B. 术后 1 个月、3 个月、6 个月各复查一次,以后每两年复查一次
    C. 术后每半年复查一次　　　　　　　　　D. 术后每年复查一次
    E. 术后 1 个月、3 个月、半年、1 年各复查 1 次,以后每年复查 1 次

19. 妊娠 14 周行人流钳夹术,术中见黄色脂肪组织,下述何种处理是错误的(　　)
    A. 立即停止人流钳夹手术　B. 肌注缩宫素　　　　C. 静滴抗生素
    D. 立即行子宫切除术　　　E. 住院留观有无内出血,必要时剖腹探查

20. 某女性患者,月经量过多口服短效避孕药,关于此类药物的副作用,正确的宣教内容是(　　)
    A. 不会发生闭经、突破性出血　B. 若类早孕反应轻则不需要处理
    C. 无任何副作用　　　　　　　D. 多数妇女的颜面部皮肤出现淡褐色色素沉着
    E. 可发生腰酸、腹胀等症状

21. 以下可口服避孕药的情况是(　　)
    A. 慢性肝炎　　　　　　B. 精神障碍患者,生活不能自理者
    C. 心脏病　　　　　　　D. 子宫脱垂　　　　　　E. 哺乳期

22. 不属于宫内节育器的并发症的是(　　)
    A. 感染　　　　　　　　B. 节育器镶嵌　　　　　C. 子宫穿孔
    D. 节育器异位　　　　　E. 子宫癌变

23. 人流术后,不规则流血 12 天,消炎,止血药治疗无效。阴道出血夹有肉样组织。子宫稍大,质软,宫口扩张,提示可能原因为(　　)
    A. 子宫内膜炎　　　　　B. 吸宫不全　　　　　　C. 宫颈管炎
    D. 功能失调性子宫出血　E. 子宫复旧不良

24. 口服避孕药的禁忌证不包括(　　)
    A. 患严重心血管疾病患者　　　　B. 糖尿病患者
    C. 甲状腺功能亢进者　　　　　　D. 精神病生活不能自理者
    E. 产后 8 个月

25. 下列哪项不是输卵管结扎术的适应证(　　)
    A. 已婚妇女,夫妻双方同意,为计划生育要求绝育,而无禁忌证者
    B. 难产产后当日

C. 精神分裂症,神经官能症
D. 第二次剖腹产术时,且新生儿情况良好
E. 心脏病患者心功能Ⅰ、Ⅱ级以上者

26. 下列哪项不是口服避孕药的近期不良反应( )
    A. 水钠潴留   B. 突破性出血   C. 恶心,呕吐
    D. 色素沉着,黄褐斑   E. 乳腺恶性肿瘤发生率增加

27. 刘女士,32岁。放置宫内节育器后2天,因阴道少于平时经量流血,自觉下腹部轻微不适而复诊。查体:体温36.7℃,脉搏75次/min。下述处理措施哪项正确( )
    A. 嘱其进行物理治疗,以减轻不适感
    B. 嘱其静脉滴注抗生素3天后,来门诊取环
    C. 建议B超指示下取出宫内节育器
    D. 可不必处理,嘱其观察1周,如症状无好转再就诊
    E. 立即探测节育器位置是否正确

28. 王女士来院咨询,何避孕方法失败率最低并能防止性传播性疾病的传播( )
    A. IUD   B. 阴道避孕药膜   C. 紧急避孕药
    D. 安全期避孕法   E. 男用阴茎套

29. 下列哪种避孕方法可能出现阴道不规则出血表现( )
    A. 长效避孕药   B. 皮下埋植   C. 宫内节育器
    D. 长效避孕针   E. 以上方法均能

30. 停经8周人工流产术后2周,阴道流血多少不定。妇科检查:宫口松弛,子宫如孕6周大小,质软,尿妊娠免疫试验可疑阳性,下述何种可能性最大( )
    A. 宫外孕内出血   B. 吸宫不全   C. 子宫肌瘤
    D. 子宫复旧欠佳   E. 恶性葡萄胎

31. 避孕方法失败率最低的是( )
    A. 安全期避孕法   B. IUD   C. 使用避孕套
    D. 体外排精   E. 按时服用短效避孕药

32. 下列哪项是并发人流综合征的主要原因( )
    A. 受术者高度精神紧张   B. 受术者冠状动脉痉挛   C. 人工流产,术中子宫穿孔
    D. 人工流产术中出血过多,吸宫不全,羊水栓塞
    E. 人工流产术中对子宫、宫颈局部受机械刺激引起迷走神经兴奋

33. 下列哪种情况可行人工流产吸宫术( )

A. 妊娠 12 周 B. 急性阴道炎症 C. 妊娠呕吐
D. 手术当天体温超过 37.5℃,4h 后再测仍高者
E. 各种慢性疾病的急性期

34. 下列哪种时机不宜行输卵管结扎术(　　)
    A. 人流术即时 B. 妊娠合并心脏病患者分娩 1 周后
    C. 分娩后 48h 内 D. 异位妊娠手术同时
    E. 剖宫产手术同时,月经干净后 3~4 天

35. 35 岁女性要求口服避孕药,下列哪种情况时不宜(　　)
    A. 经量过多 B. 子宫内膜炎 C. 阴道炎
    D. 子宫内膜异位症 E. 子宫肌瘤

36. 甾体类避孕药与 IUD 相同的作用原理是(　　)
    A. 免疫球蛋白,吞噬细胞功能明显活跃 B. 妨碍精子穿透
    C. 产生前列腺素 D. 抑制卵泡的正常发育和排卵
    E. 子宫内膜无菌性炎性反应

37. 李女士,36 岁。停经 24 周,妇科检查:宫底脐上 1 横指,腹部听诊闻及胎心正常,现 B 超示胎儿畸形。终止妊娠的方法哪项是错误的(　　)
    A. 乳酸依沙丫啶羊膜腔外注射引产术 B. 前列腺素引产
    C. 乳酸依沙丫啶羊膜腔内注射引产术 D. 水囊引产术
    E. 人工流产-吸刮术

38. 长期服用避孕药最可能发生下列哪一项并发症(　　)
    A. 盆腔感染 B. 子宫穿孔 C. 视网膜剥落
    D. 慢性肝炎 E. 脑梗死

39. 关于宫内节育器避孕原理,下述哪种说法是错误的(　　)
    A. 机械作用,干扰孕卵着床 B. 改变宫腔内环境,影响着床
    C. 抑制排卵 D. 刺激子宫内膜产生无菌性炎性反应
    E. 损伤子宫内膜产生前列腺素影响着床

40. 第二胎产妇,产后半年停经,仍在授乳,要求避孕。妇科检查:子宫前位,大小正常,无压痛,活动度可,双侧附件无异常,建议下列何种方法避孕为好(　　)
    A. 安全期避孕法 B. IUD C. 使用避孕套
    D. 体外排精 E. 按时服用短效避孕药

41. 妊娠 11 周施行人流术时,阴道大量出血,应采取下列哪种措施(　　)

A. 按摩子宫 B. 注射止血剂 C. 输液输血
D. 阴道填塞止血 E. 注射缩宫素

42. 于吸宫流产手术过程中,患者突感胸闷,头晕,查体血压 75/50mmHg,脉搏 56 次/min,此时应首先使用何种药物抢救治疗(　　)
    A. 安定 B. 哌替啶 C. 阿托品
    D. 氯丙嗪 E. 异丙嗪

43. 患者女,26 岁。产后半年,哺乳期闭经,尿妊娠试验(＋)。妇科检查:宫颈着色,子宫如孕 3 个月大小,质软,双附件正常。行钳刮术,术中夹出黄色脂肪样组织,患者感到剧烈牵拉样疼痛,伴恶心、呕吐、肛门坠胀,该患者的诊断是(　　)
    A. 人流综合征 B. 吸宫不全 C. 子宫穿孔
    D. 子宫内膜癌 E. 漏吸

44. 有关使用避孕药的注意事项,错误的是(　　)
    A. 乳房有肿块者忌服 B. 避孕药漏服,不会影响效果
    C. 肝炎患者忌服 D. 针剂应深部肌肉注射
    E. 哺乳期妇女最好的避孕方式是工具避孕

45. 宫内节育器的放置时间,下述哪项不是的(　　)
    A. 月经干净后 3~7 天,有性交
    B. 剖宫产术后半年以上
    C. 中期妊娠引产后 42 天,子宫复旧好,恶露干净
    D. 哺乳期排除早孕
    E. 人工流产后,如人流手术后宫腔小于 10cm 者出血不多,可上环

46. 22 岁,女性,第一胎妊娠,要求终止妊娠,于妊娠 45 天采用口服米非司酮及米索前列醇片,4h 后排出完整胎囊及绒毛,阴道出血不多,其流产最主要机制为(　　)
    A. 丙酸睾酮抑制孕卵生长,达终止妊娠效果
    B. 抗雄激素作用
    C. 抗早孕作用、抗雄激素作用
    D. 抗孕激素与孕酮竞争子宫的内膜受体,却不产生孕酮的作用,使蜕膜发生坏死,释放内源性前列腺素
    E. 前列腺素作用,引起子宫痉挛性收缩

47. 最适宜进行输卵管结扎术的时间是(　　)
    A. 月经干净后 3~7 天 B. 正常产后 10 天 C. 难产后 3 个月
    D. 人流后 2 周 E. 正常月经干净后 15 天

48. 不是口服避孕药的禁忌证的是（　　）
    A. 严重心脏病患者　　　　B. 急性子宫内膜炎患者
    C. 哺乳期妇女　　　　　　D. 糖尿病患者,血栓性疾病患者
    E. 急、慢性肝炎或肾炎患者

49. 人工流产吸宫术适用于妊娠（　　）
    A. 10 周内　　　　B. 11 周内　　　　C. 12 周内
    D. 13 周内　　　　E. 14 周内

50. 吸宫术后注意事项,不正确的是（　　）
    A. 术毕,应在观察室观察 1~2h　　　B. 清洁外阴
    C. 4 周或阴道流血未净前禁止盆浴　　D. 3 周内禁止性交
    E. 持续阴道流血 10 天以上,须返院就诊

51. 放置节育环禁忌证,哪项不是（　　）
    A. 双子宫　　　　B. 急性盆腔炎　　　　C. 月经过多
    D. 轻度贫血　　　E. 宫颈松弛,严重撕裂伤

52. 下述不是放置宫内节育器并发症的是（　　）
    A. 感染　　　　B. 类早孕反应　　　　C. 出血
    D. 带器妊娠　　E. 节育器异位

53. 葡萄胎患者随访期间,宜选用避孕方式是（　　）
    A. 安全期避孕法　　B. IUD　　　　C. 使用避孕套
    D. 体外排精　　　　E. 按时服用短效避孕药

54. 下列与放置宫内节育器无关的是（　　）
    A. 经量增多　　B. 类早孕反应　　　　C. 腰酸腹坠
    D. 子宫穿孔　　E. 节育器移位

55. 口服第一片短效口服避孕药的时间是月经来潮的第（　　）
    A. 3 天　　　　B. 5 天　　　　C. 10 天
    D. 14 天　　　E. 21 天

56. 产后 4 个月,哺乳期闭经,要求避孕。妇科检查:宫颈光滑,子宫正常大小,无压痛及反跳痛,两侧附件(—)。不宜选用的避孕方法是（　　）
    A. 口服避孕药　　B. 自然避孕法　　　　C. 阴茎套
    D. 放置 IUD　　　E. 外用杀精剂

第十八章 计划生育妇女的护理

57. 剖宫产术后两个半月的哺乳期妇女,建议避孕方法应首选( )
    A. 口服避孕药 B. 自然避孕法 C. 男用阴茎套
    D. 放置 IUD E. 外用杀精剂

58. 避孕失败后最常用的补救措施是( )
    A. 服用避孕药 B. 放置 IUD C. 引产
    D. 人工流产 E. 结扎绝育术

59. 服用短效避孕药期间如漏服,补服的时间应限制在( )
    A. 8h 内 B. 10h 内 C. 12h 内
    D. 16h 内 E. 24h 内

60. 患者,女,27 岁,已婚未育。来院咨询常用的避孕方法,你认为最不恰当的是( )
    A. 应用阴茎套 B. 应用阴道隔膜 C. 放置宫内节育器
    D. 口服避孕药 E. 进行输卵管结扎

61. 翁女士,剖宫产分娩一健康男婴,非母乳喂养,拟采用宫内节育器避孕,手术时间应选择在剖宫产术后满( )
    A. 1 个月 B. 2 个月 C. 6 个月
    D. 8 个月 E. 12 个月

62. 宫内节育器的避孕机理主要是( )
    A. 阻止精子和卵子相遇 B. 影响卵巢排卵 C. 干扰受精卵着床
    D. 阻止精子进入输卵管 E. 影响卵子的功能

63. 关于口服避孕药的避孕机制,下列哪项不正确( )
    A. 改变宫颈黏液性状 B. 抑制排卵 C. 改变输卵管的功能
    D. 增加前列腺素的分泌,达到避孕效果
    E. 抑制子宫内膜增殖变化

64. 下列输卵管结扎术并发症不正确的是( )
    A. 出血 B. 感染 C. 脏器损伤
    D. 子宫穿孔 E. 输卵管再通

65. 某女性停经 19 周,下列终止妊娠方法哪一项是错误的( )
    A. 利凡诺腔内注射引产术 B. 水囊引产术
    C. 依沙吖啶引产术 D. 米索和前列腺素配伍引产
    E. 钳刮术人工流产

66. 口服避孕药的适应证（　　）
    A. 甲状腺功能亢进者
    B. 精神病生活不能自理者
    C. 急、慢性肝炎
    D. 健康的生育年龄妇女
    E. 严重偏头痛,反复发作者

二、A_3/A_4 型题（提供一个案例,下设若干道考题。在每道考题下面的 A、B、C、D、E 五个备选答案中选择一个最佳答案）

（67～69题共用题干）

文女士,32岁,7年前经阴道分娩一男婴。7年来一直采取安全期和避孕膜避孕,今是第4次前来人流门诊,此次月经过期23天,要求终止妊娠。该患者月经周期规律,28～30天一次,宫颈糜烂轻度,子宫肌瘤如孕2个月大小。

67. 该患者最佳的避孕方法应是（　　）
    A. 宫内节育器
    B. 避孕套
    C. 安全期避孕
    D. 人工流产
    E. 短效口服避孕药

68. 对该患者,最好的人工终止妊娠方法是（　　）
    A. 药物流产
    B. 吸宫术
    C. 钳刮术
    D. 结扎术
    E. 引产

69. 你会告诉该患者有关药物避孕的禁忌证除外（　　）
    A. 严重心血管疾病
    B. 肺炎
    C. 血液病,月经过多
    D. 甲亢,糖尿病
    E. 慢性肝炎

（70～71题共用题干）

吴女士,34岁。人工流产后3个月月经未复潮,无其他不适,考虑为人工流产后月经停止来潮。

70. 下列哪种情况与此病无关（　　）
    A. 宫颈粘连
    B. 卵巢早衰
    C. 流产后再次妊娠
    D. 宫腔粘连
    E. 子宫内膜基底层与功能层损害

71. 为进一步明确诊断,应首先做哪种辅助检查（　　）
    A. 尿 HCG 测定
    B. 宫颈黏液检查
    C. BBT
    D. 性激素测定
    E. 腹腔镜

（72～73题共用题干）

彭女士,48岁。因阴道大量流血15天就诊,已放置宫内节育器20年,考虑为围绝经期功血。

72. 若考虑诊断为功血,避孕方式宜首选（　　）

A. 注射避孕针 B. 安全期避孕 C. 口服短效避孕药
D. 放置 IUD E. 使用安全套

73. 为排除子宫内膜癌,最合适的处理是(　　)
    A. 取环＋药物性刮宫　B. 取环＋雌、孕激素止血　C. 取环＋诊断性刮宫
    D. 取环＋雄激素止血　E. 取环＋雄、孕激素止血

三、B型题(标准配伍题。提供若干道考题,每组考题共用在考题前列出的 A、B、C、D、E 五个备选答案,请从中选择一个与问题关系最密切的答案。某个备选答案可以被选择一次、多次或不被选择)

(74～75题共用备选答案)
A. 子宫穿孔 B. 空气栓塞 C. 吸宫不全合并感染
D. 人工流产后综合征 E. 漏吸

74. 人流后不规则阴道流血,下腹疼痛及发热(　　)
75. 吸宫术中突感下腹剧痛,为牵拉样痛伴血压下降,脉搏增快(　　)

(76～77题共用备选答案)
A. 抑制排卵 B. 阻止精子进入宫腔
C. 杀精或使精子灭活而达避孕 D. 改变宫腔内环境,妨碍孕卵着床
E. 利用抗原-抗体反应,达到抗着床目的

76. 带铜宫内节育器(　　)
77. 口服短效避孕药(　　)

(78～81题共用备选答案)
A. 49天以前　B. 10周内　C. 11～14周　D. 13～27周　E. 14～16周

78. 药物流产适用于(　　)
79. 钳刮术流产适用于(　　)
80. 吸宫术流产适用于(　　)
81. 利凡诺引产适用于(　　)

参考答案

1—5. ECCDC	6—10. CAEBA	11—15. EDABE	16—20. ECEDB
21—25. DEBEC	26—30. EDEEB	31—35. EECAE	36—40. BEECB
41—45. ECCBA	46—50. DABAD	51—55. DBCBB	56—60. ACDCE
61—65. CCDDE	66—70. DABBA	71—75. AECCA	76—80. DAACB

81. D

答案解析

1. 宫内节育器放置时间：①月经干净 3～7 日；②正常分娩 3 个月后；③剖宫产术后 6 个月；④人工流产术后宫腔小于 10cm；⑤哺乳期排除早孕者。故本题答案选 E。

2. 人工流产吸宫术后应在休息室内休息 1～2h，若有腹痛及阴道流血增多，嘱随时就诊。持续阴道流血 10 天以上，须返院就诊。指导受术者保持外阴清洁，1 个月内禁止性生活及盆浴。术后休息两周，一个月后随访。故本题答案选 C。

3. 人工流产综合反应：因精神紧张、机械性刺激引起迷走神经兴奋，术中或术后出现心动过缓、血压下降、面色苍白、出冷汗、头晕、胸闷，甚至昏厥等症状。故本题答案选 C。

4. 现在我国最常用的绝育方法：经腹输卵管结扎术。故本题答案选 D。

5. 宫内节育器取出适应证：绝经 1 年后，放置期限已满需要更换节育器者，副作用严重治疗无效或出现并发症者；带器妊娠或计划再生育者；改用其他避孕措施或已行绝育术者，需要更换。而非围绝经期闭经 5 个月者。故本题答案选 C。

6. 避孕是计划生育的重要组成部分，是指采用科学手段使妇女暂时不受孕，主要控制三个环节：抑制精子与卵子产生；阻止精子与卵子结合；使子宫环境不利于精子获能、生存，或不适宜受精卵着床和发育。只有 C 结扎，是永久性绝育的措施。故本题答案选 C。

7. 药物避孕会出现：(1)类早孕反应：服药初期出现食欲不振、恶心、呕吐、乏力、头晕等类似早孕反应。(2)月经改变。(3)体重增加：不致引起肥胖，也不影响健康，一般不需处理，如症状显著者改用其他避孕措施。(4)色素沉着：少数妇女面部出现淡褐色色素沉着，停药后多数可自行消退或减轻。故本题答案选 A。

8. 吸宫不全：手术后宫腔内有部分妊娠物残留。术后流血超过 10 日，流血量多。B 超检查有助于诊断。按不全流产处理。故本题答案选 E。

9. 安全期避孕：根据女性月经周期和周期中出现的症状和体征，间接判断排卵过程，识别排卵前后的易受孕期，进行周期性禁欲而达到避孕目的的方法。日历表法、基础体温法、症状-体温法、宫颈黏液法和哺乳闭经避孕法，失败率较高，约 20％左右。故本题答案选 B。

10. (2011 年真题)药物避孕原理：①抑制排卵；②改变宫颈黏液性状；③改变子宫内膜的形态与功能；④改变输卵管的功能。故本题答案选 A。

11. 宫内节育器放置时间：①月经干净 3～7 日；②正常分娩 3 个月后；③剖宫产术后 6 个月；④人工流产术后宫腔小于 10cm；⑤哺乳期排除早孕者。故本题答案选 E。

12. 口服第一片短效口服避孕药的时间应该是与月经周期的激素变化一致的，即在月经来潮的第 5 天左右加用激素以达到避孕的效果。故本题答案选 D。

第十八章　计划生育妇女的护理

13. 宫内节育器：安全、有效、简便、经济、可逆的避孕工具，为我国育龄妇女的主要避孕措施。故本题答案选 A。

14. 惰性宫内节育器由惰性原料如金属、硅胶、塑料、尼龙等制成。而活性宫内节育器其内含有活性物质，如 Cu^{2+}、激素、药物等，以恒定速度释放出来，增强节育器避孕效果，减少副作用。故本题答案选 B。

15. 放置宫内节育器并发症主要有感染，节育器嵌顿或断裂，节育器异位，节育器脱落，带器妊娠等。故选 E，不是其并发症。

16. (2012 年真题)避孕药适用于育龄期健康妇女而无服用避孕药禁忌证者均可选用。禁忌证：急、慢性肝炎或肾炎，肝肾功能损伤，严重心血管疾病；血液病或血栓性疾病，或内分泌疾病，如糖尿病、甲亢等；子宫或乳房肿块者，恶性肿瘤，癌前病变；月经异常，如月经稀少，闭经者；哺乳期妇女或年龄大于 45 岁者。针剂应深部肌肉注射，以利于其吸收，口服药片应强调按时服药，避免漏服，因为一旦漏服后影响避孕效果，并且及时补服，以免发生突破性出血。故本题答案选 E。

17. 宫内节育器放置时间：①月经干净后 3~7 日；②正常分娩 3 个月后；③剖宫产术后 6 个月；④人工流产术后宫腔小于 10cm；⑤哺乳期排除早孕者。故本题答案选 C。

18. 宫内节育器放置后随访的时间：术后 1 个月、3 个月、半年、1 年内随访 1 次，以后每年 1 次。随访一般安排在月经干净后 3~7 天。故本题答案选 E。

19. 这位女性应该是子宫穿孔，子宫穿孔(妇科)是指宫腔手术所造成的子宫壁全层损伤，致使宫腔与腹腔，或其他脏器相通。子宫穿孔在女性生殖道器械损伤中最为常见，可见于放置或取出宫内节育器、人工流产、中期引产、诊刮术等，探针、宫颈扩张器、吸管、刮匙、胎盘钳或手指都可造成穿孔，一般是由于操作医生技术不够熟练，缺少经验造成意外。指导意见：需要住院严密观察，在宫腔组织已刮干净又没继续内出血情况下，可以给缩宫素和抗感染(如甲硝唑等)治疗，等子宫收缩良好了可以停用缩宫素，抗感染治疗至少要持续一周，促子宫复旧，预防感染的治疗即可。如宫腔组织未刮干净，穿孔较小，也无内出血，可以请有经验的医生避开穿孔处刮净组织后再使用保守治疗，或者可以等抗感染一周后再刮宫。子宫穿孔比较严重的后果是需要手术，如有明显内出血体征或可疑脏器损伤时。所以错误的是 D，并不是立即切除子宫。故本题答案选 D。

20. (2014 年真题)服用甾体类避孕药可出现如下副作用：(1)类早孕反应：服药初期出现食欲不振、恶心、呕吐、乏力、头晕等类似早孕反应。轻者一般不需处理，数日后可自行减轻；重者可口服维生素 B_6 20mg、维生素 C 100mg 及山莨菪碱 10mg，每天 3 次，连续 1 周。(2)月经改变。(3)体重增加：不致引起肥胖，也不影响健康，一般不需处理，如症状显著者改用其他避孕措施。(4)色素沉着：少数妇女面部出现淡褐色色素沉着，停药后多数可自行消退或减轻。故本题答案选 B。

21. 避孕药适用于育龄期健康妇女而无服用避孕药禁忌证者均可选用。禁忌证有：急、慢性肝炎或肾炎，肝肾功能损伤，严重心血管疾病；血液病或血栓性疾病，或内分泌疾病，如糖尿病、甲亢等；子宫或乳房肿块者，恶性肿瘤，癌前病变；月经异常，如月经稀少，闭经者；哺乳期妇女或年龄大于 45 岁者。针剂应深部肌肉注射，以利于其吸收，口服药片应强调按时服药，避免漏服，因为一旦漏服后影响避孕效果，并且及时补服，以免发生突破性出血。故本题答案选 D。

22. (2014 年真题)放置宫内节育器并发症主要有感染，节育器嵌顿或断裂，节育器异位，节育器脱落,带器妊娠等。E不是并发症。故本题答案选E。

23. 这位女性应该是流产后吸宫不全:手术后宫腔内有部分妊娠物残留,因阴道夹有肉样组织。术后流血超过10日,流血量多。B超检查有助于诊断。故本题答案选B。

24. (2015年真题)避孕药禁忌证:急、慢性肝炎或肾炎,肝肾功能损伤,严重心血管疾病;血液病或血栓性疾病,或内分泌疾病,如糖尿病、甲亢等;子宫或乳房肿块者,恶性肿瘤,癌前病变;月经异常,如月经稀少、闭经者;哺乳期妇女或年龄大于45岁者。针剂应深部肌肉注射,以利于其吸收,口服药片应强调按时服药,避免漏服,因为一旦漏服后影响避孕效果,并且及时补服,以免发生突破性出血。故本题答案选E。

25. 输卵管结扎术适应证:(1)要求接受绝育手术而无禁忌证者。(2)患有严重全身疾病不宜生育者,如心脏病、肾脏病、严重遗传病等。禁忌证:(1)各种疾病的急性期及全身状况不佳不能胜任手术者,如心力衰竭、血液病、产后出血等。(2)腹部皮肤有感染者,或急、慢性盆腔炎症。(3)患严重的神经官能症者。(4)24h内有2次体温达到或超过37.5℃或以上。手术时间:月经干净后3~4天;人工流产或取宫内节育器术后;自然流产月经复潮后;分娩后48h内;剖宫产术或剖宫取胎术同时;哺乳期或闭经者排除早孕后。故本题答案选C。

26. 药物避孕会出现:(1)类早孕反应:服药初期出现食欲不振、恶心、呕吐、乏力、头晕等类似早孕反应。(2)月经改变。(3)体重增加:不致引起肥胖,也不影响健康,一般不需处理,如症状显著者改用其他避孕措施。(4)色素沉着:少数妇女面部出现淡褐色色素沉着,停药后多数可自行消退或减轻。故本题答案选E。

27. 宫内节育器放置术后可能有少量阴道出血及腹部轻微坠胀不适,2~3天后症状可消失。如有发热、腹痛明显、阴道出血较多或异常分泌物等应随时就诊。故答案选D。

28. 阴茎套可避免或减少STD(性传播疾病)的传播;延长性交时间;治疗免疫性不孕;预防宫颈上皮内瘤变。故本题答案选E。

29. 长效避孕药、皮下埋植、宫内节育器、长效避孕针均可出现阴道不规则出血现象,故本题答案选E。

30. 这位女性应该是流产后吸宫不全:术后流血超过10日,流血量多。子宫仍如孕6周大小,HCG应该在术后2周消失,而她仍为可疑阳性,故答案应当选B。

31. 按时服用短效避孕药失败率最低,故答案选E。

32. 人工流产综合反应:因机械性刺激子宫、宫颈引起迷走神经兴奋,精神紧张,术中或术后出现心动过缓、血压下降、面色苍白、出冷汗、头晕、胸闷,甚至昏厥等症状。故答案选E。

33. 负压吸宫术适用于妊娠10周以内者。禁忌证:(1)生殖器官急性炎症。(2)各种疾病的急性期。(3)全身情况不佳不能耐受手术者。如严重贫血、心力衰竭、妊娠剧吐酸中毒未纠正者。(4)术前2次体温达到或超过37.5℃。这题唯一适合的只有C。故本题答案选C。

34. 输卵管结扎术手术时间:月经干净后3~4天;人工流产或取宫内节育器术后;自然流产月经复潮后;分娩后48h内;剖宫产术或剖宫取胎术同时;哺乳期或闭经者排除早孕后。故应当在人流术后,而不是即时。故本题答案选A。

35. 口服避孕药禁忌证:急、慢性肝炎或肾炎,肝肾功能损伤,严重心血管疾病;血液病或血栓性疾病,或内分泌疾病,如糖尿病、甲亢等;子宫或乳房肿块者,恶性肿瘤,癌前病变;月经异常,如月经稀少,闭经者;哺乳期妇女或年龄大于45岁者。年龄大于35岁的吸烟妇女。故本题答案选E。

第十八章 计划生育妇女的护理

36.药物避孕原理:(1)抑制排卵。(2)改变宫颈黏液性状:妨碍精子穿透。(3)改变子宫内膜的形态与功能。(4)改变输卵管的功能。IUD的避孕原理:(1)杀精毒胚作用。(2)干扰着床。(3)带铜宫内节育器持续释放铜离子,不利于受精卵着床及囊胚发育。(4)含孕激素的宫内节育器释放孕酮,妨碍精子穿透。共同的作用是妨碍精子穿透。故本题答案选B。

37.妊娠超过14周应该使用中期引产术,吸刮术只适合14周以内的。故本题答案选E。

38.较高剂量的口服避孕药引起血栓性疾病的危险性增加,凝血系统的改变,故长期服用有可能会发生脑梗死。故本题答案选E。

39.宫内节育器的避孕原理:(1)杀精毒胚作用。(2)干扰着床。(3)带铜宫内节育器持续释放铜离子,不利于受精卵着床及囊胚发育。(4)含孕激素的宫内节育器释放孕酮,妨碍精子穿透。抑制排卵是药物避孕的原理,故本题答案选C。

40.第二胎产妇,还在哺乳,不能选用避孕药,口服避孕药可以通过乳汁排泄,进入婴儿体内。安全期避孕和体外排精失败率高。子宫附件均正常,应选用宫内节育器,故本题答案选B。

41.缩宫素可收缩子宫,起到止血的效果。故本题答案选E。

42.人工流产综合反应:因精神紧张、机械性刺激引起迷走神经兴奋,术中或术后出现心动过缓、血压下降、面色苍白、出冷汗、头晕、胸闷,甚至昏厥等症状。暂停手术,安慰受术者,静脉注射阿托品0.5~1mg,多可缓解。故本题答案选C。

43.术中夹出黄色脂肪样组织,应该是大网膜被夹出来了,并感到剧烈牵拉样疼痛,是子宫穿孔,故本题答案选C。

44.避孕药禁忌证:急、慢性肝炎或肾炎,肝肾功能损伤,严重心血管疾病;血液病或血栓性疾病,或内分泌疾病,如糖尿病、甲亢等;子宫或乳房肿块者,恶性肿瘤,癌前病变;月经异常,如月经稀少、闭经者;哺乳妇女或年龄大于45岁者。针剂应深部肌肉注射,以利于其吸收,口服药片应强调按时服药,避免漏服,因为一旦漏服后影响避孕效果,并且及时补服,以免发生突破性出血。故本题答案选B。

45.宫内节育器放置时间:①月经干净后3~7日,无性交;②正常分娩3个月后;③剖宫产术后6个月;④人工流产术后宫腔小于10cm;⑤哺乳期排除早孕者。故本题答案选A。

46.药物流产作用机理:米非司酮是一种类固醇抗孕激素制剂,具有抗孕酮、抗皮质激素和轻度抗雄激素的特征。其对子宫内膜孕激素受体的亲和力比孕酮高5倍,能和孕酮竞争受体,取代孕酮而与蜕膜的孕激素受体结合,从而阻断孕酮活性使妊娠终止。米索前列醇具有子宫兴奋和宫颈软化作用。同时子宫收缩,迫使胚胎排出体外。故本题答案选D。

47.输卵管结扎术手术时间:月经干净后3~4天;人工流产或取宫内节育器术后;自然流产月经复潮后;分娩后48h内;剖宫产术或剖宫取胎术同时;哺乳期或闭经者排除早孕后。故本题答案选A。

48.避孕药禁忌证:急、慢性肝炎或肾炎,肝肾功能损伤,严重心血管疾病;血液病或血栓性疾病,或内分泌疾病,如糖尿病、甲亢等;子宫或乳房肿块者,恶性肿瘤,癌前病变;月经异常,如月经稀少、闭经者;哺乳妇女或年龄大于45岁者。年龄大于35岁的吸烟妇女。故本题答案选B。

49.人工流产负压吸引术适用于妊娠10周以内者;钳夹术适用于10~14周,故本题答案选A。

50. 人工流产吸宫术后应在休息室内休息1~2h,若有腹痛及阴道流血增多,嘱随时就诊。持续阴道流血10天以上,须返院就诊。指导受术者保持外阴清洁,1个月内禁止性生活及盆浴。故本题答案选D。

51. 宫内节育器放置禁忌证:(1)妊娠或可疑妊娠者。(2)生殖器官炎症,如阴道炎、急性或亚急性宫颈炎、急慢性盆腔炎、性传播疾病等,未经治疗及未治愈者。(3)3个月以内有月经频发、月经过多(左炔诺孕酮-IUD例外)或不规则阴道出血者。(4)子宫颈内口过松、重度撕裂(铜固定式IUD例外)及重度狭窄者。(5)子宫脱垂Ⅱ度以上。(6)生殖器官畸形,如子宫纵隔、双角子宫、双子宫者。(7)子宫腔深度9cm者(人工流产时、剖宫产后、正常产后和有剖宫产史者放置及铜固定式IUD例外)。(8)人工流产后子宫收缩不良、出血多,有妊娠组织物残留或感染可能者。(9)产时或剖宫产时胎盘娩出后放置,有潜在感染或出血可能者。(10)有各种较严重的全身急、慢性疾患者。(11)有铜过敏史者,不能放置含铜节育器。(11)中度贫血,Hb<90g/L者慎用。故本题答案选D。

52. 放置宫内节育器并发症主要有感染,节育器嵌顿或断裂,节育器异位,节育器脱落,带器妊娠等。B不是并发症。故本题答案选B。

53. 宜选用阴茎套避孕。宫内节育器、避孕药可混淆子宫出血原因,不宜采用。故本题答案选C。

54. 放置宫内节育器的副作用和并发症主要有不规则阴道出血、腰腹坠痛、白带增多、感染,节育器嵌顿或断裂,节育器异位,节育器脱落,带器妊娠等。B是避孕药的副作用。故本题答案选B。

55. 口服第一片短效口服避孕药的时间应该是与月经周期的激素变化一致的,即在月经来潮的第5天左右加用激素以达到避孕的效果。故本题答案选B。

56. 口服避孕药可以通过乳汁排泄,进入婴儿体内,故不宜选此避孕方法。故本题答案选A。

57. 宫内节育器放置时间:剖宫产术后6个月;口服避孕药可以通过乳汁排泄,进入婴儿体内,故不宜选此避孕方法。故本题答案选C。

58. 确定避孕失败后,避孕药和放置宫内节育器已经不能达到效果了,最常用的补救措施就是人工流产,包括手术流产和药物流产,引产适用于中期妊娠的终止。故本题答案选D。

59. 短效口服避孕药漏服1片,应该是在体内激素水平尚未发生急剧变化前,在12h之内补服;漏服2片,应该是在补服同时加用其他避孕措施;漏服3片,应停药,待出血后开始服用下一周期药。C项正确。故本题答案选C。

60. 输卵管结扎是绝育术,不适合未育的女性。故本题答案选E。

61. 宫内节育器放置时间:①月经干净后3~7日,无性交;②正常分娩3个月后;③剖宫产术后6个月;④人工流产术后宫腔小于10cm;⑤哺乳期排除早孕者。故本题答案选C。

62. 宫内节育器的避孕原理:(1)杀精毒胚作用。(2)干扰着床。(3)带铜宫内节育器持续释放铜离子,不利于受精卵着床及囊胚发育。(4)含孕激素的宫内节育器释放孕酮,妨碍精子穿透。故本题答案选C。

63. 药物避孕原理:(1)抑制排卵。(2)改变宫颈黏液性状:妨碍精子穿透。(3)改变子宫内膜的形态与功能。(4)改变输卵管的功能。不正确的是D。故本题答案选D。

64. 输卵管结扎术后并发症:出血、感染、脏器损伤和输卵管再通。故不正确的是D。

65. 停经 19 周,只能适用于引产术,而钳刮术适用于 10~14 周,故错误的应选 E。

66. 避孕药适用于育龄期健康妇女而无服用避孕药禁忌证者均可选用。故本题答案选 D。

67. 该女士 7 年来一直采取安全期和避孕膜避孕,但避孕效果不佳,已流产 4 次,故不能再选用安全期和避孕套避孕,而该女士有子宫肌瘤,不宜用短效口服避孕药,故本题答案选 A 宫内节育器。

68. 该女士停经 51~53 天,相当于 8 周左右,她此前人工流产 3 次,不能再使用药物流产;而她是停经 8 周,人工流产负压吸宫术适用于妊娠 10 周以内者,钳夹术适用于 10~14 周,故本题答案选 B。

69. 口服避孕药禁忌证:急、慢性肝炎或肾炎,肝肾功能损伤,严重心血管疾病;血液病或血栓性疾病,或内分泌疾病,如糖尿病、甲亢等;子宫或乳房肿块者,恶性肿瘤,癌前病变;月经异常,如月经稀少、闭经者;哺乳期妇女或年龄大于 45 岁者。年龄大于 35 岁的吸烟妇女。故不在禁忌证范围内的应是肺炎。故选 B。

70. 该女士 3 个月月经未来潮,但没有不适,故可排除宫颈粘连,因宫颈粘连会致经血流不出,会导致腹胀腹痛。故本题答案选 A。

71. HCG 是诊断早孕最敏感的方法。故本题答案选 A。

72. 阴道异常出血者不适合使用避孕药和宫内节育器,只能选安全套。故本题答案选 E。

73. 诊断性刮宫:简称诊刮。适用于年龄>35 岁。其目的是止血和明确子宫内膜病变。该女士 48 岁,为排除子宫内膜癌。故本题答案选 C。

74. 人流后不规则阴道流血,下腹疼痛及发热,应是吸宫不全并感染。故本题答案选 C。

75. 吸宫术中突感腹痛及牵拉痛,应是子宫穿孔。故本题答案选 A。

76. 带铜宫内节育器的避孕原理:(1)杀精毒胚作用。(2)干扰着床。(3)带铜宫内节育器持续释放铜离子,不利于受精卵着床及囊胚发育。(4)含孕激素的宫内节育器释放孕酮,妨碍精子穿透。故本题答案选 D。

77. 药物避孕原理:(1)抑制排卵。(2)改变宫颈黏液性状。(3)改变子宫内膜的形态与功能。(4)改变输卵管的功能。故本题答案选 A。

78. 药物避孕:适用于妊娠 7 周内,也就是 49 天内。故本题答案选 A。

79. 钳夹术适用于 11~14 周的。故本题答案选 C。

80. 人工流产吸宫术适用于妊娠 10 周以内的。故本题答案选 B。

81. 中孕引产适用于 13~27 周的。故本题答案选 D。

第十九章　妇女保健

一、A_1/A_2 型题（每一道题下面有 A、B、C、D、E 五个备选答案。请从中选择一个最佳答案）

1. 月经初潮后女性的一级预防保健重点是（　　）
   A. 避孕指导　　　　B. 经期卫生指导　　　　C. 婚前检查指导
   D. 孕前优生指导　　E. 月经病治疗指导

2. 患者，女，32 岁。妊娠 30 周，因淋病来院就诊。门诊护士就淋病对患者进行健康教育，下列哪项复述说明护士仍需要再次进行解释（　　）
   A. 淋病能导致早产　　　　B. 淋病可能会导致新生儿患肺炎
   C. 淋病可能会引起盆腔炎　D. 不能让任何人知道我的患病
   E. 淋病可能会导致宝宝宫内发育迟缓

3. 妇女普查普治的对象是（　　）
   A. 老年妇女　　　　B. 已婚到老年期的妇女　　　　C. 已婚妇女
   D. 所有妇女　　　　E. 根据普查重点选择危险人群

4. 下列哪项不属于妇女保健工作的范围（　　）
   A. 女童期保健　　　B. 青春期保健　　　C. 生育期保健
   D. 围绝经期保健　　E. 老年期保健

5. 孕前期保健的目的是（　　）
   A. 了解婚配是否影响胎儿健康　　B. 筛查妊娠危险因素
   C. 遗传性疾病的产前检查　　　　D. 选择最佳的受孕时机
   E. 选择适宜的妊娠季节

6. 孕早期保健的要点是（　　）
   A. 系统产前检查　　B. 预防胎儿发育异常　　C. 产前诊断
   D. 胎教　　　　　　E. 孕妇体操

7. 孕期保健不包括以下哪项（　　）
   A. 孕早、中、晚期的保健　　B. 性知识教育　　C. 母乳喂养的宣传教育
   D. 孕期心理准备　　　　　　E. 了解影响孕期保健的社会因素及其预防方法和途径

8. 以下哪项不是分娩期保健的内容（　　）
   A. 防滞产　　　　　　　B. 防感染　　　　　　　C. 防致畸
   D. 防出血　　　　　　　E. 防产伤

9. 下面哪项不属于妇科病普查的内容（　　）
   A. 宫内节育器　　　　　B. 宫颈刮片　　　　　　C. 超声检查
   D. 内生殖器　　　　　　E. 外生殖器

10. 以下哪项不属于母乳喂养的好处（　　）
    A. 营养价值高　　　　　B. 增加新生儿对疾病的免疫力
    C. 增进母婴感情　　　　D. 省时、省力，经济又方便
    E. 降低母亲子宫肌瘤的发病率

11. 纯母乳喂养多长时间最好（　　）
    A. 2个月　　　　　　　B. 4个月　　　　　　　C. 6个月
    D. 9个月　　　　　　　E. 12个月

12. 关于哺乳期保健护理人员职责不正确的是（　　）
    A. 定期访视，评估母乳喂养状况　　　B. 指导婴儿穿着的方法
    C. 指导避孕　　　　　　　　　　　　D. 保持室内空气新鲜
    E. 在哺乳期间指导母亲采取药物避孕

13. 组织护理专业毕业实习生到附近小学，给高年级女学生讲授饮食营养知识，属妇女保健工作中的哪项（　　）
    A. 妇女各期保健　　　　B. 计划生育保健　　　　C. 卫生宣教
    D. 常见病普查　　　　　E. 资料积累

14. 妇科检查注意事项哪项不妥（　　）
    A. 做好心理护理　　　　B. 检查前先排尿　　　　C. 台垫应每人更换
    D. 阴道出血照常检查　　E. 未婚者用肛腹诊

15. 有关妇科检查准备和注意事项，下述哪项不妥（　　）
    A. 检查时应认真、仔细　　　　　　　B. 防止交叉感染
    C. 男医生进行妇科检查，必须有女医务人员在场
    D. 检查前应导尿　　　　　　　　　　E. 未婚妇女做外阴视诊和肛腹诊

16. 有关妇科双合诊检查，哪项是错误的（　　）
    A. 先排空膀胱　　　　　B. 取膀胱截石位　　　　C. 适于所有妇科患者
    D. 用具消毒，防止交叉感染　　　　　E. 是妇科最常用检查方法

17. 妇科检查床的台垫更换应（　　）
    A. 按人　　　　　　　　B. 每天　　　　　　　　C. 隔天
    D. 每周　　　　　　　　E. 必要时

18. 某基层卫生院让你配备几项妇科检查用物,下列哪项不需要（　　）
    A. 无菌手套　　　　　　B. 阴道窥器　　　　　　C. 骨盆测量器
    D. 宫颈刮板、玻片　　　E. 消毒肥皂水和生理盐水

19. 患者,女,48岁。因午后潮热、心悸等症状就诊,诊断为围绝经期综合征。为预防骨质疏松,医嘱用激素替代疗法,同时需要补充（　　）
    A. 钙剂　　　　　　　　B. 铁剂　　　　　　　　C. 叶酸
    D. 维生素E　　　　　　E. 蛋白质

20. 关于妇女劳动保护,以下说法正确的是（　　）
    A. 孕期体力劳动无妨　　　　　　B. 哺乳期夜班照常
    C. 节育手术后假期工资照发　　　D. 经期不享受保护条件
    E. 正常分娩后产假1个月

21. 下列哪项不是妇女劳动保护对策（　　）
    A. 月经期不从事重体力劳动　　　B. 哺乳期不安排夜班
    C. 合理安排妇女劳动强度　　　　D. 产期可适当降低其基本工资
    E. 改善劳动条件

22. 关于孕期的妇女劳动保护,哪项不正确（　　）
    A. 孕期不得加班、加点
    B. 孕满七个月后不得上夜班
    C. 不得在孕期、产期、哺乳期降低基本工资
    D. 劳动时间进行产前检查,可按劳动工时计算
    E. 对有四次自然流产史者,方可调离原岗位

23. 关于围绝经期保健内容,下列哪项不正确（　　）
    A. 防治围绝经期综合征的发生　　B. 定期接受妇女病普查
    C. 合理安排生活,注意锻炼身体　　D. 围绝经期保健是指年龄小于50岁妇女的保健
    E. 进行肛提肌锻炼

24. 妇女保健重点范围是（　　）
    A. 妇科恶性肿瘤的防治　　　　　B. 生殖道感染和性传播疾病的防治
    C. 孕产期保健及其疾病的防治
    D. 妇女从青春期到围绝经期生殖器官与功能的保健及疾病的防治

E. 青春期、围产期、更年期保健

25. 孕早期保健不包括（　　）
    A. 尽早确诊妊娠　　　B. 进行高危妊娠初筛　　　C. 指导孕期营养
    D. 骨盆内外测量　　　E. 孕期保健指导

26. 产褥期保健的目的不包括以下哪项（　　）
    A. 注意产妇情绪的变化　　　B. 预防感染　　　C. 注射乙肝疫苗
    D. 预防产后出血　　　E. 促进产妇产后生理功能的恢复

27. 孕中期保健应做的工作，以下不正确的是（　　）
    A. 监测胎儿生长发育　　　B. 做孕期营养指导　　　C. 做必要的产前诊断
    D. 取绒毛行染色体检查　　　E. 定时测量宫底高度

28. 关于青春期保健一级预防，以下不正确的是（　　）
    A. 性教育　　　B. 营养指导　　　C. 早期发现疾病和行为偏导
    D. 卫生指导　　　E. 自我保健

29. 产后访视最少要进行多少次，以下正确的是（　　）
    A. 1次　　　B. 2次　　　C. 3次
    D. 4次　　　E. 5次

30. 妇女保健工作常用的健康状况指标包括（　　）
    A. 产前检查率，新法接生率　　　B. 剖宫产率，会阴侧切率
    C. 孕产妇死亡率，围产儿死亡率　　　D. 受训人员接生率，产后检查率
    E. 静脉滴注催产素引产率，产后出血防治率

二、A_3/A_4 型题（提供一个案例，下设若干道考题。在每道考题下面的 A、B、C、D、E 五个备选答案中选择一个最佳答案）

（31～32共用题干）
患者，女，68岁。绝经20年，因阴道大量出血急诊入院。

31. 护士协助为该患者做妇科检查时，需特别注意的是（　　）
    A. 解释操作目的　　　B. 臀垫每人一块　　　C. 消毒外阴需戴无菌手套
    D. 防止跌倒　　　E. 观察出血量

32. 做盆腔检查时应采取（　　）
    A. 肛门检查　　　B. 肛腹诊　　　C. 双合诊
    D. 三合诊　　　E. 腹部触诊

参考答案

1—5. BDBAD　　6—10. BBCAE　　11—15. CECDD　　16—20. CACAC
21—25. DEDDD　　26—30. CDCCC　　31—32. CD

答案解析

1.(2015年真题)青春期保健一级预防保健重点是月经期卫生保健指导、乳房保健指导，进行青春期心理卫生和性知识教育及性道德培养。故答案选B。

2.(2013年真题)患者出现这种思想，说明护士的健康教育做得还不够到位，需要再次进行解释。故答案选D。

3.开展妇女普查主要是加强对妇女多发病、常见病和肿瘤的预防，做到早发现、早诊断、早治疗。性活跃期妇女和老年妇女是这些病的高发人群，因此普查普治重点对象应该是已婚到老年期的妇女，特别是30岁以上的妇女，建议每1~2年普查一次。故答案选B。

4.妇女保健工作范围包括：青春期保健、围婚期保健、生育期保健、围生期保健、围绝经期保健、老年期保健。不包括女童期保健，女童期保健属于儿科范畴。故答案选A。

5.孕前期保健是指为准备妊娠的夫妇提供健康教育与咨询、孕期医学检查、健康状况评估和健康指导为主要内容的系列保健服务。指导夫妇双方选择最佳的受孕时期，如适宜年龄、最佳的身体心理状态、良好的社会环境等，减少高危妊娠和高危儿的发生，确保优生优育。故答案选D。

6.孕早期是胎儿器官发育形成期，因此重点要防止胎儿发育畸形。孕早期加强孕期卫生、饮食营养、休息和活动、心理适应等方面的健康教育。注意保护胚胎免受各种有害的物理、化学、生物等因素的侵袭，防止急性流产的发生。尽早确定基础血压和体重，进行高危妊娠初筛并及时治疗各种内科合并症。故答案选B。

7.性知识教育属于青春期保健。故答案选B。

8.分娩期保健应做到"五防"：防滞产、防感染、防产伤、防产后出血、防新生儿窒息。防致畸是孕早期的重点保健内容。故答案选C。

9.妇科病普查包括妇科检查(外阴、阴道、宫颈、双合诊甚至三合诊)、白带检查、宫颈刮片检查、超声检查。宫内节育器属于计划生育指导。故答案选A。

10.母乳喂养可降低母亲患乳腺癌、卵巢癌的危险性。故答案选E。

11.世界卫生组织建议纯母乳喂养最好坚持6个月，6个月以后需要添加辅食。故答案选C。

12.指导母亲在哺乳期合理用药及采取正确的避孕措施，如工具避孕或产后3~6个月放置宫内节育器，不宜采用药物避孕。因避孕药可随乳汁进入宝宝体内，对宝宝身体造成影响。故答案选E。

13.妇女各期保健：针对不同时期妇女的生理特点，给予相应的保健措施；计划生育：避孕方法的指导及普及；卫生宣教：讲授饮食营养知识等个人保健知识，提高人民群众自我保健能力；常见病普查：定期进行妇女常见病、多发病的普查普治；资料积累。故答案选C。(应知道妇女保健工作开展的不同方式，讲授知识属于卫生宣教)

14.妇科检查前做好心理疏导,故 A 正确;检查前排尿,必要时导尿排空膀胱。大便充盈者应在排便或灌肠后进行,故 B 正确;台垫应每人更换,以免交叉感染,排除 C;阴道流血期间行妇科检查可能造成感染,故 D 错误;未婚者禁做双合诊,E 正确。故答案选 D。

15.妇科检查前应嘱患者解净小便,不必常规导尿,只在必要时(如尿潴留)进行导尿,故 D 选项错误。A、B、C、E 项表述均正确。故本题选 D。

16.妇科双合诊检查是妇科最常用检查方法,但禁用于未婚女性;对无性生活史患者应行直肠-腹部扪诊,故选项 C 错误;检查前应嘱患者解净小便;检查应取膀胱截石位;注意检查台垫、无菌手套和检查器械应每人更换,防止交叉感染。因此答案选 C。

17.为了避免发生交叉感染,妇科检查床的台垫应每人更换。故本题选 A。

18.骨盆测量器主要用于产科检查,故不是必备的妇科检查用品。A、B、D、E 均为妇科检查的基础用品。故本题选 C。

19.围绝经期是妇女在绝经前后由于雌激素水平波动或下降所致的以植物神经系统功能紊乱为主,伴有神经心理症状的一组症候群。需要使用激素替代疗法。为预防骨质疏松,应坚持体育锻炼,增加日晒时间,饮食注意摄取足够蛋白质及含钙丰富食物,并补充钙剂。因此 A 选项正确。

20.女职工在经期不得从事装卸等重体力劳动;哺乳时间为 1 年,不得安排夜班和加班;节育手术后假期工资照发;经期也享受劳动保护;正常分娩后产假为 158 天(湖南)。故答案选 C。

21.不允许在女职工怀孕期、产期、哺乳期降低基本工资或解除劳动合同。故答案选 D。

22.孕期的妇女劳动保护包括:妇女怀孕后在劳动时间进行产前检查,可按劳动工时计算;孕期不得加班、加点,妊娠满 7 个月后不得安排夜班劳动;不得从事工作中频繁弯腰、攀高、下蹲的作业;不允许在女职工怀孕期、产期、哺乳期降低基本工资或解除劳动合同。对有两次以上自然流产史、又无子女的,可调离原岗位。故答案选 E。

23.围绝经期是指妇女 40 岁左右开始出现内分泌、生物学变化与临床表现直至绝经。故答案选 D。

24.妇女保健的重点范围是从青春期到围绝经期生殖器官与功能的保健及疾病的防治。故答案选 D。

25.孕早期加强孕期卫生、饮食营养、休息和活动、心理适应等方面的健康教育。注意保护胚胎免受各种有害的物理、化学、生物等因素的侵袭,防止急性流产的发生。尽早确定基础血压和体重,进行高危妊娠初筛并及时治疗各种内科合并症。故答案选 D。

26.产褥期保健的目的是预防产后出血、感染等并发症的发生,促进产妇产后生理功能恢复,注意产妇情绪的变化,避免产后抑郁。故答案选 C。

27.孕中期保健包括:定期进行产前检查,应用超声波、羊水分析等方法进行产前筛查;掌握孕期自我监护的方法。监测胎儿宫内生长发育各项指标(如宫高、腹围、体重、胎儿双顶径等)及孕妇健康状况;对高危妊娠进行筛查,预防妊娠并发症;加强孕妇营养,指导孕妇进行胎教,建立良好的亲子关系;鼓励丈夫积极参与,适应父母角色的转换,促进家庭和谐发展。故答案选 D。

28.青春期保健一级预防包括:自我保健、营养指导、体育锻炼、卫生指导、性教育。二级预防包括早期发现疾病和行为偏导以及减少危险因素两个方面,通过学校定期体格检查,及早筛查出健康和行为问题。三级预防包括对女青年疾病的治疗和康复。故答案选 C。

29.产后访视最少要进行 3 次:产妇出院后 3 日内、产后 14 日和 28 日。故答案选 C。

30.孕产期保健效果指标:围产儿死亡率、孕产妇死亡率、新生儿死亡率、早期新生儿死亡率。故答案选 C。

31.对于阴道大量出血的患者如需进行妇科检查,应特别注意无菌操作,以免引起逆行性感染。故本题选 C。

32.盆腔检查最常用的方法有双合诊和三合诊。双合诊,旨在检查阴道、子宫颈和子宫、输卵管、卵巢及宫旁组织和骨盆腔内壁的情况。三合诊是经直肠、阴道、腹部联合检查,可以查清骨盆腔较后部及子宫直肠窝的情况。对于以下疾病,三合诊为必不可少的步骤:结核、子宫内膜异位症、盆腔炎症及女性生殖器的良、恶性肿瘤。本例患者绝经后出现阴道大出血应高度警惕生殖系统恶性肿瘤,应采取三合诊进行盆腔检查。故本题选 D。

第二十章 妇产科常用护理技术

一、A_1/A_2 型题(每一道题下面有 A、B、C、D、E 五个备选答案。请从中选择一个最佳答案)

1. 会阴擦洗的顺序,第一遍擦洗的顺序应为(   )
   A. 从下而上,由内向外   B. 以伤口为中心向外擦洗   C. 从上而下,由内向外
   D. 从上而下,由外向内   E. 从下而上,由外向内

2. 阴道灌洗时,阴道灌洗筒与床沿的距离为(   )
   A. 20～30cm   B. 30～40cm   C. 40～50cm
   D. 50～60cm   E. 60～70cm

3. 有关会阴擦洗的描述,正确的是(   )
   A. 第一遍自上而下,由外向内   B. 第一遍自上而下,由内向外
   C. 第一遍自下而上,由外向内   D. 第二遍以伤口为中心,由外向内,自上而下
   E. 第二遍以伤口为中心,由内向外,自下而上

4. 下列是阴道灌洗护理操作的注意事项,请问哪一项是错误的(   )
   A. 妊娠期,必要时也可以阴道灌洗   B. 灌洗液的温度一般为 41～43℃
   C. 灌洗筒至床沿的距离不超过 70cm   D. 采取的体位为膀胱截石位
   E. 未婚女子一般不做阴道灌洗,必要时可用导尿管代替灌洗头

5. 一般情况下,阴道冲洗筒与床沿的距离不超过(   )
   A. 30cm   B. 40cm   C. 50cm
   D. 60cm   E. 70cm

6. 阴道灌洗的最佳温度为(   )
   A. 41～43℃   B. 36～37℃   C. 37～40℃
   D. 43～45℃   E. 47～50℃

7. 请问下列哪种情况可以进行阴道灌洗(   )
   A. 月经期   B. 妊娠期   C. 产褥期
   D. 阴道流血   E. 经腹全子宫切除术前

8. 下列哪项不是阴道灌洗常用溶液(   )

A. 1∶5000 高锰酸钾溶液   B. 0.05％碘伏溶液   C. 生理盐水
D. 0.5％醋酸溶液   E. 8％碳酸氢钠溶液

9. 阴道灌洗量一般为多少（   ）
   A. 150～200mL   B. 200～300mL   C. 400～500mL
   D. 500～1000mL   E. 1500～2000mL

10. 会阴擦洗不适应下列哪种情况（   ）
    A. 妇产科手术后留置导尿管者   B. 产褥期会阴切口者
    C. 产后 1 个月的产妇   D. 陈旧性会阴裂伤修补术后
    E. 长期卧床，生活不能自理者

11. 会阴湿热敷常用药物是（   ）
    A. 50％硫酸镁   B. 4％碳酸氢钠   C. 1∶5000 高锰酸钾
    D. 0.5％醋酸   E. 75％酒精

12. 会阴热敷时，一次热敷的时间一般为（   ）
    A. 8～10min   B. 12～15min   C. 15～30min
    D. 15～20min   E. 40～45min

13. 进行会阴擦洗时，若会阴部有伤口，应按照下列哪项擦洗（   ）
    A. 从下而上，由内向外   B. 以伤口为中心向外擦洗
    C. 从上而下，由内向外   D. 从上而下，由外向内
    E. 从下而上，由外向内

14. 会阴湿热敷的作用，下列哪项不正确（   ）
    A. 促进血液循环   B. 减少阴道分泌物   C. 促进炎症好转
    D. 促进血肿吸收消散、消除疼痛
    E. 增强局部白细胞的吞噬作用和组织活力

15. 会阴热敷的温度一般为（   ）
    A. 41～48℃   B. 41～43℃   C. 45～50℃
    D. 36～37℃   E. 37～41℃

16. 有关会阴湿热敷的描述，不正确的是（   ）
    A. 会阴热敷可促进局部淋巴、血液循环   B. 热敷常用于产后会阴水肿
    C. 热敷可用于会阴局限胀肿   D. 会阴热敷一般每次 10min
    E. 会阴水肿常用煮沸的 50％硫酸镁，也可用 95％乙醇湿敷

17. 会阴热敷应多长时间更换热敷一次( )
    A. 3～5min
    B. 7～8min
    C. 8～10min
    D. 10～12min
    E. 12～15min

18. 患者,女性,28岁。因阴道白色豆渣样黏稠白带伴外阴瘙痒,诊断为外阴阴道假丝酵母菌病,护士指导其阴道灌洗液为( )
    A. 1:5000高锰酸钾溶液
    B. 1%醋酸溶液
    C. 生理盐水
    D. 0.5%醋酸溶液
    E. 4%碳酸氢钠溶液

19. 患者,女性,36岁。行宫颈活检后用宫颈棉球压迫止血,护士指导患者取出宫颈部棉球的时间是( )
    A. 1～2h
    B. 8～10h
    C. 12～24h
    D. 26～48h
    E. 50～72h

二、A_3/A_4型题(提供一个案例,下设若干道考题。在每道考题下面的A、B、C、D、E五个备选答案中选择一个最佳答案)

(20～21题共用题干)

患者,女性,30岁。1周前外出游泳,其后出现阴道稀薄泡沫白带,伴外阴瘙痒。诊断为滴虫性阴道炎。

20. 护士指导患者进行阴道冲洗,应选择冲洗液为( )
    A. 1:5000高锰酸钾溶液
    B. 1%硼酸溶液
    C. 生理盐水
    D. 0.5%醋酸溶液
    E. 4%碳酸氢钠溶液

21. 指导患者阴道上药的部位是( )
    A. 宫颈管
    B. 阴道前穹隆
    C. 阴道后穹隆
    D. 外阴
    E. 子宫

参考答案

1—5. DEAAE   6—10. AEEDC   11—15. ACBBA   16—20. DAECD
21. C

答案解析

1. 会阴擦洗时,用无菌钳夹持浸有消毒液的棉球擦洗三遍,第一遍的顺序按从上而下、从外而内的原则依次擦洗会阴部。故选 D。

2. 阴道灌洗时按需要配制灌洗液 500～1000mL,将灌洗筒挂于距床沿的 60～70cm 的高处,排去管内空气,试水温适当后备用。故选 E。

3. 会阴擦洗时,用无菌钳夹持浸有消毒液的棉球擦洗三遍,第一遍按从上而下、从外而内的原则依次擦洗会阴部,第二遍则按从上向下、由内向外的原则擦洗会阴部,第三遍顺序同第二遍。若会阴部有伤口,应以伤口为中心进行擦洗。故选 A。

4. 月经期、妊娠期、产褥期、阴道流血者禁止阴道灌洗,未婚妇女冲洗时不可使用阴道窥阴器。故选 A。

5. 灌洗桶距床面不可超过 70cm,以免压力过大,冲洗液进入宫腔或流出过快,局部作用时间不足。故选 E。

6. 阴道灌洗液以 41～43℃ 为宜,温度过低,患者不舒适;温度过高,则可能烫伤阴道黏膜。故选 A。

7. 月经期、妊娠期、产褥期、阴道流血者禁止阴道灌洗,未婚妇女冲洗时不可使用阴道窥阴器。故选 E。

8. 阴道灌洗常用的溶液有 1∶5000 高锰酸钾溶液、生理盐水、0.05% 碘伏溶液、4% 硼酸溶液、2%～4% 碳酸氢钠溶液、0.5% 醋酸溶液 或 1% 的乳酸等。E 选项浓度不合适,故选 E。

9. 阴道灌洗时按需要配制灌洗液 500～1000mL,将灌洗筒挂于距床沿的 60～70cm 的高处,排去管内空气,试水温适当后备用。故选 D。

10. 会阴擦洗、冲洗的目的是为了保持会阴及肛门部清洁,促进患者舒适和会阴伤口愈合,防止生殖系统、泌尿系统的逆行感染,常用于长期卧床、生活不能自理者;妇科手术后留置导尿管者;正常分娩后的产妇;产褥期会阴有切口者;陈旧性会阴裂伤修补术后。故选 C。

11. 会阴湿热敷常用药物是 50% 硫酸镁或者 95% 酒精。故选 A。

12. 会阴热敷时,每 3～5min 更换热敷 1 次,也可将热水袋放在棉垫外,延长更换敷料时间,每次热敷的时间一般为 15～30min,每日 2～3 次。故选 C。

13. 若会阴部有伤口,则以伤口、阴道为中心,逐渐向外,以防伤口、阴道口、尿道被污染。故选 B。

14. 会阴热敷是应用热原理和药物化学反应,促进血液循环,增强局部白细胞的吞噬作用和组织活力,有促进炎症好转、血肿吸收消散、消除疼痛的作用,常用于会阴部水肿、炎症,血肿后期和早期感染等患者。故选 B。

15. 会阴热敷的温度一般为 41～48℃,以防烫伤。故选 A。

16. 会阴热敷时,每 3～5min 更换热敷 1 次,也可将热水袋放在棉垫外,延长更换敷料时

第二十章 妇产科常用护理技术

间,每次热敷的时间一般为15~30min,每日2~3次。故选D。

17. 本题解析同16题。故选A。

18. 外阴阴道假丝酵母菌病首选4%碳酸氢钠溶液进行冲洗。故选E。

19. 宫颈棉球上药适用于亚急性或者急性炎症伴有出血者。常用药物有止血粉剂或抗生素等药液。操作时,用有线尾的宫颈棉球浸蘸药液后塞至子宫颈处,将尾线露出阴道处,并用于胶布固定于阴阜侧上方,嘱患者于放药12~24h后,牵引棉球线尾自行取出棉球。故选C。

20. 该患者为滴虫性阴道炎,故应选择0.5%醋酸溶液或者1%乳酸进行冲洗。故选D。

21. 阴道上药部位为阴道深部,即阴道后穹隆,故选C。

第二十一章 妇产科诊疗及手术患者的护理

一、A_1/A_2 型题（每一道题下面有 A、B、C、D、E 五个备选答案。请从中选择一个最佳答案）

1. 未婚患者适合下列哪种检查（   ）
   A. 三合诊   B. 阴道 B 超   C. 窥器检查
   D. 双合诊   E. 直肠-腹部诊

2. 妇科患者体格检查范围包括（   ）
   A. 盆腔检查＋阴道分泌物检查   B. 腹部检查＋盆腔检查
   C. B 超＋盆腔检查   D. 全身检查＋盆腔检查＋腹部检查
   E. 盆腔检查

3. 下列哪项是正常的白带（   ）
   A. 呈脓性   B. 泡沫状   C. 黄色水样
   D. 豆腐渣   E. 半透明蛋清状

4. 采集妇科病史时，下列哪项不正确（   ）
   A. 暗示   B. 索取院外病情记录   C. 遇到有难言之隐者应单独询问
   D. 结合辅助检查了解病史   E. 可询问患者家属

5. 一般盆腔检查时患者应取（   ）
   A. 平卧位   B. 侧卧位   C. 半卧位
   D. 膀胱截石位   E. 俯卧位

6. 月经史简写的正确记录形式为（   ）
   A. 持续时间 初潮年龄/周期   B. 周期 经期/初潮年龄
   C. 末次月经 初潮年龄/经期   D. 初潮年龄 经期/周期
   E. 初潮年龄 周期/经期

7. 三合诊指的是（   ）
   A. 直肠和腹部的联合检查   B. 阴道和腹部的联合检查   C. 直肠和阴道的联合检查
   D. 子宫和腹部的联合检查   E. 直肠、阴道、腹部联合检查

8. 使用阴道窥器,下列哪项不对(　　)
   A. 可使用润滑剂　　　B. 可用肥皂水　　　C. 可预先加温
   D. 使用前放松其中部螺丝　　E. 边推进边将两叶展平

9. 目前确诊宫颈癌的可靠方法是(　　)
   A. 宫颈或宫颈管活组织检查　　　B. 阴道镜检查　　　C. 子宫内膜检查
   D. 阴道脱落细胞检查　　　E. 子宫颈刮片

10. 发现子宫后壁直肠子宫陷凹、宫骶韧带病变选用(　　)
    A. 双合诊　　　B. 三合诊　　　C. 阴道窥器检查
    D. 直肠-腹部诊　　　E. 腹部扣诊

11. 妇科病史中,应详细询问(　　)
    A. 个人史　　　B. 籍贯　　　C. 家族史
    D. 生活习惯　　　E. 月经史及婚育史

12. 输卵管通液术检查时间应选择在月经干净后(　　)
    A. 1~2 天　　　B. 3~7 天　　　C. 8~9 天
    D. 15~24 天　　　E. 25~28 天

13. 张女士,第一胎,足月顺产,会阴Ⅰ度裂伤,产后两天裂伤缝合处水肿明显,会阴护理措施中错误的(　　)
    A. 0.05%聚维酮碘液擦洗外阴　　　B. 红外线照射外阴
    C. 50%硫酸镁湿热敷伤口　　　D. 1:5000 高锰酸钾坐浴,一天 2 次
    E. 取伤口对侧卧位

14. 会阴侧切术用品中,不需要的是(　　)
    A. 有齿镊　　　B. 无齿镊　　　C. 持针器
    D. 手术刀　　　E. 止血钳

15. 确诊输卵管妊娠破裂的辅助检查是(　　)
    A. 妊娠试验　　　B. 宫颈刮片检查　　　C. 血常规检查
    D. X 线检查　　　E. 后穹隆穿刺

16. 使用胎头吸引术助产时,全部牵引时间不宜超过(　　)
    A. 10min　　　B. 15min　　　C. 20min
    D. 25min　　　E. 30min

17. 剖宫产术前准备错误的是(　　)

A. 禁食、水　　　　　　B. 留置导尿管　　　　　C. 准备腹部皮肤
D. 鉴定血型,备皮　　　E. 常规应用吗啡

18. 张某,分娩时子宫破裂,胎儿死亡,行子宫次全切除术。术后制定心理调适的护理措施,不妥的是(　　)
    A. 允许产妇诉说内心感受　　　　B. 适当时候向产妇解释胎儿死亡原因
    C. 鼓励家属多陪伴产妇　　　　　D. 安排参观新生儿沐浴
    E. 观察产妇的情绪变化

19. 拟做宫颈刮片或阴道分泌物涂片细胞学检查时,可用的润滑剂是(　　)
    A. 液状石蜡　　　　B. 酒精　　　　　　　C. 生理盐水
    D. 碘酒　　　　　　E. 肥皂水

20. 会阴切开缝合术的产妇,术后应采取的卧位是(　　)
    A. 伤口侧卧位　　　B. 健侧卧位　　　　　C. 随意卧位
    D. 平卧位　　　　　E. 俯卧位

21. 会阴侧切术的角度一般为(　　)
    A. 30°　　　　　　 B. 35°　　　　　　　 C. 45°
    D. 40°　　　　　　 E. 50°

22. 会阴切开术指征不正确的是(　　)
    A. 早产儿预防颅内出血　B. 初产妇需助产术　　C. 胎儿宫内窘迫
    D. 头盆不称　　　　　　E. 估计很可能出现会阴撕裂的产妇

23. 给予患者阴道冲洗时,冲洗筒距离检查床的高度为(　　)
    A. 30~40cm　　　　B. 40~50cm　　　　　C. 50~60cm
    D. 60~70cm　　　　E. 70~80cm

24. 坐浴的时间一般为(　　)
    A. 10~15min　　　 B. 5~10min　　　　　C. 15~20min
    D. 25~30min　　　 E. 35~40min

第二十一章 妇产科诊疗及手术患者的护理

参考答案

1—5. EDEED   6—10. DEDAB   11—15. EBDDE   16—20. CEDCB
21—24. CDDC

答案解析

1. 未婚患者只能进行直肠-腹部诊。故本题答案选 E。
2. 妇科患者身体状况评估主要包括：全身检查、腹部检查和盆腔检查。故本题答案选 D。
3. 正常白带为蛋清样的液体。故本题答案选 E。
4. 病史采集可以通过观察、会谈、身体检查、心理测试等方法获得患者生理、心理、社会、精神文化等各方面资料，遇有难言之隐应单独询问。故本题答案选 E。
5. 除尿瘘患者需取膝胸卧位外，一般妇科检查取膀胱截石位。故本题答案选 D。
6. 月经史简写的正确记录形式为：初潮年龄 经期/周期。故本题答案选 D。
7. 三合诊指的是直肠、阴道、腹部联合检查。故本题答案选 E。
8. 当放置窥器时，将窥器两叶合拢，表面涂润滑剂（生理盐水或肥皂水），冬天气温较低时，可将窥器前端预先加温，检查时，右手持窥器，边推进边旋转，将窥器转正后逐渐张开两叶。故本题答案选 D。
9. 确诊宫颈癌需做宫颈活组织检查。故本题答案选 A。
10. 通过三合诊能发现子宫后壁、宫颈旁、直肠子宫陷凹、子宫骶韧带及双侧盆腔后壁病变。故本题答案选 B。
11. 妇科病史中，应详细询问月经史和婚育史。故本题答案选 E。
12. 输卵管通液术检查时间应选择在月经干净后 3~7 天。故本题答案选 B。
13. 伤口未愈合，不可坐浴。故本题答案选 D。
14. 会阴侧切术需要侧切剪，而不是手术刀。故本题答案选 D。
15. 输卵管妊娠破裂简单可靠的辅助检查为阴道后穹窿穿刺。故本题答案选 E。
16. 使用胎头吸引术助产时，全部牵引时间不宜超过 20min。故本题答案选 C。
17. 胎儿即将娩出前，不可用杜冷丁、吗啡等药物，以免抑制胎儿呼吸中枢。故本题答案选 E。
18. 不可安排参观新生儿沐浴，避免触景生情。故本题答案选 D。
19. 做宫颈刮片或阴道分泌物涂片细胞学检查时，可以用生理盐水润滑。故本题答案选 C。
20. 会阴切开缝合术的产妇，术后应采取健侧卧位。故本题答案选 B。
21. 会阴侧切的角度一般为 45°。故本题答案选 C。
22. 头盆不称胎儿一般不能衔接，难以进入产道。故本题答案选 D。
23. 引导冲洗时，冲洗筒距离检查床 60~70cm。故本题答案选 D。
24. 坐浴的时间一般为 15~20min。故本题答案选 C。